PROF. DR. MED. BERND KLEINE-GUNK
BERNHARD HOBELSBERGER

DU BIST SO ALT WIE DEIN SCHWÄCHSTES ORGAN

Wie du die Altersuhr von Herz, Hirn, Leber und Co. wieder zurückstellst

INHALT

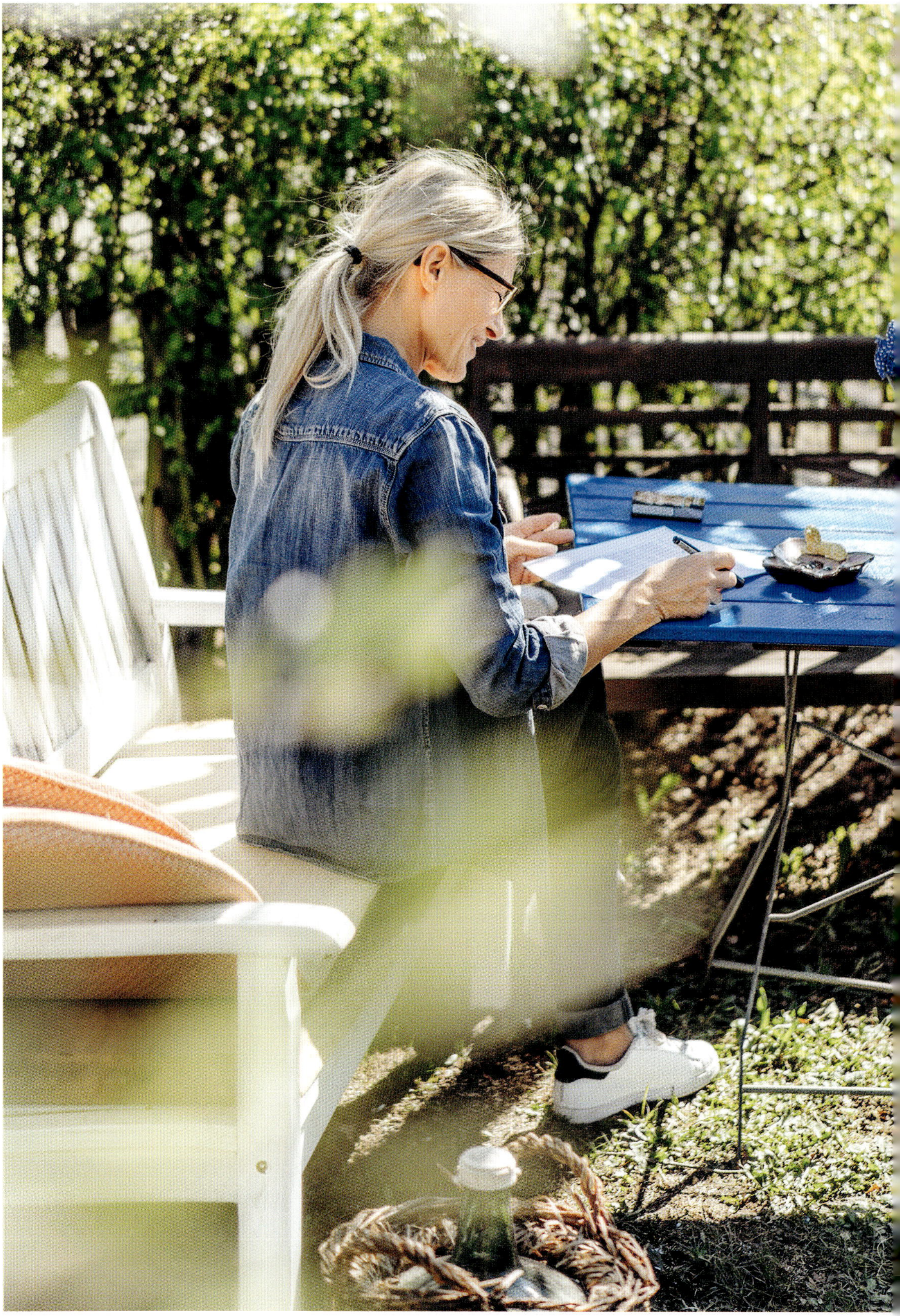

EIN WORT VORAB

Die Anti-Aging- oder Longevity-Medizin unterscheidet zwischen dem chronologischen und dem biologischen Lebensalter. Das chronologische Lebensalter lässt sich recht einfach ermitteln: Ein Blick in den Personalausweis verrät das Geburtsjahr – der Rest lässt sich ausrechnen. Spannend wird es jedoch beim biologischen Alter, denn biologisch gesehen können wir deutlich jünger oder älter sein, als es unser Geburtsjahr vermuten lässt.
Das Phänomen kennen wir alle: Es gibt 75-Jährige, die körperlich und geistig topfit sind und noch immer neue Gipfel erklimmen – sei es in den Bergen oder im Leben. Und es gibt 50-Jährige, deren Körper bereits deutliche Warnsignale sendet.

Aber auch das biologische Alter ist keine einheitliche Größe. Unser Organismus besteht aus verschiedenen Organsystemen, die unterschiedlich schnell altern: je nach genetischer Veranlagung, Lebensweise und Umwelteinflüssen. Und so ist es mit unserer Gesundheit im Prinzip nicht viel anders als mit einem Auto: Nur selten fällt gleich das ganze Gefährt auseinander. Stattdessen glänzt der Lack, der Motor schnurrt – aber das Getriebe streikt. Oder die Bremsen funktionieren nicht mehr. Auf ähnliche Weise bestimmt das schwächste Organsystem über unsere Gesundheit und Lebenserwartung.

Es nützt uns also wenig, wenn wir einen wohldefinierten, muskulösen Körper aufgebaut haben, aber wegen einer fortgeschrittenen Arteriosklerose vorzeitig an einem Herzinfarkt sterben. Wir haben auch nichts davon, wenn unsere Fortpflanzungsorgane noch gut funktionieren, wir aber aufgrund eines schlechten Immunsystems einer Virusinfektion zum Opfer fallen ...

In diesem Buch lernen Sie die einzelnen Organsysteme kennen. Sie erfahren im Detail, wie Herz, Haut oder Nieren altern und welche neuen Möglichkeiten es gibt, diesen Alterungsprozess zu messen. Nicht zuletzt erhalten Sie eine Fülle von praktischen Tipps, wie Sie Ihre Organe gezielt schützen und therapieren können, um auch die nächsten Jahrzehnte gesund und vital zu genießen.

In Ihren Händen halten Sie damit ein umfassendes »Handbuch der Anti-Aging-Medizin«, das Ihnen hilft, den gesamten Körper und die einzelnen Organsysteme fit zu halten. Denn es gilt die Devise: Wer morgen deutlich länger leben will, muss heute damit anfangen, gesund zu bleiben.

Dabei wünschen wir Ihnen alles Gute.
Prof. Dr. med. Bernd Kleine-Gunk
Bernhard Hobelsberger

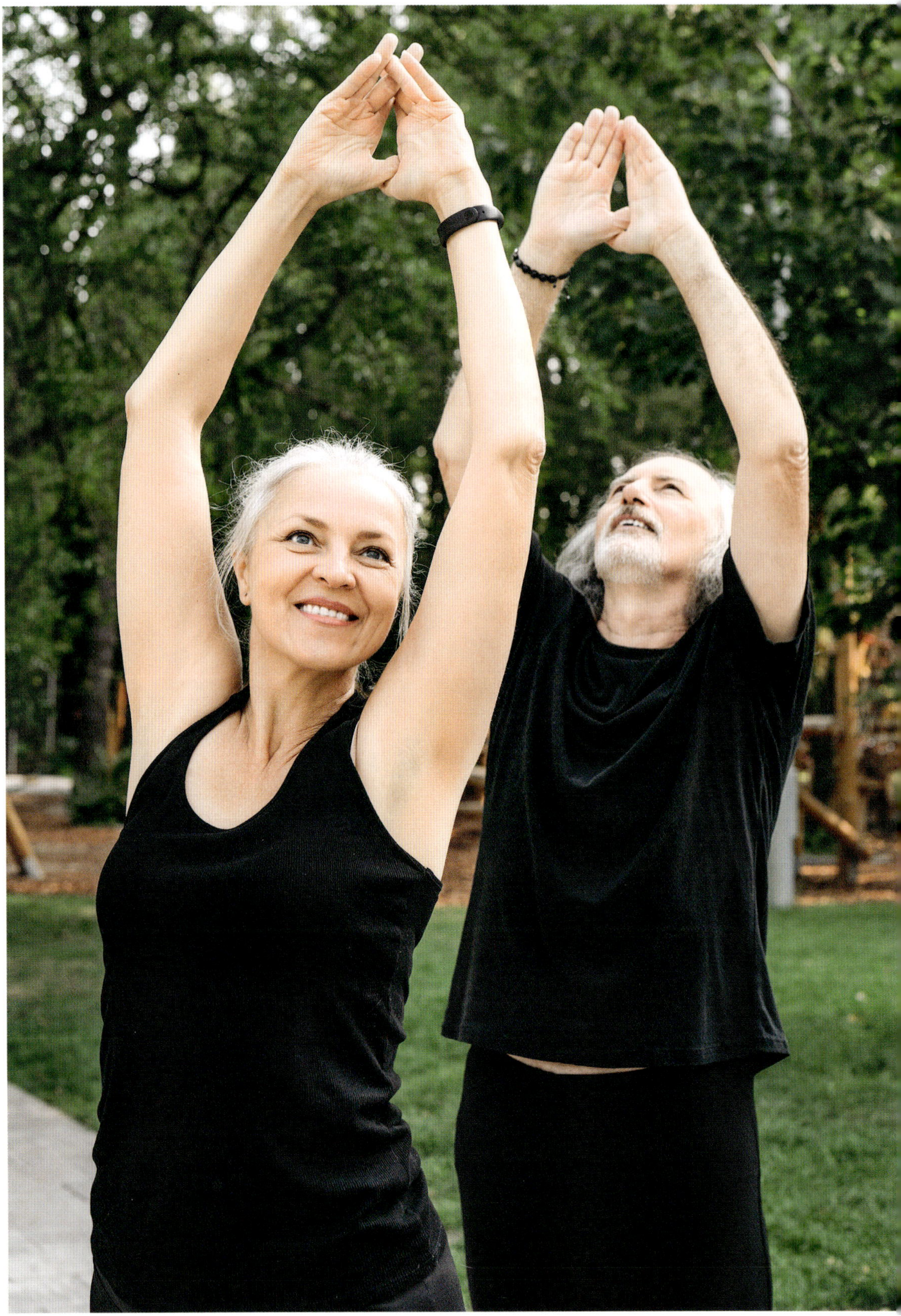

Das neue Bild vom Altern

Herz, Muskeln, Knochen, Immunsystem … Jedes unserer Organe altert in seinem eigenen Tempo, wie die Medizin heute weiß. Diese Erkenntnis bietet eine Chance, lange jung und gesund zu bleiben. Denn wer sich auf diejenigen Partien seines Körpers konzentriert, deren biologische Uhr schneller tickt, bremst das Altern wirkungsvoll aus.

WELCHER ALTERUNGSTYP BIN ICH?

Altersforscher werfen gerade eine vertraute Gewissheit über Bord. Die Gewissheit, dass die biologische Uhr von Kopf bis Fuß weitgehend gleich tickt.

Hat die Leistungsfähigkeit von Herz, Gehirn, Niere oder Immunsystem nach 25 bis 30 Jahren ihren Höhepunkt erreicht, geht es mit der Fitness der Organe synchron bergab – so die klassische Überzeugung. Neue Untersuchungsmethoden, die das Altern auf molekularer Ebene messen, zeigen jedoch ein anderes Bild: Demnach verschleißen die einzelnen Teile unseres Organismus weitgehend unabhängig voneinander. Wer im Personalausweis 52 Jahre stehen hat, aber zum Herz-Alterungstyp gehört, muss damit rechnen, dass die Leistungsfähigkeit seines Lebensmotors womöglich bereits auf das Niveau eines 60-Jährigen gesunken ist. Wer hingegen zum Gehirn-Alterungstyp zählt, trägt ein höheres Risiko für vorzeitige kognitive Einbußen: Dann zeigt das Kurzzeitgedächtnis bereits mit 50 Jahren Lücken, die in der Regel erst 20 Jahre später auftreten.

JEDES TEIL ALTERT ANDERS

Jeder Mensch besitzt andere Schwachstellen. Häufig zieht so eine Achillesferse weitere Gesundheitsprobleme nach sich. Ein hoher Blutdruck beispielsweise, den man von den Eltern geerbt hat, lässt auf Dauer eine ganze Reihe von Organen schneller degenerieren als üblich: Die Pumpleistung des Herzens nimmt ab, die Filtrationsrate der Nieren sinkt, die Durchblutung des Gehirns geht zurück. Auch Lebensstilfaktoren wirken sich in unterschiedlicher Weise auf die Organe aus. Zu viel UV-Strahlung schädigt Haut und Augenlinsen, wobei Psyche und Nervensystem von der Vitamin-D-Mitgift der Sonne durchaus profitieren. Ähnlich kompliziert verhält es sich mit manchen Medikamenten. Aspirin greift den Magen an, im Darm hingegen senkt es niedrig dosiert das Risiko für Krebs – die bösartigste Erscheinungsform, die der Alterungsprozess annehmen kann.

MODERNE UNTERSUCHUNGSMETHODEN

Lange Zeit waren die vorhandenen Biomarker nicht empfindlich genug, um die Unterschiede im Alterungsprozess verschiedener Organe auf zellulärer und molekularer Ebene präzise zu messen. Erst wenn etwa Nieren oder Lunge spürbar schlechter arbeiteten oder gar ihren Dienst versagten, wurde klar, dass sie ihrem chronologischen Alter voraus sind. Doch mittlerweile liefern neue Untersuchungsmethoden, die von Fachleuten unter dem Stichwort »Multi-Omics« zusammengefasst werden, die nötigen biologischen Informationen anhand der gesamtheitlichen Charakterisierung von Genen (Genomik), Proteinen (Proteomik), Stoffwechselprodukten (Metabolomik) und weiteren Elemente. Diese Analysen zeigen, dass Alterungsprozesse wie etwa der Abbau von Proteinen, der Energieverbrauch und die Genexpression (der Prozess, bei dem die Geninformationen in Funktion umgewandelt werden) je nach Organ unterschiedlich verlaufen.

DIE EPIGENETISCHE UHR

Die spektakulärste Entdeckung in diesem Zusammenhang lieferte die »epigenetische Uhr«, die der deutsch-amerikanische Biomathematiker Steve Horvath 2013 vorstellte. Diese Untersuchungsmethode bestimmt das biologische Alter von Geweben anhand von kleinen chemischen Veränderungen am DNA-Faden der Körperzellen. Mit steigenden Lebensjahren ändert sich das Muster dieser sogenannten Methylierung an Tausenden von Stellen des Erbmoleküls. Auch Rauchen, Sport, oder Ernährung nehmen Einfluss darauf, ob kleine Anhängsel an der DNA entfernt, angehängt oder verschoben werden. Wie sich dank Horvaths Entdeckung herausstellte, verrät die Analyse des Methylierungsmusters erstaunlich präzise, ob Zellen eines Organs älter oder jünger sind als die Lebensjahre, die ein Mensch im Ausweis stehen hat. Tickt die Altersuhr in einer Körperregion schneller, kann das den Niedergang anderswo beschleunigen. Eine vorzeitige Alterung der Lunge etwa treibt den Verfall des Herzens an, wie Forscher der Universität von Kalifornien in Los Angeles (UCLA) 2023 im Fachblatt »Nature« beschrieben. Verschlissene Gelenke ziehen auch das Herz-Kreislauf-System sowie das Atmungssystem in Mitleidenschaft. Logisch: Fehlende Bewegung fördert Übergewicht, und damit Bluthochdruck, Arteriosklerose, Typ-2-Diabetes … Eine verhängnisvolle Kettenreaktion – die sich allerdings stoppen und sogar umkehren lässt.

Es braucht deshalb einen neuen Blick auf den Körper – nämlich aus Perspektive seiner Organe. Wer den Alterungsprozess wirksam bremsen und Krankheiten erfolgreich aufhalten will, der muss …

… wissen, wie seine neun Organsysteme arbeiten.

… verstehen, wie die Alterungsmechanismen dieser Körperkomponenten funktionieren.

… erkennen, welches seiner Organsysteme vorzeitig altert.

… lernen, wie sich das betroffene Organsystem wirksam verjüngen lässt.

Dabei hilft der Organ-Kompass, den Sie gerade in Händen halten. Mithilfe ausgeklügelter Selbsttests aus der Feder von ärztlichen Fachgesellschaften und renommierten Experten verrät Ihnen dieser Ratgeber, wie es um das biologische Alter Ihrer Haut, Ihres Immunsystems, Ihrer Harnblase oder Ihrer Muskulatur bestellt ist. Sie erfahren zudem, welche Check-ups ein Arzt vornimmt, um die Testergebnisse auf eine sichere Grundlage zu stellen. Diese Inspektion versetzt Sie in die Lage, Ihre Organe bestmöglich zu pflegen und verborgene Schwachstellen des Körpers rechtzeitig zu entdecken – mitunter Jahre, bevor Herz oder Hirn durch möglicherweise schwer zu behebende Fehlfunktionen auf sich aufmerksam machen. Schließlich zeigt Ihnen dieses Buch, wie Sie die biologische Uhr der betreffenden Organe durch geeignete Lebensstil-Interventionen ein Stück zurückdrehen oder zumindest den weiteren Niedergang wirkungsvoll bremsen können.

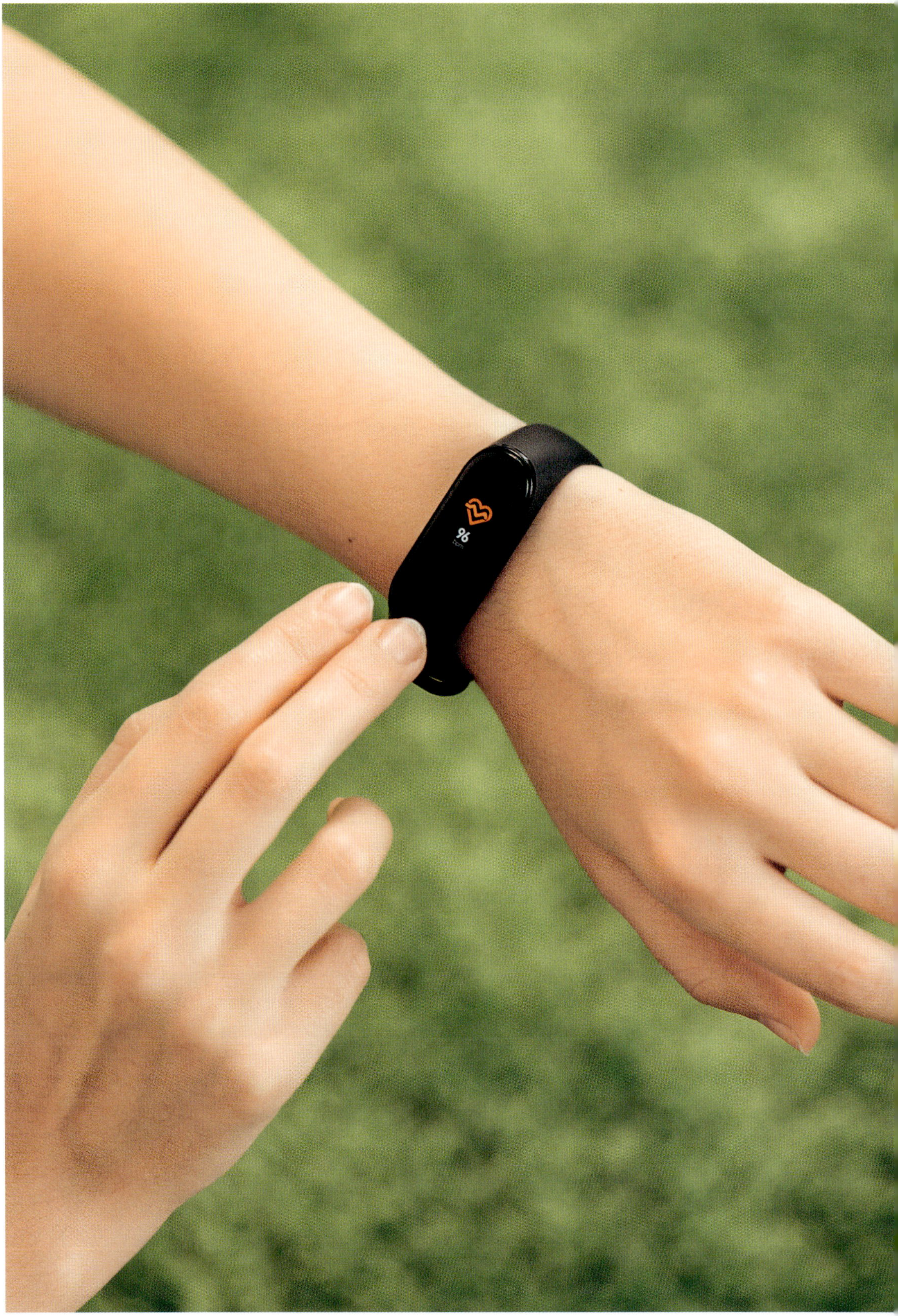
96

Das Herz

Dadam, dadam – dadam, dadam – dadam, dadam ... Zwei Schläge im Dauertakt. Der Beat des Lebens, erzeugt hinter dem Brustbein. Dadam, dadam. Den ganzen Tag geht das so. Achtzig, neunzig Jahre lang, bei optimaler Pflege sogar noch länger. Dadam, dadam ...

DER PULS DES LEBENS

Das Herz ist verlässlich, aber auch verletzlich. Bei guter Wartung ermöglicht es uns ein geradezu biblisches Alter. Leider bringt ein falscher Lebensstil unseren Kreislaufmotor häufig vorzeitig ins Stottern.

Jeder andere große Muskel im Körper ermüdet oder übersäuert irgendwann. Nicht das Herz. Unermüdlich pocht es gegen die Rippen, bis zu drei Milliarden Mal im Laufe des Lebens. Mit jeder Kontraktion pumpt das Zentralorgan, das zwischen die beiden Lungenflügel gebettet ist, Blut ins System. Damit gelangen Sauerstoff, Nährstoffe und Hormone über die Aorta und ein Netzwerk aus großen und kleinsten Gefäßen bis in die letzte Zelle des Körpers. Man muss nicht Medizin studiert haben, um zu ahnen, dass dieses Versorgungssystem eine zentrale Rolle für die Vitalität des Organismus spielt. Zirkuliert das Blut frei, landet seine Fracht ungehindert am Zielort. Auf diese Weise können alle Organe ihr volles Potenzial ausschöpfen.

AUF DIE GEFÄSSE KOMMT ES AN

Eine Kalenderweisheit lautet «Der Mensch ist so jung wie seine Gefäße.« Der berühmte Pathologe Rudolf Virchow (1821–1902) soll diesen Satz geprägt haben. Menschen werden demnach so alt, wie es ihre Arterien erlauben, sofern ihnen nicht ein Unfall, ein Tumor oder eine schwere Infektion einen Strich durch die Rechnung machen.

ALLES FLIESST – WIRKLICH?

Dass das Blut reibungslos fließen kann, ist aber leider die Ausnahme. Allzu häufig sind die Adern durch Kalk- und Fettablagerung verstopft. Verkalkte Blutbahnen aufgrund von Arteriosklerose sind eine Volkskrankheit, rund vier Millionen Deutsche haben damit zu tun. Je nachdem, welcher Bereich des Körpers unterversorgt bleibt, funktionieren Herz, Gehirn, Beine, Nieren oder Darm nur noch eingeschränkt. Verschließt ein Blutgerinnsel das arteriosklerotisch verengte Gefäß komplett, drohen Herzinfarkt oder Schlaganfall. In Wohlstandsländern stehen diese zwei Erkrankungen an erster Stelle der Todesursachen. Das Herz ist zwar verlässlich, aber eben auch verletzlich. Wird es nach einem Gefäßverschluss nicht mehr versorgt, dauert es kaum 20 Minuten, bis die ersten Zellen absterben.

UNABHÄNGIGKEIT VOM ALTER

Dabei trägt das Herz-Kreislauf-System im Grunde kein biologisches Verfallsdatum. Kardiologen sind bei Herzkatheteruntersuchungen regelmäßig verblüfft darüber, wie wenig der Zustand der Blutbahnen mit dem chronologischen Alter der Patienten zu tun hat. Da gibt es 80-Jährige, deren Herzkranzarterien innen wunderbar glatt sind. Und es gibt halb so alte Kettenraucher, bei denen die Koronargefäße aussehen wie eine Karstlandschaft.

KALKFREI ALTERN

Elastische Gefäße sind auch in hohem Alter möglich. Als Weltrekordhalter in Sachen vaskulärer Gesundheit gelten die Amazonasbewohner im Osten Boliviens.

Wer seine Herzgesundheit verbessern will, kann viel von einem indigenen bolivianischen Volk lernen. Die rund 16 000 Angehörigen des Tsimane-Stammes weisen selbst mit 70 oder 80 Jahren fast keine Anzeichen für eine Verkalkung der Koronararterien auf. Kaum einer der Eingeborenen erkrankt an Arteriosklerose, nur jeder zehnte bis zwanzigste hat erhöhten Blutdruck. All das entdeckte ein US-Team aus Anthropologen und Ärzten. Im Rahmen des »Tsimane Health and Life History Project« haben die Forscher mehr als 700 Ureinwohner der Region im Osten Brasiliens einem peniblen Gefäß-TÜV unterzogen und per Computertomografie den Grad ihrer Arterienverkalkung gemessen. Mit Erstaunen stellten die Wissenschaftler der Universität von New Mexico in Albuquerque fest, dass nur drei Prozent der Probanden eine ausgeprägte Koronarsklerose zeigten. Der Vergleichswert in den USA: 50 Prozent.

EINE FRAGE DES LEBENSSTILS

Was die Tsimane vor Arteriosklerose schützt, ist ein extrem adernfreundlicher Lebensstil. Ihre Ernährung besteht vor allem aus Nahrungsmitteln wie Reis, Maniokwurzeln, Kochbananen, Mais, Nüssen und Früchten. Drei Viertel ihrer Kalorien beziehen die Regenwaldbewohner aus ballaststoffreicher Pflanzenkost, die die Arterien jung hält. Erlegte Tiere und Fische runden den Speiseplan ab. Die aufgenommene Energie nutzen die Tsimane für Jagd, Fischfang, Getreideanbau oder Sammlertätigkeit. Also für körperliche Aktivität, die den Energiehaushalt in Balance hält und hohen Blutzucker oder andere Alterungsfaktoren ausbremst.

GEGENSTEUERN IST MÖGLICH

Und was können wir uns bei den Tsimane abschauen? Pfeil und Bogen rausgeholt und ab in den Stadtwald zur Kaninchenjagd? Logischerweise ist ein vorindustrieller Lebensstil keine Alternative. Doch die Bolivianer demonstrieren, ähnlich wie es die herzgesunden Bewohner Kretas oder Okinawas tun, dass Arteriosklerose und andere kardiovaskulären Begleiterscheinungen des Alters keine unabwendbaren Ereignisse sind.

AUFSTEHEN FÜR DIE GESUNDHEIT

Weniger als zwei Stunden ihrer wachen Zeit verbringen die Stammesangehörigen der Tsimane im Sitzen oder Liegen. Zum Vergleich: In Deutschland verbringen wir werktäglich im Schnitt gut neun Stunden auf Bürostühlen, Essbänken und Couchgarnituren. Wohlstandsländer sind Wohlsitzländer.

WO SICH DAS ALTER BEMERKBAR MACHT

Herz und Blutgefäße verändern sich mit den Jahren. Ein Großteil dieser biologischen Umbauvorgänge geht auf einen falschen Lebensstil zurück. Bei guter Pflege hält der Lebensmotor jedoch erstaunliche Reserven bereit.

Nicht immer gelingt es der Medizin, klar zu unterscheiden, welche Alterserscheinungen an Herz und Gefäßen quasi normal sind und welche individuell erworben werden. Zum physiologischen Alterungsprozess gehören vor allem folgende Veränderungen:

DIE ELASTIZITÄT DER ARTERIEN SINKT

Mit den Jahren bauen sich die Elastinfasern der Arterienwände, die für die Dehnfähigkeit der Adern sorgen, zu Kollagen um. Die Gefäßwände werden dicker und steifer. Der Verlust an Elastizität führt dazu, dass sich der Blutdruck nicht mehr so flexibel an Belastungen anpasst und die Gefäßkapazität sinkt. Der Arzt spricht davon, dass die Pulswellengeschwindigkeit (PWV) steigt: also das Tempo, mit dem sich die Pulswelle durch das Arteriensystem bewegt. Die PWV korreliert mit dem Gefäßalter und ist bei Arteriosklerose krankhaft erhöht.

DIE HERZSTRUKTUR VERÄNDERT SICH

In höherem Alter lagern sich zunehmend Fett- und Bindegewebe ins Herz ein. Die Zahl der Herzmuskelzellen nimmt etwas ab, auch weil sich die Kardiomyozyten im Erwachsenenalter kaum mehr teilen. Die verbleibenden Zellen vergrößern sich. Die Dicke der Herzkammern nimmt um 0,3 Millimeter pro Dekade zu. Gleichzeitig gelingt es dem Herzmuskel nicht mehr so gut, seinen Kalziumhaushalt aufrechtzuerhalten, der entscheidend ist für die Entspannung des Herzens in der Füllungsphase. Diese sogenannte Diastole (siehe Seite 16) ist wichtig, damit sich die Herzkammern wieder mit sauerstoffreichem Blut füllen.

HERZFREQUENZ NIMMT AB

Die Veränderungen führen dazu, dass Schlagvolumen und maximale Herzfrequenz mit der Zeit abnehmen. Nach Jahrzehnten im 24/7-Dauermodus kann der Kreislaufmotor seinen Takt nicht mehr so schnell beschleunigen und so viel Blut zu den Organen schicken wie früher.

FORDERN UND FÖRDERN

Dessen ungeachtet sind Herz und Kreislauf in der Lage, bei guter Pflege erstaunliche Reserven abzurufen. Bestes Beispiel sind Konditionssportler. Bei ihnen kommt es ganz besonders darauf an, dass das Herz den von der Lunge aufgenommenen Sauerstoff rasch in die Muskeln transportiert. Der Laie spricht von Puste, der Fachmann von VO2max, abgeleitet von Volumen (V), Sauerstoff (O2) und Maximum (max). Der Peak der Sauerstoffaufnahme liegt, je nach Trainingsart, in der Regel zwischen 25 und 30 Jahren. Doch der Leistungsabfall, mit dem Schwimmer, Langläufer oder Radler in den folgenden Jahren kämpfen, ist moderater als allgemein angenommen. Bei Marathonläufern etwa beträgt der Tempoverlust zwischen 30 und 50 Jahren lediglich 10 Prozent. Herz und Kreislauf verzeichnen zwei Jahrzehnte lang kam Einbußen. Das zeigte die Auswertung der Daten von zwei Millionen Sportlern zwischen 18 und 75 Jahren. Erst zwischen 50 bis 60 Jahren lässt die Ausdauer wirklich spürbar nach. Die Herzfrequenz nimmt ab und wenn das Organ intensiv arbeiten und mehr Blut pumpen muss, beim Sport, aber auch während einer Grippe, macht sich die abnehmende Anpassungsfähigkeit an Belastungen bemerkbar.

TRAINING GLEICHT ALTERSUNTERSCHIEDE AUS

Auch in hohem Alter kann ein gesundes Herz noch viele Jahre lang verblüffend rund schlagen. Ein jung gebliebener Lebensmotor lässt Triathleten mit 68 Jahren den Ironman finishen, trägt Bergsteiger mit 81 Jahren aufs Matterhorn und verleiht 92-Jährigen auf dem Tennisplatz Kraft für den Sprint ans Netz. (In den USA gibt es für Tenniswettkämpfe bereits eine eigene Altersklasse »Herren 90«.) Für derlei Leistungen braucht es noch nicht einmal spezielle Rekordgene. Wie Leistungsepidemiologen der Sporthochhochschule Köln in einer Langzeitstudie mit sportlichen Senioren herausfanden, genügt es, das Herz-Kreislauf-System gezielt zu trainieren. Dann werden Altersunterschiede nahezu unsichtbar.

DER KLEINE UNTERSCHIED: WARUM FRAUENHERZEN ANDERS ALTERN

1. Frauenherzen wiegen im Durchschnitt etwa 250 Gramm, Männerherzen sind 300 Gramm schwer. Um ausreichend Sauerstoff und Nährstoffe in die Zellen zu bringen, muss das kleinere Organ öfter pumpen. Bei Männern sind 60 Schläge pro Minute in Ruhe normal. Bei Frauen sind es durchschnittlich zehn Schläge mehr.

2. Eva-Gefäße sind dünner, Plaque verengt sie deshalb schneller. Außerdem sind die Arterien Stresshormonen stärker ausgesetzt. Die Botenstoffe können bewirken, dass die feinen Herzkranzgefäße verkrampfen. Das weibliche Herz-Kreislauf-System ist deshalb besonders anfällig für chronischen Ärger im Job oder auch im Privatleben.

3. Bis zur Menopause besitzen Frauenherzen einen Bodyguard: Östrogene. Die weiblichen Sexualhormone erweitern die Blutgefäße und schützen sie vor Entzündungen. Das hält die Arterien elastisch und verringert die Wahrscheinlichkeit für Arteriosklerose. Sind die Östrogene nach dem letzten Eisprung versiegt, steigt das Risiko an. Mit 60 haben Frauen dann das gleiche Herzinfarktrisiko wie Männer, überleben diesen jedoch seltener, weil er häufig nicht erkannt wird.

SO ARBEITEN HERZ UND KREISLAUF

Von der zentimeterdicken Aorta bis zu den hauchzarten Kapillaren: Ein weitverzweigtes Leitungssystem versorgt den Körper mit allem Lebenswichtigen. Mittendrin sitzt der Herzmuskel als zentraler Antreiber.

Das Herz-Kreislauf-System ist ein Versorgungsnetz, das aus dem rund 300 Gramm schweren Herzen und den Blutgefäßen besteht. Die Länge der Leitungsbahnen beträgt mehr als 100 000 Kilometer. Ihre Aufgabe: den Organismus mit Sauerstoff, Nährstoffen und Hormonen versorgen.

Zugleich transportiert das kardiovaskuläre System *(griech. kardia: Herz; lat. vas: Gefäß)* Kohlendioxid und andere Abbauprodukte aus den Zellen ab. Dazu nutzt der Körper zwei hintereinandergeschaltete Blutkreisläufe, in die das faustgroße Herz als zentrale Druck-Saug-Pumpe eingebaut ist.

GROSSER UND KLEINER KREISLAUF

Beim großen Kreislauf (Körperkreislauf) schickt die linke Herzkammer sauerstoffreiches Blut in die Hauptschlagader – wenn wir auf dem Sofa sitzen, mit einem gemächlichen Tempo von 20 Zentimeter pro Sekunde, beim Sport hingegen mit bis zu einem Meter pro Sekunde.

Von der rund drei Zentimeter dicken Aorta verteilt sich das Blut in ein zunehmend feineres Netz aus Arterien, Arteriolen und Kapillargefäßen. Im Kapillargeflecht wird der Sauerstoff in die Zellen und in das Gewebe abgegeben. Mit etwa 0,007 Millimeter Dicke sind die Kapillaren mitunter kleiner als die roten Blutkörperchen. Das zwingt die Erythrozyten dazu, sich zu verformen.

Im Anschluss gelangt das sauerstoffarme Blut über Venolen und Venen zurück in den rechten Vorhof des Herzens.

Hier startet der kleine Kreislauf (Lungenkreislauf): Die rechte Kammer drückt das Blut zum Stoffaustausch über die Lungenarterie in das Lungengewebe; der Rückweg führt über die Lungenvene und den linken Herzvorhof zurück in die linke Kammer. Der nächste Herzschlag startet die Endlosschleife von Neuem.

SYSTOLE UND DIASTOLE

Dabei besteht jeder Pumpvorgang aus zwei Phasen: In der Systole zieht sich das Herz zusammen und wirft Blut aus; in der Diastole erschlafft der Muskel und die Herzkammern füllen sich mit Blut. In Ruhe läuft dieser Prozess 60- bis 80-mal pro Minute ab. In dieser Zeit passiert die gesamte Blutmenge – etwa fünf bis sechs Liter – den Körper und kehrt wieder zum Herzen zurück.

KÖRPER- UND LUNGENKREISLAUF

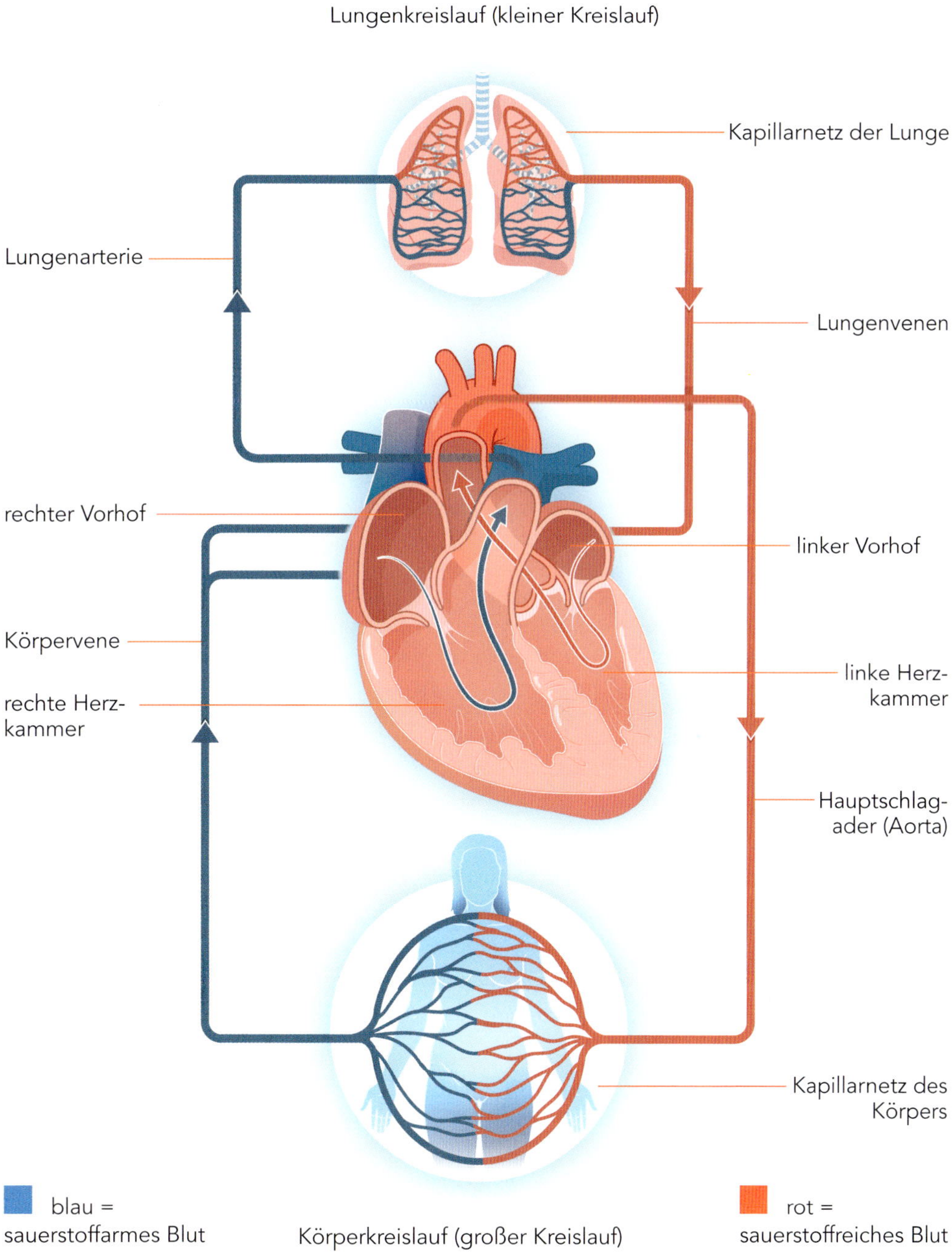

DER FEIND IN MEINEN GEFÄSSEN

Ob ein Herz-Kreislauf-System biologisch betagter ist als sein chronologisches Alter, lässt sich anhand der fettreichen Ablagerungen im Inneren der Gefäßwände messen.

Die weltweit häufigste Todesursache sind Arteriosklerose und ihre Folgen. Bei dieser Erkrankung lagern sich Cholesterin, Kalzium und Entzündungszellen an den Innenwänden der Arterien ab. Mit der Zeit wachsen die Fettdepots und verhärten zu kalkhaltigen Plaques. Arteriosklerose kommt vor allem in den Herzkranzgefäßen, an der Halsschlagader und in den Beinarterien vor. Wenn sich Herzkranzgefäße verengen, spricht man von koronarer Herzkrankheit (KHK), bei den Beinen von peripherer arterieller Verschlusskrankheit (pAVK). Arterienverkalkung ist in westlichen Ländern so weit verbreitet, dass sie lange als unvermeidliche Alterserscheinung galt – ähnlich wie Fältchen oder Haarausfall. In Wirklichkeit gibt es jedoch kaum Krankheiten, die sich ähnlich gut vermeiden lassen wie die KHK und der Infarkt.

RISIKOFAKTOREN

Als Turbo für die Erkrankung gelten ein hoher Cholesterinspiegel, Übergewicht, Rauchen, hoher Blutdruck und Diabetes. Diese Faktoren lösen mikroskopisch kleine Verletzungen des Endothels aus, der schützenden Innenhaut der Arterien. Diese Schicht ist normalerweise weich und glatt. Wird sie verletzt, kommt es im Verlauf von Jahren und Jahrzehnten zu entzündlichen Reaktionen, bei denen sich weiße Blutkörperchen – insbesondere Makrophagen – in die Arterienwand einnisten. Diese Immunzellen nehmen oxidiertes LDL-Cholesterin auf und verwandeln sich in sogenannte Schaumzellen, die die Plaquebildung fördern. Dadurch werden weitere Entzündungen ausgelöst, was neue Immunzellen anlockt, die Entzündung und Plaquebildung weiter vorantreiben …

HABE ICH ARTERIOSKLEROSE?

Wer wissen möchte, ob er Arteriosklerose hat, bittet seinen Arzt um eine Messung der Intima-Media-Dicke. Per hochauflösendem Ultraschall wird festgestellt, wie es um die Arterienwand der Halsschlagadern steht. Je dicker sie ist, umso höher das Risiko für einen Herzinfarkt und Schlaganfall. Bei jungen, gesunden Menschen liegt die Dicke der beiden Schichten in der Arteria carotis bei 0,5 bis 0,7 Millimeter. Ab dem mittleren Lebensalter ist eine gewisse Zunahme okay, etwa 0,1 Millimeter pro Dekade. Verdickungen ab einem Millimeter gelten als krankhaft; über 1,5 Millimeter liegen starke arteriosklerotische Veränderungen vor.

DIESE HERZWERTE SOLLTEN SIE KENNEN

Nicht das Alter schwächt das Herz, sondern hoher Blutdruck, zu viele Kilos auf den Rippen, zu viel Zucker im Blut und hohes Cholesterin. Zum Glück lassen sich diese Gefäßfeinde messen.

BLUTDRUCK

WARUM IST DER WERT WICHTIG?

Je höher der Blutdruck, desto mehr muss die linke Herzkammer arbeiten, um das Blut in die Aorta zu pumpen. Der Herzmuskel verdickt sich, wird steifer, seine Sauerstoffversorgung leidet. Zudem stresst hoher Blutdruck die Gefäßwände und begünstigt Arteriosklerose. Es drohen Schäden an Gehirn, Herz, Nieren und Augen.

WIE HOCH SOLLTE DER BLUTDRUCK SEIN?

Optimal für unser Herz sind Werte unter 120 mmHg systolisch und 80 mmHg diastolisch. Von Bluthochdruck sprechen Mediziner ab 140 zu 90. Diese Maßzahlen markieren die Grenze zwischen gesund und krank.

BLUTZUCKERSPIEGEL

WARUM IST DER WERT WICHTIG?

Bei der Verdauung werden Kohlenhydrate im Darm in ihre einzelnen Zuckermoleküle zerlegt und ins Blut abgegeben. Klettert der Blutzuckerspiegel zu hoch, kann Glukose die Endothelschicht attackieren, die innere Auskleidung der Blutgefäße. Das befördert Entzündungen und macht die Arterien anfälliger für Plaque und Arteriosklerose.

WIE HOCH SOLLTE DER BLUTZUCKERSPIEGEL SEIN?

Bei Gesunden liegt der Blutzuckerspiegel nüchtern zwischen 60 und 100 mg/dl (Milligramm pro Deziliter) beziehungsweise zwischen 3,3 und 5,6 mmol/l (Millimol pro Liter). Beide Maßeinheiten sind üblich. Nach dem Essen steigen die Blutzuckerwerte an. Sie sollten aber nicht mehr als 140 mg/dl beziehungsweise 7,8 mmol/l betragen.

KÖRPERGEWICHT

WARUM IST DER WERT WICHTIG?

Nimmt die Körpermasse übermäßig zu, muss das Herz bis zu 50 Prozent mehr Leistung bringen, um alle Zellen mit Blut zu versorgen. Das erhöht den Blutdruck. Dazu kommt: Fettgewebe schüttet Entzündungsbotenstoffe aus, die Herz und Blutgefäße versteifen lassen. Adipositas ist nicht nur ein Nährboden für Hypertonie, sondern auch für Diabetes und Fettstoffwechselstörungen.

WIE SOLLTE DAS GEWICHT SEIN?

Die bestmögliche Herzgesundheit bringt ein Body Mass Index (BMI) zwischen 22 und 23. Ab einem BMI von 25 spricht man von Übergewicht, ab 30 von Adipositas. Die Formel für den BMI lautet: Körpergewicht (in Kilogramm) geteilt durch Körpergröße (in Meter) zum Quadrat. Ein 85 Kilogramm schwerer 1,75-Meter-Mensch hat demnach einen BMI von 26,1.

CHOLESTERINSPIEGEL

WARUM SIND DIE WERTE WICHTIG?

LDL-Cholesterin lagert sich leicht an der Innenwand der Blutgefäße ab und löst dort eine Entzündung aus. Es bilden sich Plaques aus Cholesterin, Fetten und anderen Substanzen. Die Gefäße verhärten, ihr Durchmesser verengt sich, der Blutfluss wird behindert. Wichtig ist auch der Wert des HDL-Cholesterins: Dieses Molekül hilft, die Arterien frei von Plaque zu halten, indem es überschüssiges Cholesterin aus den Arterien zur Leber abtransportiert. Ein hohes HDL kompensiert ein hohes LDL nur begrenzt, deshalb orientieren sich die Therapieziele heute vorwiegend an den LDL-Werten.

WIE HOCH SOLLTE DER CHOLESTERINSPIEGEL SEIN?

Wie viel Cholesterin im Körper zirkulieren darf, hängt von Vorerkrankungen und Risikofaktoren ab. Und teilweise auch davon, wen man fragt: Laut den aktuellen Leitlinien der Europäischen Gesellschaft für Kardiologie (ESC) gilt für Gesunde ein LDL-Cholesterinwert unter 116 Milligramm pro Deziliter als Zielwert. Andere Ärzteverbände ziehen die Grenze für fitte Menschen hingegen etwas großzügiger bei 130 mg/dl. Wer Übergewicht oder leicht erhöhten Blutdruck hat, sollte laut ESC weniger als 100 mg/dl aufweisen. Bei ausgeprägter Hypertonie, genetisch bedingten hohen Cholesterinwerten oder bei Rauchern sollte das LDL-Cholesterin unter 70 mg/dl bleiben. Für die meisten Patienten mit Herzerkrankungen oder mit Diabetes gelten bereits 54 mg/dl als Limit.

AUF EINEN BLICK: DIE WICHTIGSTEN WERTE FÜR IHR HERZ

	Optimaler Wert	Grenzwert für erhöhtes Risiko der Herzschädigung
Blutdruck	max. 120 mmhG systolisch max. 80 mmhG diastolisch	ab 140 mmhG systolisch ab 90 mmhG diastolisch
Nüchtern-Blutzucker	60 bis 100 mg/dl	ab 110 mg/dl
Körpergewicht	BMI 22 bis 23	BMI höher als 25
Bauchumfang	Frauen: max. 80 cm Männer: max. 94 cm	Frauen: ab 88 cm Männer: ab 102 cm
LDL-Cholesterin	für gesunde Menschen max. ca. 116 mg/dl	für vorerkrankte Menschen je nach Risiko max. 54–100 mg/dl
LDL/HDL-Quotient (Verhältnis der beiden Werte)	für gesunde Menschen max. 3,4	für vorerkrankte Menschen je nach Risiko max. 1,9

SELBSTTEST: WIE JUNG IST MEIN GEFÄSSSYSTEM?

Ein simpler Risikorechner verrät anhand weniger Daten, wie hoch das eigene Risiko für Herzinfarkt oder Schlaganfall ist. Entwickelt wurde der Selbsttest von der europäischen Kardiologengesellschaft.

Wer sich früher dafür interessierte, wie lange er zu leben hat, ging zur Wahrsagerin. Wer es heute wissen will, greift zur sogenannten SCORE2-Tabelle (»Systematic Coronary Risk Evaluation«, zu Deutsch: »Systematische Bewertung von Herzrisiken«, siehe Seite 22). Diese farbcodierte Übersicht verrät gesunden Menschen im Alter zwischen 40 und 69 Jahren anhand von wenigen Daten, wie hoch ihre Wahrscheinlichkeit ist, innerhalb der nächsten zehn Jahre Herz-Kreislauf-Erkrankungen zu entwickeln und einen Herzinfarkt oder Schlaganfall zu erleiden. Die von der europäischen Kardiologengesellschaft ESC entwickelte Tabelle (Quelle siehe Seite 237) berücksichtigt die fünf entscheidenden Risikofaktoren:

- Alter
- Geschlecht
- Blutdruck
- Non-HDL-Cholesterin (jedes Cholesterin außer HDL)
- Nikotinkonsum

SO LESEN SIE DIE TABELLE

Wenn Sie wissen wollen, wie es um Ihr Herzrisiko steht, können Sie dies anhand Ihrer Risikofaktoren in der Tabelle ablesen. Ein Beispiel: Ein 59 Jahre alter Nichtraucher mit niedrigem Nicht-HDL-Cholesterinspiegel (150 mg/dl) und niedrigem systolischen Blutdruck (118 mmHg) hat ein geringes Kardio-Risiko von gerade mal vier Prozent – in der Tabelle grün hervorgehoben. Mit anderen Worten, von 100 Personen des gleichen Geschlechts und mit dem gleichen Risikoprofil werden nur vier innerhalb der nächsten 10 Jahre eine Herzattacke bekommen. Bei den Arterien dieses Mannes handelt es sich also mutmaßlich um Vorzeige-Gefäße.

ROT HEISST STOPP

Ein weniger günstiges Beispiel: Sie sind ein 59 Jahre alter Raucher mit hohem Nicht-HDL-Cholesterinspiegel (310 mg/dl) und hohem systolischen Blutdruck (175 mmHg). In diesem Fall liegt Ihr 10-Jahres-Risiko für einen Herzinfarkt bei 20 Prozent. Ihr Tabellenfeld ist tiefrot. Höchste Zeit für einen gefäßfreundlichen Lebensstil! Das klappt mit gesünderer Ernährung, Abnehmen, mehr Sport und gegebenenfalls Medikamenten – damit können Sie Ihre Erkrankungswahrscheinlichkeit drastisch senken. Ganz auf null lässt sich das Risiko allerdings nicht drücken. Mit jedem Lebensjahr steigt das Risiko für Herz-Kreislauf-Probleme statistisch gesehen etwas an.

SCORE2-TABELLE FÜR DIE HERZRISIKO-BESTIMMUNG

WER KANN DIE TABELLE NUTZEN?

Wichtig zu wissen: Die Werte aus dem SCORE2-System gelten für gesunde Erwachsene im Alter von 40 bis 69 Jahren, bei denen keine gesicherten atherosklerotischen kardiovaskulären Erkrankungen, Diabetes mellitus, chronische Nierenerkrankungen oder sehr hohe individuelle Risikofaktoren vorliegen.

Alter	Systolischer Blutdruck (mmHg)	Frauen								Männer							
		Nichtraucherinnen				Raucherinnen				Nichtraucher				Raucher			
	Nicht-HDL-Cholesterin (mmol/l)	3,0-3,9	4,0-4,9	5,0-5,9	6,0-6,9	3,0-3,9	4,0-4,9	5,0-5,9	6,0-6,9	3,0-3,9	4,0-4,9	5,0-5,9	6,0-6,9	3,0-3,9	4,0-4,9	5,0-5,9	6,0-6,9
65 - 69	160 - 179	10	10	11	12	15	16	17	18	14	15	17	18	20	22	23	25
	140 - 159	8	9	9	9	13	13	14	15	12	13	14	15	17	18	20	21
	120 - 139	7	7	7	8	10	11	12	12	10	11	12	13	14	15	17	18
	100 - 119	5	6	6	6	9	9	9	10	8	9	10	10	12	13	14	15
60 - 64	160 - 179	7	8	8	9	12	13	14	15	11	12	13	15	17	18	20	22
	140 - 159	6	6	7	7	10	11	11	12	9	10	11	12	14	15	17	18
	120 - 139	5	5	5	6	8	8	9	10	7	8	9	10	11	13	14	15
	100 - 119	4	4	4	5	6	7	7	8	6	7	7	8	9	10	11	12
55 - 59	160 - 179	5	6	6	7	10	11	11	12	9	10	11	12	14	16	17	20
	140 - 159	4	4	5	5	8	8	9	10	7	8	9	10	11	13	14	16
	120 - 139	3	3	4	4	6	7	7	8	5	6	7	8	9	10	11	13
	100 - 119	3	3	3	3	5	5	6	6	4	5	6	6	7	8	9	10
50 - 54	160 - 179	4	4	5	5	8	8	9	10	7	8	9	10	11	13	15	17
	140 - 159	3	3	4	4	6	6	7	8	5	6	7	8	9	10	12	14
	120 - 139	2	2	3	3	5	5	6	6	4	5	5	6	7	8	9	11
	100 - 119	2	2	2	2	3	4	4	5	3	4	4	5	5	6	7	8
45 - 49	160 - 179	3	3	3	4	6	7	8	9	5	6	7	8	9	11	13	15
	140 - 159	2	2	3	3	5	5	6	6	4	5	5	6	7	8	10	12
	120 - 139	2	2	2	2	3	4	4	5	3	4	4	5	5	7	8	9
	100 - 119	1	1	1	2	3	3	3	4	2	3	3	4	4	5	6	7
40 - 44	160 - 179	2	2	3	3	5	5	6	7	4	5	6	7	8	9	11	13
	140 - 159	1	2	2	2	3	4	5	5	3	4	4	5	6	7	8	10
	120 - 139	1	1	1	2	3	3	3	4	2	3	3	4	4	5	6	8
	100 - 119	1	1	1	1	2	2	2	3	2	2	2	3	3	4	5	6

150 200 250 mg/dL

Nicht-HDL-Cholesterin (mmol/l)

HERZ-CHECK: DIE STANDARDUNTERSUCHUNGEN

Früh erkannt, lassen sich viele gesundheitliche Probleme, die Herz und Blutgefäße betreffen, beheben. Das vermeidet Folgeschäden, die die Herzalterung wie ein Turbo beschleunigen.

Leider existiert in Deutschland kein spezieller Kardio-Check als gesetzliche Vorsorge, bei dem Versicherte routinemäßig überprüfen lassen können, ob ihre Arterien elastisch sind, das Herz freudig pumpt und die filigranen Herzklappen frei von Verkalkungen sind. Erst wenn Symptome auftreten, kann ein Arzt die nötigen Untersuchungen mit der Kasse abrechnen. Kardiologen raten Gesunden ab 50 deshalb zum freiwilligen Check-up. Eine solche Herz-Vorsorge besteht beispielsweise aus EKG, Ultraschalluntersuchung sowie dem Bestimmen von Blutdruck und Blutwerten. Die Blutdruckmessung und das Ermitteln des Lipidprofils aus Gesamtcholesterin, LDL- und HDL-Cholesterin sind immerhin Teil des »Check-up 35«. Dieser Herz-Kreislauf-TÜV beim Hausarzt steht Versicherten ab 35 Jahren alle drei Jahre zu. Auch der Nüchternblutzucker wird bei dieser Vorsorgeuntersuchung bestimmt.

BLUTWERTE

Eine Labordiagnostik erkennt Risikofaktoren für vorzeitige Gefäßalterung. Es gibt etliche Parameter, die der Arzt bestimmen kann. Die wichtigsten sind: Blutfette (Gesamtcholesterin, HDL-Cholesterin, LDL-Cholesterin, Triglyceride) und Blutzucker (inklusive Langzeit-Parameter HbA1c). Neuerdings fordern Fachgesellschaften, auch das Lipoprotein(a) mit auf den Schirm zu nehmen. Dieses Blutfett ist überwiegend genetisch bestimmt und erhöht das Risiko für Herzinfarkt.

ELEKTROKARDIOGRAMM

Bei jedem Herzschlag entsteht im Herzen ein schwacher Strom mit einer Spannung von etwa einem Tausendstel Volt. Ein EKG zeichnet diese Herzaktionen auf und gibt sie als Herzstromkurven wieder. Die Untersuchung offenbart unter anderem Verengungen der Herzkranzgefäße, einen Herzinfarkt oder Rhythmusstörungen wie Vorhofflimmern. Das Belastungs-EKG zeigt Veränderungen, die in Ruhe nicht erkennbar sind.

ECHOKARDIOGRAFIE

Das Herz-Echo macht das Innere des Zentralorgans sichtbar. Dazu schickt das Gerät Ultraschallwellen in den Körper, die von den Geweben des Herzens und den blutgefüllten Herzkammern unterschiedlich stark zurückgeworfen werden. So erkennt der Arzt, wie groß Herz, Vorhöfe und Kammern sowie die herznahen großen Gefäße sind. Auch Pumpleistung, Herzklappenfunktion und Richtung und Geschwindigkeit des Blutflusses im Herzen lassen sich beurteilen.

HERZ-CHECK MIT HIGHTECH: VOM KATHETER ZUM KARDIO-CT

Per Herzkatheteruntersuchung kann ein Kardiologe feststellen, ob die Koronararterien verengt sind. Als nicht-invasiver Gesundheitscheck gewinnt das Herz-CT zunehmend an Bedeutung.

KATHETER-METHODE: DER DIREKTE BLICK

Bei der Herzkatheter-Methode führt der Arzt einen Katheter – einen dünnen, biegsamen Kunststoffschlauch – von der Leiste oder vom Handgelenk aus durch ein Blutgefäß zum Herzen. Die schmerzlose und etwa 30-minütige Untersuchung geschieht in einem Katheterlabor, entweder in einem Krankenhaus oder einer spezialisierten Praxisklinik. Durch das Schläuchlein spritzt der interventionelle Kardiologe (Spezialist für katheterbasierte Verfahren) ein Kontrastmittel. Auf diese Weise werden Herzkammern und Herzkranzgefäße auf einem Röntgenbildschirm sichtbar. Erkennt der Spezialist eine Engstelle, kann er die verstopfte Koronararterie weiten und durch eine Gefäßstütze dauerhaft offen halten.

HERZ-CT: RUNDUMAUFNAHME

Für Patienten in frühen Krankheitsstadien stellt das Herz-CT oft die bessere Alternative dar. Bei dem Verfahren liegt man auf einem Untersuchungstisch, während eine Röntgenröhre um den Brustkorb rotiert und dabei dünne Schnittbilder des Herzens erzeugt. Ein Computer berechnet aus den Motiven dreidimensionale Aufnahmen. Die Untersuchung ist nicht invasiv; es wird meist eine geringere Strahlen- und Kontrastmitteldosis nötig und die Bilder zeigen das Herz und seine Strukturen in bestechender Präzision. Der Check-up stellt das gesamte Organ mit einer Auflösung von bis zu 0,2 Millimeter dar. So lässt sich nicht bloß der Innenraum der Gefäße analysieren, sondern auch die Struktur ihrer Wände. Damit ermöglicht dieser Herz-TÜV die Früherkennung von Gefäßveränderungen, noch bevor Durchblutungsstörungen auftreten.

KALKMESSUNG IN DEN GEFÄSSEN

Außerdem bietet das Cardio-CT die Möglichkeit, den Kalkgehalt der Gefäße zu bestimmen. Durch einen sekundenschnellen Scan ermittelt das Gerät den Kalkscore: also die Menge der Kalziumablagerungen in den Herzkranzgefäßen – ein wichtiger Indikator für das Arterioskleroserisiko. Bei einem Wert zwischen 0 und 10 ist das Risiko, in den nächsten fünf Jahren einen Herzinfarkt zu erleiden, minimal. Liegt der Verkalkungsgrad über 400, ist die Körperpumpe stark bedroht. Der Kalkscore gibt demnach direkt das Alter der Gefäße an und ist ein prima Tool für beschwerdefreie Vorsorgepatienten. Allerdings ist die Untersuchung nicht ganz billig: Rein zur Früherkennung genutzt kostet das Cardio-CT rund 500 Euro.

ANTI-AGING-KUR FÜR DEN LEBENSMOTOR

Der richtige Lifestyle stärkt das Herz und macht die Gefäße geschmeidiger. Auch wenn Sie bereits zu Pillen greifen müssen, lohnt es sich, gesunde Gewohnheiten zu entwickeln.

Wie kräftig der wichtigste Muskel des Menschen schlägt, hängt von Genen, Lebensumständen und Gewohnheiten ab. Die entscheidende Rolle spielt das eigene Verhalten. Die wichtigsten Stellschrauben:

- nicht rauchen
- viel Bewegung
- gesund essen

Welchen Sport und welche Kost Experten empfehlen, erfahren Sie auf den folgenden Seiten.

RUHEZEITEN EINPLANEN

Nicht zu unterschätzen ist die schädliche Rolle von chronischem Stress. Steht der Organismus ständig unter Strom, steigen Blutdruck und Blutzucker, die Insulinausschüttung nimmt zu und das Herz schlägt schneller. Achten Sie deshalb auf die nötige Balance zwischen Anspannung und Regenerationsphasen. Hilfreich sind Aktivitäten, die den Stress vergessen lassen: etwa kreative Auszeiten beim Malen, Musizieren, Gärtnern, aber auch Sporteln, mit Freunden kochen oder Spieleabende mit der Familie. Bewährt haben sich überdies Entspannungstechniken wie Yoga, Atemgymnastik oder ein leicht erlernbares Achtsamkeitstraining namens MBSR (Mindfulness-Based Stress Reduction).

RECHTZEITIG REAGIEREN

Von zentraler Bedeutung für die Herzgesundheit ist, Bluthochdruck, hohe Cholesterinwerte und Diabetes möglichst früh zu erkennen und konsequent zu behandelt. Wenn arteriosklerotische Plaques die Gefäßbahnen bereits zur Buckelpiste gemacht haben, ist der Griff zu Statinen, Blutdrucksenkern, Blutverdünnern oder anderen pharmazeutischen Erzeugnissen häufig unvermeidlich. Doch selbst in diesen Fällen bremst ein gesunder Lebensstil das Fortschreiten der Gesundheitsschäden – und kann die vaskuläre Alterung ein Stück weit zurückdrehen.

THROMBOSEGEFAHR

Im fortgeschrittenen Stadium einer Arteriosklerose kann die chronisch-entzündliche Erkrankung der Gefäßwand die Ablagerungen aus Fett und Blutzellen instabil machen. Reißt das Plaque plötzlich auf, kann sich ein Gerinnsel (Thrombus) bilden, das die ohnehin verengten Arterien vollständig verschließt. Es drohen Herzinfarkt oder Schlaganfall.

AUSDAUERTRAINING: DIE POLY-PILLE FÜR DIE PUMPE

Dass Ausdauertraining auch Cardiosport genannt wird, ist kein Zufall. Trainingsarten, die die Fähigkeit des Körpers erhöhen, über einen längeren Zeitraum eine gewisse Leistung zu erbringen, lösen eine Fülle von physiologischen Veränderungen im kardiovaskulären System aus:

- Regelmäßiges Training stärkt das Herz, der Muskel wirft pro Herzschlag mehr Blut aus. Deshalb benötigt das Organ weniger Schläge, um seinen Job zu erfüllen – der Ruhepuls sinkt. Bei Untrainierten liegt der Puls bei etwa 70 Schlägen pro Minute. Freizeitsportler kommen auf etwa 60 Beats pro Minute, Leistungssportler auf 50 oder weniger.
- Die Blutgefäße weiten sich dank des Trainings, das Blut fließt besser in seinen Bahnen. Dadurch sinken die Atü in den Adern: der systolische Blutdruck nimmt um 11 mmHg ab, der diastolische um 6 mmHg. Vor allem Menschen mit Hypertonie profitieren.
- Das gefäßschützende HDL-Cholesterin steigt um fünf bis zehn Prozent. Die Effekte von Sport auf das LDL-Cholesterin sind vergleichsweise geringer. Doch speziell eine Unterart von kleinen, Arteriosklerose hervorrufenden LDL-Partikel kann durch körperliche Aktivität um bis zu 20 Prozent reduziert werden.
- Aktive Muskeln fischen Glukose aus dem Blut, um Energie bereitzustellen. Deshalb sinkt der Blutzuckerspiegel. Eine halbe Stunde intensiver Sport senkt die Glukosekonzentration bei Diabetikern um 18 mg/dl.
- Zudem erhöht regelmäßige Bewegung die Empfindlichkeit der Körperzellen für Insulin, sodass noch mehr Zucker aus dem Blut in die Zellen gelangt. Die Folge: Auch der Langzeitblutzucker HbA1c verbessert sich.
- Die Länge der Telomere nimmt zu. Diese Schutzkappen an den Enden der Erbgutfäden, der Chromosomen, werden normalerweise mit jeder Zellteilung kürzer. Wird eine gewisse Länge unterschritten, hören die Zellen auf, sich zu teilen. Die Spanne der Endstücke gibt demnach Auskunft über das Zellalter und das Risiko für Herz-Kreislauf-Erkrankungen. Bei Cardiosportlern wachsen die Telomere binnen sechs Monaten um sechs Prozent – das Herz altert rückwärts!
- Der alternde Herzmuskel bildet sich teilweise neu. Diese Entdeckung gelang Forschern der Uniklinik Heidelberg im Tierversuch. Die jährliche Rate der neu sprießenden Kardiomyozyten liegt bei über zwei Prozent. Mit der 2022 im Fachblatt »Circulation« veröffentlichten Studie widersprechen die Forscher der Lehrmeinung, dass das Erwachsenenherz ein Regenerationsmuffel ist – und keine neuen Zellen bildet.

FAQ: LAUFEN, UM ZU LEBEN

Körperliche Aktivität wirkt wie ein Zaubermittel aufs Herz. Es kräftigt die Pumpe, senkt den Blutdruck und lässt es den Arterien gut gehen. Doch Sport ist nicht gleich Sport. Antworten auf die wichtigsten Fragen finden Sie hier.

WELCHER SPORT HILFT MIR?

Ausdauertraining trainiert den Kreislauf am besten. Die klassischen Cardioworkouts heißen Laufen, Rad fahren und Schwimmen. Auch Wandern, Tanzen, Nordic Walking, Rudern oder Inlineskaten fordern das Herz-Kreislauf-System. Worauf es letztlich ankommt, ist das Verbessern der Fähigkeit, eine sportliche Leistung möglichst lange aufrechtzuerhalten und sich danach schnell zu regenerieren – so lautet die Definition von Ausdauer. Und natürlich soll der Spaß nicht zu kurz kommen!

WIE OFT SOLL ICH TRAINIEREN? UND WIE LANGE?

Mindestens 30 Minuten lang, mindestens dreimal pro Woche, gerne auch täglich – so lautet die klassische Empfehlung. Generell gilt: Jeder Schritt mehr zahlt aufs Konto ein. 15 Minuten Bewegung am Tag senken das Sterberisiko um 14 Prozent. Jede weitere Viertelstunde reduziert das Risiko um zusätzliche vier Prozent. Wer rund 50 Minuten intensiven Sport pro Tag betreibt, senkt das Mortalitätsrisiko sogar um knapp die Hälfte.

WIE FANGE ICH ALS NEULING MIT AUSDAUERSPORT AN?

Zügiges Gehen mit bewusstem Armeinsatz ist ein prima Start. Desgleichen Radfahren. Es bietet eine gute Kontrolle der Belastungsintensität, lässt sich individuell dosieren und schont die Gelenke. Faustregel Nummer eins: Untrainierte Personen beginnen mit fünf bis zehn Minuten bei leichten bis mäßigen Belastungen und steigern sich im Lauf der Wochen. Faustregel Nummer zwei: Zunächst erhöht sich die Trainingsdauer, dann die Häufigkeit und zum Schluss die Intensität.

KANN ICH MIT HERZPROBLEMEN SPORT TREIBEN?

Klar, selbst ein vorangegangener Herzinfarkt oder eine Bypass-Operation sind kein Grund, auf Ausdauertraining zu verzichten. Im Gegenteil, wohldosierter Sport ist vielfach Teil der Therapie. Entscheidend ist, sich vom Arzt beraten zu lassen, welche körperliche Aktivität infrage kommt. Oft bieten sich Herzsport-Gruppen an, die es in ganz Deutschland gibt und bei denen ein Arzt mit von der Partie ist.

ERNÄHRUNG: GENUSS FÜR DIE GEFÄSSE

Nichts leichter, als Arterien jung zu essen. Die nötigen Zutaten gibt's in jedem Supermarkt: frisches Gemüse, Salate, Obst, Fisch sowie Hülsenfrüchte, Nüsse, Getreideprodukte und hochwertiges Olivenöl.

Eine Ernährung nach den Prinzipien der Mittelmeerküche hat viele Vorteile: Sie verbessert die Zusammensetzung der Blutfette, indem sie erhöhte Werte an LDL-Cholesterin und Triglyzeriden senkt. Gleichzeitig pusht sie das HDL-Cholesterin, das Cholesterin aus den Wänden der Blutgefäße fischt und in die Leber abtransportiert. Auch Körpergewicht, Blutdruck und Blutzuckerkonzentration, HbA1c-Langzeitblutzucker und Entzündungsparameter profitieren.

Der Effekt ist durch etliche Studien bestätigt, zuletzt unter anderem durch die 2022 veröffentlichten »Cordioprev«-Studie mit rund 1000 Teilnehmern. Bei den Probanden, die eine Mittelmeerdiät machten, lag das Risiko für kardiovaskuläre Ereignisse wie Herzinfarkt, Schlaganfall oder periphere arterielle Verschlusskrankheit um ein Viertel niedriger als bei Teilnehmern, die fettarm aßen.

MITTELMEERKOST IN DER PRAXIS: DAS TELLER-PRINZIP

Herzgesund ernähren ohne Küchenwaage und Kalorientabellen: Das klappt mit dem Tellerprinzip. Nach dieser Regel bildet arterienfreundliches Grünzeug die Basis der Mahlzeit, der Rest setzt sich etwa zu gleichen Teilen aus Eiweißquellen und Getreideprodukten zusammen. Wer seine Schüssel nach dieser Faustregel füllt, landet automatisch bei den richtigen Lebensmittelgruppen und Portionsgrößen. Und so sollte Ihr Teller gefüllt werden:

½ TELLER

Füllen Sie die Hälfte des Tellers mit Salat und Gemüse, am besten in Form von polyphenolreichen Vertretern wie Rosenkohl, Brokkoli, Rucola, Lauch, Bohnen oder Mangold. Go green! Eine grüne, also salat- und gemüsebetonte Mittelmeerdiät, kombiniert mit drei bis vier Tassen Grüntee täglich, knapp 30 Gramm Walnüssen und einem grünen Wasserlinsen-Shake verringert die Steifigkeit der Aorta binnen anderthalb Jahren um 15 Prozent! Das vermeldete 2023 das »Journal of the American College of Cardiology«, die renommierteste Fachzeitschrift für Kardiologie.

¼ TELLER

Als Nächstes kommt eine Handvoll Reis, Nudeln oder Getreide auf den Teller – am besten in der Vollkornvariante. So landen gleichzeitig mehr Ballaststoffe, Mineralstoffe und B-Vitamine auf dem Tisch. Wer körperlich aktiv ist, kann sich auch zwei Handvoll Kohlenhydrate gönnen. Wer hingegen abnehmen will, verzichtet komplett auf

Carbs und ersetzt diese Energielieferanten durch Blattsalate, stärkearmes Gemüse oder Obst mit wenig Zucker.

¼ TELLER

Den restlichen Platz auf dem Teller füllen hochwertige Eiweißquellen, wichtig als Baustoff und für die Sättigung. Zu den Proteinlieferanten zählen Fisch, Geflügel, Hülsenfrüchte, Fleisch, Eier oder Milch. Besonders gut fürs Herz: ölige Kaltwasserfische wie Lachs, Hering oder Makrele. Ihre langkettigen Omega-3-Fettsäuren Eicosapentaensäure und Docosahexaensäure verbessern das Lipidprofil, hemmen die Blutgerinnselbildung und senken den Blutdruck. Bei Gefäßpatienten reduzieren zwei Portionen Fisch pro Woche das Risiko für schwere kardiovaskuläre Ereignisse um 16 Prozent, wie eine 2021 im »Jama Internal Medicine« publizierte Metaanalyse zeigt.

EXTRA

On top kommen frische Kräuter und einige Teelöffel gute Fette oder Butter. Neben dem Cholesterinsenker Olivenöl punktet auch Rapsöl mit wertvollen Fettsäuren. Wichtig: Mit Kochsalz besser geizen, vor allem wenn in den Gefäßen bereits hoher Druck herrscht. Das Einsparen von einem gestrichenen Teelöffel Salz senkt den systolischen Blutdruck um 6 bis 8 mmHg.

TOPSTARS DER HERZKOST

Das A und O für die kardiovaskuläre Gesundheit sind Ballaststoffe, die vor allem in Vollkorn und Früchten reichlich zu finden sind. Diese Nahrungsfasern verzögern den Übertritt von Zucker ins Blut; das harmonisiert den Blutzuckerspiegel und entlastet die Gefäße. Zudem wirken sich lösliche Ballaststoffe, wie sie in Äpfeln, Haferflocken, Erbsen oder Karotten stecken, günstig auf den Cholesterinspiegel aus. Das gelingt, weil die Nahrungsfasern im Dünndarm Gallensäure binden und mit dem Stuhl nach draußen befördern. Für die Neubildung der Gallensäure wird körpereigenes Cholesterin verwendet, das senkt die Blutfettwerte.

VERJÜNGENDE EFFEKTE

Ballaststoffe haben sogar das Potenzial, Arteriosklerose zurückzudrängen und Adern zu verjüngen. Das liegt daran, dass die komplexen Kohlenhydrate im Darm zu einer Fettsäure namens Propionsäure verstoffwechselt werden: Und diese Substanz wirkt wiederum gegen ein Spektrum an bluthochdruckbedingten Schädigungen des Herz-Kreislauf-Systems.

Selbst eine bereits vorhandene Arteriosklerose bildete sich zurück, sobald man Bluthochdruck-Mäusen die antientzündliche Propionsäure ins Futter mischte. Diese Entdeckung gelang Wissenschaftlern des Berliner Forschungszentrums Experimental and Clinical Research Center im Jahr 2018.

Leider finden diese Gesundheitshelfer zu selten den Weg auf unsere Teller. Nur zwei von zehn Deutschen kommen auf die täglich 30 Gramm Faser- und Quellstoffe, die von Ernährungsexperten empfohlen werden. Menschen mit Bluthochdruck oder hohem Cholesterin empfiehlt die Deutsche Herzstiftung sogar 45 Gramm Ballaststoffe täglich. Manche Experten halten den Mangel an diesen unverdaulichen Nahrungsbestandteilen für das größte Problem in der westlichen Ernährung. Ideal ist ein Mix aus unterschiedlichen Quellen.

DER STUDIEN-CHECK

Bestimmte Lebensmittel stehen im Ruf, die Herzalterung zu beschleunigen. Aber stimmt das? Und was sagt die Forschung zu Salz, Alkohol, Kaffee und Fleisch? Ein Blick auf aktuelle Studien.

SALZ SPAREN?

Ja, daran gibt es eigentlich keine Zweifel mehr. Eine 2021 präsentierte Großanalyse (»SSaSS-Studie«) aus China zeigt, dass Patienten mit schwerem Bluthochdruck länger leben, wenn sie Speisesalz durch ein natriumarmes Gewürz mit Kaliumchlorid ersetzen. Zum Schutz vor Herz-Kreislauf-Leiden empfiehlt die WHO höchstens fünf Gramm (1 TL) Salz täglich.

ROTWEIN JA ODER NEIN?

Eher Letzteres, aber wenn es bei einem Glas am Tag bleibt, lohnt sich das Sorgenmachen nicht. Diese Bilanz lässt sich aus einer »Lancet«-Metaanalyse von 2018 ziehen, für die die Autoren 83 Studien mit mehr als 600 000 Teilnehmern auswerteten. Das Ergebnis: Von 100 000 Menschen, die keinen Alkohol tranken, hatten 914 im folgenden Jahr ein Gesundheitsproblem, das gemeinhin mit Alkohol assoziiert wird. Bei Personen, die sich einen Drink am Tag genehmigten, stieg die Zahl auf 918.

WAS IST MIT ROTEM FLEISCH?

Ob Steak und Schnitzel das Herz gefährden, wenn sie mehrmals pro Woche genossen werden, ist unklar. Eine 2019 veröffentlichte Auswertung hochwertiger Untersuchungen zu diesem Thema fand keinen statistisch bedeutsamen Zusammenhang. Anders bei verarbeitetem Fleisch wie Schinken, Speck oder Würsten! Hier ist die Verbindung zu Herzerkrankungen unbestritten.

ZUCKER: DAS NEUE RAUCHEN?

Für die Behauptung, dass Kristallzucker per se ein kardiovaskuläres Risiko darstellt, gibt es keinen Beleg. Doch das ist nur ein halber Freispruch: Denn tatsächlich haben Menschen, die generell viele Kohlenhydrate mit hohem glykämischen Index zu sich nehmen, ein um 20 Prozent erhöhtes Risiko für Herzinfarkt. Zu den ungünstigen Carbs zählen neben Haushaltszucker auch Kuchen, Cornflakes, Weißbrot oder weißer Reis. Das ergab eine 2021 veröffentlichte große Ernährungsstudie der Uni Toronto.

IST KAFFEE ERLAUBT?

Dazu wurde 2021 auf dem Europäischen Kardiologenkongress eine große Untersuchung vorgestellt. Sie ergab, dass ein moderater Kaffeekonsum – bis zu drei Tassen am Tag – sogar einen vorteilhaften Effekt für die Herzfitness besitzt.

HERZSCHUTZ AUS DER KAPSEL

Einige Vitalstoffe sind für die Herzfunktion und das Gefäßsystem besonders wichtig. Wer sich bewusst ernährt, holt sich diese Substanzen ausreichend auf den Teller – jedenfalls meistens.

Chronisch Kranke, Veganer, Sonnenmuffel, aber auch stillende Frauen oder ambitionierte Sportler riskieren bei bestimmten Nährstoffen im roten Bereich zu landen. Misst der Arzt einen Mangel, sollten die Substanzen supplementiert werden.

OMEGA-3-FETTSÄUREN

Die langkettigen Omega-3-Fettsäuren aus Fischöl wie DHA (Docosahexaensäure) und EPA (Eicosapentaensäure) hemmen die Blutgerinnung, verbessern den Blutfluss, senken den Blutdruck, verhindern Entzündungen und reduzieren die Triglyceride im Plasma. Als tägliche Zufuhr werden 250 Milligramm empfohlen, das entspricht wöchentlich zwei bis drei Fischmahlzeiten (vor allem Thunfisch, Lachs, Makrele, Hering). Im Schnitt verzehren Bundesbürger nur die Hälfte. Wichtig: Wer an Herzerkrankungen leidet, sollte wegen des erhöhten Risikos für Vorhofflimmern mit seinem Arzt sprechen, bevor er zu Fischölkapseln greift.

MAGNESIUM

Magnesium erweitert die Blutgefäße und hilft so, den Blutdruck im Griff zu behalten. Der Tagesbedarf liegt bei 300 bis 400 Milligramm. Bekannte Magnesiumräuber sind Diuretika (Entwässerungstabletten), Säureblocker (Protonenpumpenhemmer), Stress oder intensiver Sport. Bei Patienten mit Bluthochdruck, denen eine medikamentöse Antihypertonie-Therapie kaum hilft, senkt bereits eine Dosis von 240 Milligramm Magnesium täglich die Atü in den Adern spürbar, sofern die Betroffenen zu wenig von dem Mineralstoff im Blut hatten.

B-VITAMINE

Junge Gefäße brauchen B-Vitamine. Bestimmte Verbindungen aus dieser achtköpfigen Gruppe – nämlich Vitamin B_6, B_{12} und Folat – sind am Abbau des Zellgiftes Homocystein beteiligt, das in hoher Konzentration die Arterien attackiert. Besonders schnell schreitet die Gefäßalterung voran, wenn zu wenig B-Vitamine auf erhöhtes Cholesterin treffen, so eine Studie der TU Graz von 2023. Weitverbreitet ist vor allem ein Mangel an Vitamin B_{12}, etwa bei Veganern, älteren Menschen und Personen mit Magen-Darm-Erkrankungen. Der Tagesbedarf für Erwachsene liegt bei 4 Mikrogramm Vitamin B_{12}; Veganer sollten dieses Vitamin in jedem Fall supplementieren.

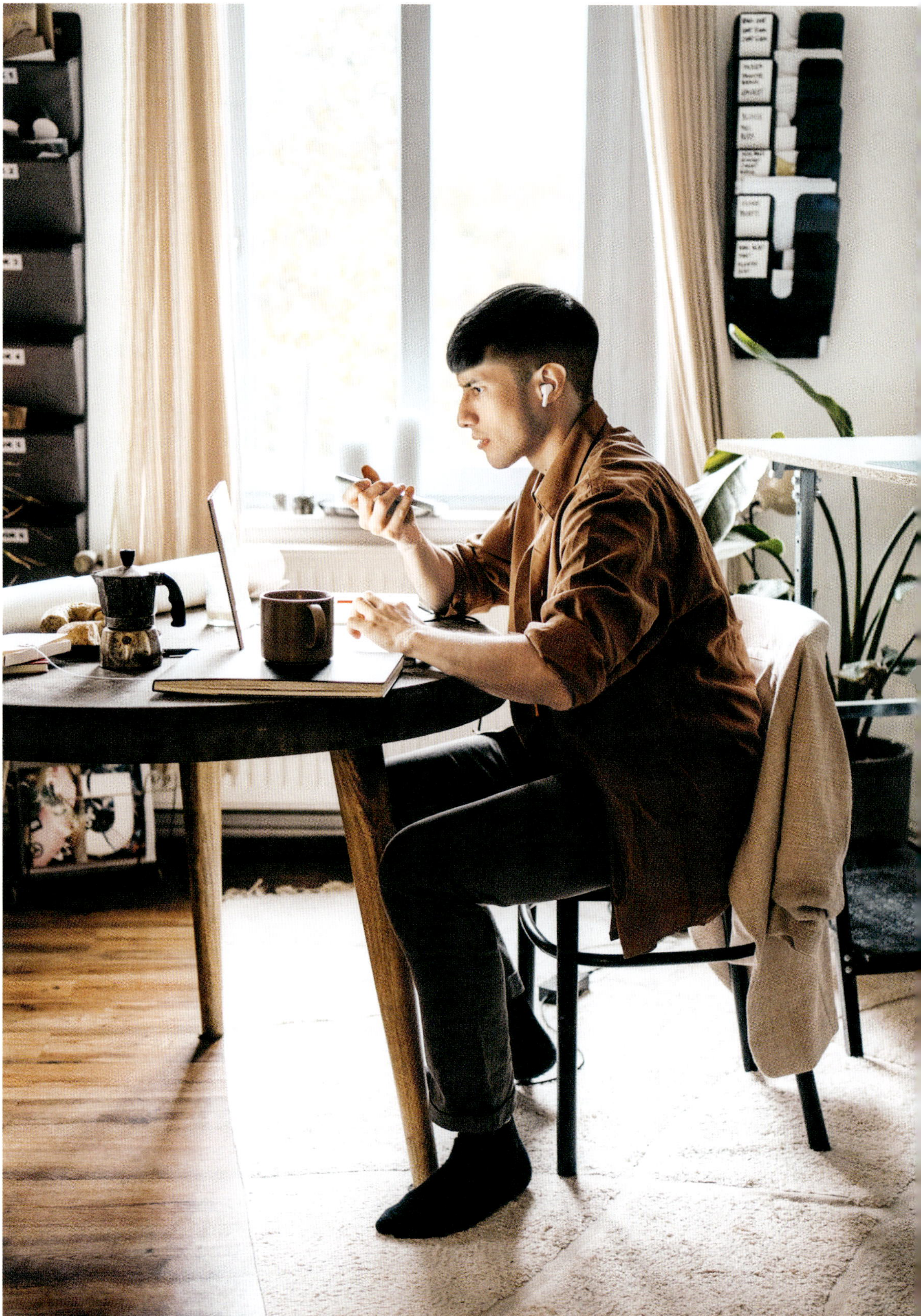

Gehirn und Nervensystem

Als Zeitgenossen des 21. Jahrhunderts sind wir jeden einzelnen Tag mit mehr Informationen konfrontiert, als der Mensch des Mittelalters während seines gesamten Lebens zu verarbeiten hatte. Das erfordert fitte Gehirne: also Denkapparate, die in der Lage sind, schnell neues Wissen zu erwerben, Relevantes von Unwichtigem zu trennen und in komplexen Situationen gute Entscheidungen zu treffen.

VERJÜNGUNGSKUR FÜR DEN KOPF

Lernen und Training bremsen die kognitiven Verluste, die das Altern mit sich bringt. Mit den richtigen Strategien lassen sich sogar neue Verknüpfungen im Gehirn schaffen. Das verbessert die Gedächtnisleistung und stärkt die Konzentration.

Schneller reden, schneller hören, schneller leben. Mit Karacho pflügen Digitalisierung und Globalisierung durch die Jobwelt. Multitasking ist Alltag geworden, per Videokonferenz reiht sich Meeting an Meeting. Auf allen Kanälen branden Informationen an: Outlook, Teams, WhatsApp, LinkedIn. Pling! Pling! Pling! Alle vier Minuten eine neue Nachricht, Rushhour bis Dienstschluss. Und selbst dann hält die Datenflut an.

HÖCHSTANFORDERUNG FÜR DIE GRAUEN ZELLEN

Keine Generation war je so sehr darauf angewiesen, ihre grauen Zellen ein Leben lang zu trainieren wie die unsere, stellte der Neurobiologe Martin Korte von der Technischen Universität Braunschweig fest.

Doch das ist noch kein Grund zur Sorge: An und für sich besitzt der Supercomputer unter der Schädeldecke die nötige Hardware, um diesen Anforderungen gerecht zu werden. Das Gehirn besteht aus etwa 86 Milliarden Neuronen *(griech. Neuron: Nerv)*, den Bausteinen des Denkens. Auf einer Nervenzelle sitzen bis zu 10 000 Synapsen, das heißt Verknüpfungen, über die die Neuronen ihre Aktivität verbreiten. Dieses Netzwerk versetzt das Gehirn lebenslang in die Lage, sich Neues anzueignen: sei es Javascript, Koreanisch, Violine spielen oder Westerntanz. Tatsächlich hat das zentrale Nervensystem – neben der Steuerung der Körperfunktionen – keine andere Aufgabe, als auf Erfahrungsänderungen zu reagieren. Sein Job besteht darin, Reize aufzunehmen, zu verarbeiten und sich einen Reim darauf zu machen. Das Gehirn ist ein Lernorgan.

Verantwortlich dafür ist die Neuroplastizität, also derselbe Prozess, mit dem Kinder Wissen und Fähigkeiten in ihren Oberstübchen verankern.

DAS GEHIRN BRAUCHT HERAUSFORDERUNG

Der kanadische Psychologe Donald O. Hebb (1904–1985) machte das Phänomen der Neuroplastizität im Jahr 1949 bekannt: Wenn jemand beispielsweise wiederholt koreanische Grammatikregeln paukt, dann feuert dies alle relevanten Zellen in den entsprechenden Gehirnregionen gemeinsam an. Das führt dazu, dass sich die Synapsen zwischen diesen Zellen fester verdrahten. Die verstärkten Synapsen erleichtern die Signalübertragung – und das führt zu einer verbesserten Fähigkeit, Koreanisch zu sprechen. Das Gehirn wächst mit seinen Aufgaben. Und es schrumpft bei Berieselung vor dem TV-Gerät: Nicht genutzte Netzwerke werden abgebaut. Use it or lose it.

UMKEHR IST MÖGLICH

Die Eigenschaft des Gehirns, sich neu zu organisieren, ist die Superkraft, die jeder besitzt. Sie hilft, in modernen Wissensgesellschaften zu bestehen, in denen Know-how zur Produktivkraft wird. Sie lässt Menschen mit krankhafter Angst vor Spinnen oder Small Talk genesen, wenn sie sich bei einer Konfrontationstherapie ihrer eingebildeten Furcht stellen. Denn bei dieser psychotherapeutischen Behandlung geht es darum, dass die Nervenzellen umlernen: Aha, unsere Panikreaktion ist völlig unnötig! Selbst nach einem Schlaganfall, diesem Fiasko für das Nervensystem, ist das Gehirn bei entsprechender Stimulation in der Lage, Ausfälle zu kompensieren, indem heile Neuronen die Aufgaben der zerstörten Zellen übernehmen. Dazu bilden die überlebenden Gehirnzellen Axone, also Fortsätze, die aussprießen und sich über Synapsen mit anderen Nervenzellen verbinden.

GEHIRN IM WINTERSCHLAF

Vor dem Schicksal des Synapsenabbaus sind selbst Wissenschaftler wie die deutschen Antarktisforscher der Neumayer-Station III nicht gefeit. Der 14-monatige Winteraufenthalt, den die neun Teammitglieder in Eis und Einsamkeit verbringen, lässt in ihren Gehirnen nachweislich bestimmte Bereiche des Hippocampus schrumpfen, die für Gedächtnis und räumliches Denken zuständig sind.

JUNGBRUNNEN FÜR DIE DENKFABRIK

Um diese Aufgabe möglichst effektiv zu erledigen, verjüngt sich das Hirn regelrecht. Es reaktiviert jugendliche Plastizitätsmechanismen, die seine Lernfähigkeit intensivieren und die Funktionsverluste besser ausgleichen können.

Vor allem aber hilft die neuronale Plastizität, sowohl normalen als auch krankhaften Alterungsprozessen des Gehirns erfolgreich gegenzusteuern. Wer seine Denkzentrale durch ein intellektuell herausforderndes, körperlich aktives und sozial engagiertes Leben fit hält, erhöht die Dichte der Synapsen. Wie ein Sparguthaben für die Rente kann diese kognitive Reservekapazität mentale Leistungseinbußen im Alter vermindern und Zugewinne festigen. Denn unbestritten nagt das Voranschreiten der Jahre an der geistigen Leistungskraft: Je älter ein Mensch ist, desto höher das statistische Demenzrisiko.

SO ALTERT DAS DENKEN

Im Lauf des Erwachsenenlebens verliert der Denkapparat an Volumen. Das geht selbst Nobelpreispreisträgern so. Wie stark der Schwund die geistige Fitness beeinträchtigt, hängt auch davon ab, wie intensiv das Gehirn genutzt wird.

Abhängig vom Gewebetyp – also weißer oder grauer Substanz – läuft die Alterung des Gehirns auf unterschiedliche Weise ab.

GRAUE HIRNSUBSTANZ

Als Substantia grisea bezeichnet man die aus Milliarden Nervenzellkörpern bestehende Schicht an der Oberfläche des Gehirns. Sie wächst etwa bis zum Alter von 25 Jahren. Danach dünnt diese gräuliche Masse langsam aus. Das betrifft vor allem Regionen wie das Stirnhirn (präfrontaler Cortex) und den Hippocampus. Also Gebiete, die wichtig sind für Gedächtnis, Denken, Sprache und Orientierung.

SYNAPSENVERLUST FÖRDERT VERGESSLICHKEIT

Dabei gehen nicht so sehr die Gehirnzellen verloren als vielmehr die Synapsen, die Verbindungen zwischen den Bausteinen des Denkens. Im Lauf von Jahren und Jahrzehnten kann das zunehmende Ausjäten der grauen Substanz zu Vergesslichkeit und Demenz führen. Die gute Nachricht ist jedoch: Die Einbuße von Hirnvolumen ist gebrauchsabhängig und nicht per se mit einem Funktionsverlust verbunden.

Außerdem bleibt die jährliche Schwundrate in der Regel klein. Die allermeisten der 86 Milliarden Neuronen, mit denen wir zur Welt kommen, nehmen wir auch wieder mit ins Grab.

EINE FRAGE DES LEBENSSTILS

Ein gesunder Lebensstil (siehe Seite 48) trägt dazu bei, möglichst viele Zellen zu erhalten. Rauchen, übermäßiger Alkoholgenuss oder starkes Übergewicht hingegen beschleunigen die Degeneration der Neuronen in spezifischen Bereichen des Gehirns. Auch unbehandelter Bluthochdruck oder Typ-2-Diabetes dünnen die graue Substanz aus. Körperliche und mentale Fitness hängen deshalb eng zusammen.

MENS SANA …

Etwa 50 Prozent der Veränderungen, die mit dem kognitiven Altern in Verbindung stehen, hängen mit der leiblichen Gesundheit zusammen. Das zeigt die Seattle Longitudinal Study, die weltweit umfassendste Erhebung zum geistigen Alterungsprozess. Für diese Untersuchung ermitteln Forscher seit 1956 regelmäßig die geistigen Fähigkeiten von bis zu 6000 Personen.

WEISSE HIRNSUBSTANZ

Dieser Gewebetyp enthält die gebündelten Nervenfasern (Axone), die tiefer im Gehirn verlaufen und die Neuronen verschalten. Ihren Namen trägt die Substantia alba wegen des weißlichen Stoffs, der die Nervenleitungen umhüllt – einer fetthaltigen Schicht, dem Myelin. Bis zu einem Alter von 40, 50 Jahren wächst die weiße Hirnsubstanz. Erst danach beginnt sie zu schrumpfen. Bemerkbar macht sich die Degeneration, wenn die mentale Verarbeitungsgeschwindigkeit abnimmt. Denn der Myelinmantel schützt die nackten Nervenfasern in Gehirn und Rückenmark nicht bloß vor Schäden, er funktioniert auch als Datenautobahn. Die Nervenhülle ermöglicht den Informationen, die von einem Neuron zum nächsten reisen, eine besonders schnelle Weiterleitung auf den bis zu einem Meter langen Nervenzellfortsätzen. Myelin bringt also das 5G-Netz ins Gehirn!

ALTERSBEDINGTER SCHWUND

Nimmt die Zahl der myelinproduzierenden Gliazellen mit etwa 55 Jahren ab, kommt es quasi zum Kabelschwund. Die Nervenhüllen werden dünner und brüchiger, die Neuronen tauschen ihre Signale nicht mehr ganz so flott aus. Deshalb brauchen 80-Jährige beim Kleingeldzählen im Supermarkt länger als 18-Jährige. Zu allem Überfluss trägt der altersbedingte Abbau des Myelins zur Entstehung der Alzheimerdemenz bei, wie Forscher des Max-Planck-Instituts für Multidisziplinäre Naturwissenschaften (MPI-NAT) in Göttingen an einem Mausmodell herausfanden. Allerdings: Auch der Rückgang des Myelins ist gebrauchsabhängig. Wie gut die Highspeedleitungen in Schuss sind, hängt wieder einmal davon ab, wie intensiv sie genutzt werden.

INDIVIDUELLE UNTERSCHIEDE

Der Abbau der Myelinisierung sowie der Schwund bei Neuronen und Synapsen bleiben nicht ohne Auswirkung auf die Gehirnfunktion. Wann genau – und wie stark – das Altern die Gedächtnisleistung spürbar verschlechtert, ist individuell unterschiedlich. Es hängt von den Genen ab, von Umwelteinflüssen und vor allem vom eigenen Lebensstil. Gesunde Ernährung, ein starkes Herz-Kreislauf-System und vor allem geistige Herausforderungen regen die Fähigkeit des Gehirns an, sich zu regenerieren und neu zu strukturieren.

Wer sein Gehirn pflegt, erhält auch dessen Fähigkeit, sich zu konzentrieren, neue Informationen zu verarbeiten und die vielen Erinnerungen zu behalten, die das Leben so kostbar machen.

ÖFTER MAL WAS NEUES

Wichtig dabei: Wollen Sie die Neuroplastizität stimulieren, müssen Sie das Navi der Gewohnheit ausschalten und das Hirn vor neue und lustvolle Aufgaben stellen. Positive Effekte für Gedächtnis und mentale Leistungsfähigkeit bringen demnach nur Übungen, die die grauen Zellen fordern: beispielsweise das Erlernen eines Instruments oder einer fremden Sprache, das Einüben eines neuen Tanzes oder das Trainieren von Jonglage-Kunststücken.

INTELLIGENZ UND ALTER

In psychologischen Tests, die die kognitiven Fähigkeiten abfragen, zeigt sich, dass bestimmte mentale Leistungen bereits in jungen Jahren abnehmen können. Doch diesem Prozess lässt sich etwas entgegensetzen.

Intelligenz beschreibt die Gabe, Wissen zu erwerben, Probleme zu lösen und sich an neue Situationen anzupassen. Diese Fähigkeiten verändern sich mit den Jahren.

FLÜSSIGE INTELLIGENZ

Das Talent, logisch zu denken und Schwierigkeiten zu meistern, ohne auf vorhandene Erfahrungen zurückzugreifen, wird als fluide Intelligenz bezeichnet. Je stärker diese Gabe ausgeprägt ist, desto besser steht es um Konzentrationsfähigkeit, Stressresistenz und geistige Flexibilität. In Berufsleben und Alltag ist die flüssige Intelligenz eine entscheidende Fähigkeit. Geprägt wurde der Begriff im Jahr 1971 von dem britisch-amerikanischen Psychologen Raymond Bernard Cattell (1905–1998).
Diese Form von Grips, die uns weitgehend in die Wiege gelegt ist, erreicht laut dem Neurobiologen Gerhard Roth (1942–2023) bereits ihren Höhepunkt, wenn wir 16 Jahre alt sind. Andere Quellen sehen den Peak bei etwa 20 Jahren, gefolgt von einem Plateau, das bis zum Alter von 50 Jahren reichen kann. Schwindet die flüssige Intelligenz, gerät die Mechanik des Geistes ins Stocken. Das Kurzzeitgedächtnis nimmt ab, abstraktes Denken fällt schwerer, die Wortfindung kann Probleme bereiten. Und auch das Arbeitsgedächtnis, das eng mit dieser Art der Denke verknüpft ist, verliert zunehmend an Kapazität.

KRISTALLINE INTELLIGENZ

Zum Glück gibt es noch eine zweite grundlegende Hirnfunktion: die kristalline Intelligenz. Sie umfasst die Fähigkeiten und Informationen, die ein Mensch im Lauf des Lebens erwirbt. Dazu zählen Fachwissen, soziale Kompetenz und Ausdrucksvermögen. Diese Art von Grips wächst im Laufe des Lebens lange Zeit an: Sie ist das Produkt eines stetigen Investments von Zeit und Erfahrung. Allenfalls mit 60, 70 oder 80 Jahren kann auch die kristalline Intelligenz abnehmen. Bei manchen Menschen bleibt sie jedoch auch in diesem Alter erhalten.

Neugierig bleiben

Entscheidend sind die Wissbegierde und die Neugierde. Verschiedene Studien lassen vermuten, dass Neugierde und geistige Aufgeschlossenheit mit darüber entscheiden, wie gut das Gehirn eines Menschen im Alter funktioniert. So fanden Forscher des Leibniz-Instituts für Neurobiologie (LIN) in Magdeburg heraus, dass ein offener Blick auf die Welt das Gedächtnis im Alter verbessert. Andere Untersuchungen zeigen, dass wissbegierige Menschen zufriedener und sogar länger leben als jene, die das Interesse an der Welt verloren haben. Es lohnt sich also, die Kenn-ich-schon-alles-Haltung abzulegen und die Neugier immer wieder aufs Neue zu kultivieren.

30- BIS 40-JÄHRIGE SIND KOGNITIV IN HÖCHSTFORM

Stellt man sich die abnehmende fluide Intelligenz und die steigende kristalline Intelligenz als zwei Kurven vor, treffen diese nach Ansicht des Hirnforschers Roth in einem Alter zwischen 30 und 34 Jahren zusammen. In unseren Dreißigern erreichen die kognitiven Fähigkeiten demnach ihren Allzeit-Höhepunkt. Als Beleg dafür werden oft die Spitzenleistungen in Naturwissenschaften angeführt: also in einer Disziplin, in der es gleichermaßen auf fachkundiges wie kreatives Denken ankommt. Viele Forscher publizieren in ihren Dreißigern und Vierzigern am meisten. Gerade in Disziplinen, wo auch unkonventionelle Antworten nötig sind, etwa in der theoretischen Physik, stammen die besten Beiträge oft von jüngeren Experten.

ZEIT FÜR DEN NOBELPREIS

Das durchschnittliche Alter, in dem Physiker eine bahnbrechende Entdeckung machten, die später mit dem Nobelpreis ausgezeichnet wurde, liegt laut einer häufig zitierten Untersuchung bei 37,2 Jahren. Bei den Chemikern sind es 40,2 Jahre und bei den Medizinern 39,9 Jahre. Albert Einstein war 36 Jahre alt, als er 1915 vor der Preußischen Akademie der Wissenschaften die Grundzüge seiner Allgemeinen Relativitätstheorie vorstellte, die Gravitation als Krümmung von Raum und Zeit beschreibt.

BILDUNG UND ERNÄHRUNG HALTEN UNS FIT

Beginnt demnach mit 40 Jahren unweigerlich der Abstieg in die kognitive Bezirksliga? Diese Befürchtung ist zum Glück grundlos. Das bestätigen Langzeituntersuchungen wie die berühmte Seattle Longitudinal Study, die umfangreichste Erhebung zur mentalen Leistungsfähigkeit. Seit Mitte des 20. Jahrhunderts erfassen die Forscher in regelmäßigen Abständen die geistigen Fähigkeiten von Tausenden von Probanden. Die neueren Befunde zeigen: Dank besserer Bildung und gesünderer Ernährung gelingt es immer mehr Menschen, mental auf der Höhe zu bleiben. Die heutigen 65-Jährigen sind im Kopf so fit wie die 50-Jährigen im letzten Jahrhundert.

AKTUELLE ENTWICKLUNG

Diesen Trend spiegelt letztlich auch die häufig zitierte Nobelpreisträger-Studie wieder. Denn die historischen Durchschnittszahlen, nach denen die Top-Forscher ihre Entdeckungen im Alter von Mitte bis Ende 30 machen, geben den heutigen Stand unkorrekt wieder. Zu Beginn des 20. Jahrhunderts waren die Laureaten durchweg jünger als in der Gegenwart.
Betrachtet man nur die letzten Jahrzehnte, liegt das Durchschnittsalter der Forscher, in dem sie ihre richtungsweisende Arbeit veröffentlicht haben, bei 48 Jahren. Bei den Chemikern wurde im 21. Jahrhundert keine einzige Entdeckung ausgezeichnet, die von einem Wissenschaftler unter 40 Jahren gemacht wurde.

GUT VERNETZT – DAS NERVENSYSTEM

Gehirn und Nervensystem bilden die Schaltkreise, über die der Mensch in Kontakt mit seiner Umwelt tritt.

Bislang ging es in diesem Kapitel vor allem um das Gehirn. Schließlich liegt hier ja auch der Teil des Nervensystems verborgen, in dem Denken, Fühlen, Lernen und Erinnern stattfinden. Nun wenden wir uns dem restlichen Nervensystem zu.

ZENTRAL UND PERIPHER

Gemeinsam mit dem Rückenmark bildet das Gehirn das zentrale Nervensystem (ZNS). Alle Nerven, die Gehirn oder Rückenmark verlassen, zählen zum peripheren Nervensystem (PNS). Das PNS verbindet demnach das zentrale Nervensystem mit den Muskeln und den Organen. Es regelt bewusste Aktivitäten wie Sprechen oder Laufen, aber auch unbewusste Körpervorgänge wie Atmen und Verdauen.

SOMATISCH UND VEGETATIV

Ein anderer Ansatz zur Unterteilung des Steuerungsapparats unterscheidet nicht nach der Topografie, sondern nach der Funktion. In diesem Fall spricht man von willkürlichem (somatischen) und autonomem (vegetativen) Nervensystem. Das somatische regelt alle Vorgänge, die bewusst geschehen und willentlich beeinflussbar sind – etwa das Ausstrecken der Hand. Das vegetative hingegen kümmert sich um Dinge wie Herzschlag oder Stoffwechsel.

DAS NERVENGEWEBE

Die Grundbausteine des Nervengewebes sind die Nervenzellen (Neuronen) mit ihren umgebenden Gliazellen. Gliazellen haben die Aufgabe, das Neuron zu schützen und zu isolieren. Der Job der Nervenzellen besteht darin, Reize als elektrische Signale mit hoher Geschwindigkeit über große Distanzen zu leiten. Das Standard-Neuron gliedert sich in drei Abschnitte:

- einen Zellkörper (Soma)
- viele Dendriten (kurze Fortsätze)
- ein Axon (kabelähnlicher Ausläufer) mit Endköpfchen (Synapse)

Während Dendriten kaum länger werden als einige Hundert Mikrometer (1 Mikrometer entspricht 1/1000 Millimeter), strecken sich Axone oft in weit entfernte Teile des Gehirns. So schaffen sie ein Gewirr aus Nervenkabeln, die das Gehirn auf mikroskopischer Ebene wie einen Berg Spaghetti aussehen lassen. Am Ende jedes Dendriten und jedes Axons hängt ein kleines Köpfchen, die Synapse – die Schaltstelle für den Kontakt zwischen den Nervenzellen. Die Zahl der Verbindungen, die eine einzelne Nervenzelle ausbilden kann, variiert zwischen 1 und mehr als 100 000. Über Axone, Dendriten und Synapsen kann jede der 86 Milliarden Nervenzellen des Gehirns mit Tausenden anderen Neuronen in Austausch treten.

INFOMATIONSÜBERTRAGUNG

Der Schlüssel zum Nervensystem ist die Informationsübertragung in den Synapsen. Dieser Prozess bildet auch die Grundlage für Lernen und Gedächtnisbildung. Er findet bei chemischen Synapsen – der häufigsten Form – mithilfe von Neurotransmittern statt, also chemischen Botenstoffe. Die einzelnen Schritte der Informationsübertragung laufen so ab:

- Erreicht das elektrische Signal das Ende eines Axons, löst der Nervenimpuls die Freisetzung von chemischen Botenstoffen (zum Beispiel Serotonin, Acetylcholin, Noradrenalin, Glutamat, Dopamin) in den synaptischen Spalt aus. Dieser 20 bis 30 Nanometer (= Milliardstel Meter) große Abstand trennt Sender-Neuron und Empfänger-Neuron.
- Die Neurotransmitter diffundieren über diesen Spalt. Auf der gegenüberliegenden Seite der synaptischen Kluft binden sich die Signalmoleküle an passende Rezeptoren in der Membran des Empfänger-Neurons. (Jeder Rezeptor ist auf einen bestimmten Neurotransmitter spezialisiert wie ein Schlüssel und das dazu passende Schloss.)
- Die Bindung der Botenstoffe an die Rezeptoren führt dazu, dass sich die elektrische Ladung der nachgeschalteten Zelle ändert. Das kann entweder eine erregende oder eine hemmende Wirkung auf das Neuron haben, je nach Transmitter und Rezeptortyp.
- Die Neurotransmitter verändern im Empfängerneuron die Spannung an der Zellmembran: Das chemische Signal wird in ein elektrisches zurückübersetzt. Ist der Input im Empfängerneuron genügend stark oder ist die Summe der gleichzeitig eintreffenden Signale groß genug, löst die Zelle im Anfangsteil des Axons ein neues Aktionspotenzial aus. Der Impuls kann an andere Neuronen weitergeleitet werden.

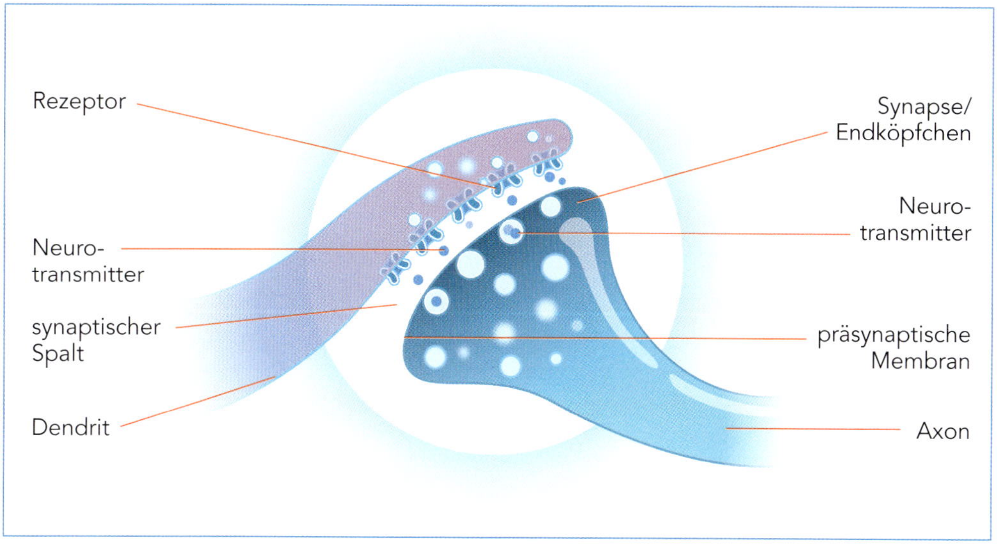

Nervenzellen kommunizieren mithilfe von chemischen Botenstoffen, die sich an den Rezeptor des empfangenden Neurons binden.

HIER TICKT DIE DENKMASCHINE

Rund 1,4 Kilogramm schwer, von gallertig-buttriger Konsistenz und gefurcht wie ein chinesischer Faltenhund: Rein optisch macht das Gehirn wenig her. Umso bemerkenswerter sind seine Leistungen.

So unscheinbar dieses Organ aussieht: Beim Gehirn handelt es sich um eine der komplexesten organischen Strukturen – nicht bloß im Körper, sondern im bekannten Universum. Trotz künstlicher Intelligenz und 3D-Kartografie des Oberstübchens gelingt es Computern erst ansatzweise, kleine Bereiche des Organs zu simulieren. Die Zusammenarbeit von Gehirnstrukturen, die in unterschiedlichen Regionen des Schädels liegen, lässt sich selbst im Großrechner nicht darstellen. Hier ein kleiner Einblick in die wichtigsten Strukturen und ihre Aufgaben.

DAS GROSSHIRN

80 Prozent der Hirnmasse macht das Großhirn *(Cerebrum)* aus, der am höchsten entwickelte Bereich der Steuerzentrale und die oberste Instanz des zentralen Nervensystems. Die faltige Denkerschicht ist in zwei Hälften aufgeteilt, die über einen Balken verbunden sind. Jede Hemisphäre ist wiederum in vier Hauptlappen unterteilt, die spezialisierte Aufgaben übernehmen: beispielsweise Sehen, Hören, Lernen, logisches Denken oder Kreativität.

DAS KLEINHIRN

Die Aufgabe des Kleinhirns *(Cerebellum)* besteht darin, Bewegungsabläufe zu koordinieren. Die blumenkohlartige Ausstülpung am Hinterkopf mischt aber auch bei Denkfunktionen wie Aufmerksamkeit und Entscheidungsfindung mit. Sowohl Kleinhirn als auch Großhirn werden von einer Rinde umgeben, dem Cortex. Dieser Gewebetyp wird als »graue Substanz« bezeichnet. Er besteht überwiegend aus den Zellkörpern der Neuronen.

DER HIRNSTAMM

Der Hirnstamm *(Truncus cerebri)* bildet die unterste Schublade im Gehirnkasterl. Diese einfachste und älteste Gehirnregion hat sich beginnend vor 500 Millionen Jahren im Lauf der Evolution entwickelt. Lediglich daumengroß, regeln ihre Nervenzellen unbewusste, aber lebenswichtige Vorgänge wie Herzschlag, Atmung und Verdauung. Zudem überwacht der Hirnstamm den Wärme-, Wasser- und Energiehaushalt des Körpers.

DAS ZWISCHENHIRN

Das Zwischenhirn *(Diencephalon)* verarbeitet Sinneseindrücke, lenkt Hunger und Durst und steuert den Biorhythmus. Sein Hypothalamus bildet als Vermittler zwischen Hormon- und Nervensystem eine wichtige Schaltzentrale im Organismus. Das Areal sitzt auf dem Hirnstamm.

AUFBAU EINER NERVENZELLE

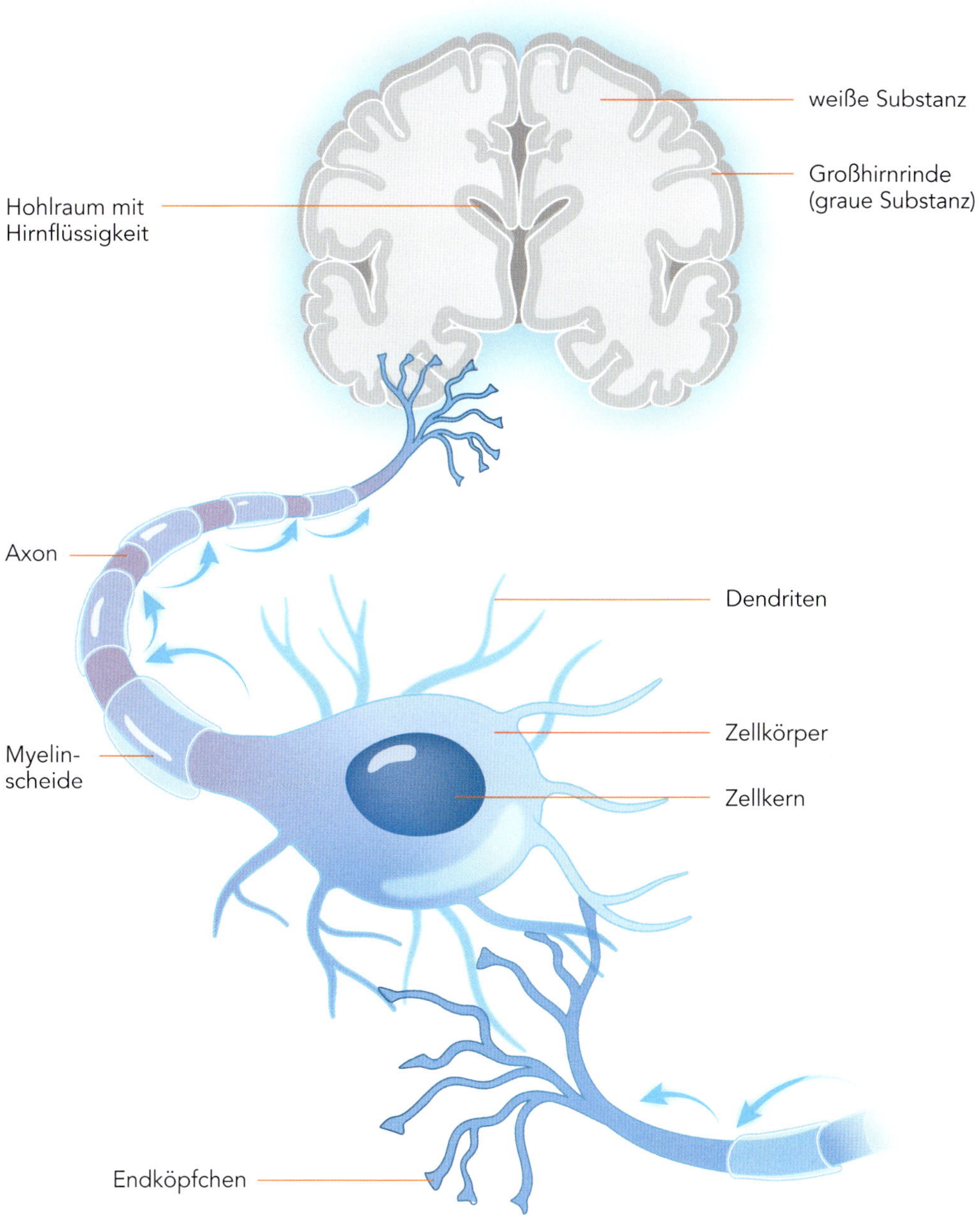

ERKRANKUNGEN VON GEHIRN UND NERVENSYSTEM

Wie jedes Organ im Körper können auch Gehirn und Nervensystem erkranken. Das bedeutet meist, dass Nervenzellen entweder absterben oder anders funktionieren, als sie sollten.

Manche Leiden, etwa Hirnhautentzündung (Meningitis) oder die Entzündung des Gehirns selbst (Enzephalitis), gefährden vor allem Kinder und junge Erwachsene. Andere können praktisch in jedem Lebensalter auftreten: etwa Epilepsie, Schizophrenie oder das Glioblastom. Dieser seltene, aber aggressive Hirntumor entwickelt sich aus den Gliazellen, die die Neuronen ummanteln. Die häufigsten Erkrankungen von Gehirn und Nervensystem sind jedoch vor allem einem Umstand geschuldet: dem Untergang von Nervenzellen und Zellfunktionen im Alter. Was letztlich zur Neurodegeneration führt, ist je nach Krankheit unterschiedlich und oft nur teilweise enträtselt.

ALZHEIMERDEMENZ

Bis zu 20 Prozent Hirnsubstanz gehen bei Morbus Alzheimer verloren. Zunächst schrumpft der Hippocampus, der wichtig ist, um neue Erinnerungen zu bilden. Dann degeneriert die Großhirnrinde. Das schädigt Bereiche, die für Orientierung, Gedächtnis, Denken und Sprechen zuständig sind.
Nach Ansicht der meisten Hirnforscher wird der allmähliche Verlust der geistigen Fähigkeiten durch fehlgefaltete Eiweiße verursacht, die sich zwischen den Nervenzellen ablagern. Diese Klumpen aus krankhaften Beta-Amyloid-Plaques stören den Hirnstoffwechsel. Zugleich steht das Amyloid an der Spitze einer Kaskade, die zu weiteren Eiweißablagerungen direkt in den Nervenzellen selbst führt: den Tau-Ansammlungen. Die giftigen Taufasern sind nach Meinung vieler Fachleute letztlich für den Zelltod verantwortlich.

RISIKOFAKTOR ALTER

Die Ursache für das massive Nervensterben ist weithin unbekannt. In selten Fällen stecken bestimmte Erbfaktoren hinter der Erkrankung – etwa das Apolipoprotein-E-Gen (ApoE4). Es kann von einem oder beiden Elternteilen an ein Kind weitergereicht werden. Wer zwei Kopien der ApoE4-Variante geerbt hat, weist ein zehnmal so hohes Alzheimerrisiko auf wie Menschen mit einer anderen ApoE-Variante. Größter Risikofaktor ist das Alter. Sind in der Gruppe der Unter-70-Jährigen noch weniger als zwei Prozent an Demenz erkrankt, ist bei den Über-90-Jährigen bereits jeder Dritte betroffen. (Diese Zahl bedeutet aber auch: Die Mehrheit hat auch in sehr hohem Alter keinen Morbus Alzheimer.)

ZELLTOD IST IRREVERSIBEL

Der Beginn der Verklumpungen liegt rund zwei Jahrzehnte vor der Diagnose. Kriegt das Gedächtnis erkennbar Löcher, schwelt die Erkrankung schon lange vor sich hin. Und abgestorbene Nervenzellen lassen sich nicht mehr retten. Dieser Umstand erschwert die Entwicklung von Alzheimermedikamenten: Brandneue Antikörpertherapien sind zwar seit Kurzem in der Lage, die giftigen Ablagerungen zwischen den Neuronen teilweise abzuräumen und den Gedächtnisverlust etwas zu verzögern. Doch auch sie bringen die verlorenen kognitiven Fähigkeiten nicht mehr zurück.

DIE KRANKHEIT DES VERGESSENS

Am 25. November 1901 trifft in der »Städtischen Anstalt für Irre und Epileptische« in Frankfurt am Main eine hilflose Patientin ein. Sie heißt Auguste Deter, ist 51 Jahre alt und stößt auf einen Arzt, der das Gespräch säuberlich dokumentiert.

»Wie heißen Sie?«
»Auguste.«
»Familienname?«
»Auguste.«
»Wie heißt Ihr Mann?«
»Ich glaube ... Auguste.«
»Ihr Mann?«
»Ach so.«
»Wie alt sind Sie?«
»51.«
»Sind Sie verheiratet?«
»Ach, ich bin doch so verwirrt.«

Mit diesem berühmt gewordenen Dialog zwischen Deter und dem Psychiater Alois Alzheimer (1864–1915) begann die Erforschung der mittlerweile häufigsten Form von Demenz *(lat. de: weg/ohne; mens: Geist)*. Nach ihrem Tod 1906 untersuchte der Arzt das Gehirn seiner Patientin. Mit bloßem Auge stellte er fest, dass die Hirnrinde stark geschrumpft war. Unter dem Mikroskop fand er weitere Auffälligkeiten, nämlich seltsame Eiweißablagerungen zwischen den Nervenzellen. Damit entdeckte Alzheimer den Mechanismus, der bis heute als Auslöser der Erkrankung gilt.

FRÜHZEITIG GEGENSTEUERN

Solange es keine Chance auf Heilung gibt, liegt die beste Chance in der Vorbeugung. Mit der richtigen Lebensweise lässt sich das Alzheimerrisiko um bis zu 40 Prozent senken. Welche gesunden Gewohnheiten Ihnen dabei helfen können, lesen Sie ab Seite 48. Ein entsprechender Lebensstil schützt zugleich auch vor der gefäßbedingten, vaskulären Demenz. Diese Erkrankung macht etwa 15 Prozent der Demenzen aus. Sie entsteht durch Durchblutungsstörungen im Gehirn und tritt nicht selten gemeinsam mit Alzheimer auf.

MORBUS PARKINSON

Morbus Parkinson ist nach der Alzheimerdemenz die zweithäufigste neurodegenerative Erkrankung. Sie wird meist zwischen dem 50. und dem 60. Lebensjahr diagnostiziert. Betroffene leiden insbesondere unter Symptomen wie Zittern, verlangsamten Bewegungen, Muskelsteifheit und Störungen des Gleichgewichts. Verantwortlich dafür ist der Verlust von Nervenzellen im Gehirn, die Dopamin produzieren. Der Botenstoff regelt den Fluss elektrischer Impulse vom Hirn über die Nerven zu den Muskeln. So ermöglicht er die Feinabstimmung von Muskelbewegungen. Weshalb die Zellen in dem Substantia nigra genannten Hirnareal zugrunde gehen, ist nicht endgültig geklärt.

SELBSTTEST AUF DIE GEHIRNFITNESS

Dieser an der Uniklinik Leipzig entwickelte Mini-Test verrät, ob Gedächtnisprobleme einen ernsten Hintergrund haben.

Wo parkt eigentlich das Auto? Habe ich die Arztrechnung schon überwiesen? Und wieso fällt mir die Geheimzahl für den Geldautomaten nicht mehr ein? Passieren solche Aussetzer öfter, liegt ab einem gewissen Alter die Frage nahe, ob es sich noch um Schusseligkeit handelt – oder um ein frühes Anzeichen von Demenz. Schließlich steht Vergesslichkeit im Zentrum der Alzheimererkrankung.

Ein Test, den die Neurologin und Demenzforscherin Dorothee Saur von der Uniklinik Leipzig entwickelt hat, hilft, die Gehirnleistung besser einzuschätzen.

Alles, was Sie benötigen, ist ein Zettel, ein Stift sowie eine zweite Person, die Ihnen die folgenden Aufgaben stellt. Bitte lesen Sie die Fragen nicht durch, bevor Sie sich mit dem Partner an die Aufgaben setzen.

AUFGABEN:

1. *Merken Sie sich 3 Begriffe: »Zitrone«, »Hammer«, »Blau«.*
2. *Ziehen Sie von der Zahl 100 7 ab (also 100 – 7), dann vom Ergebnis wieder 7 abziehen, bitte insgesamt fünfmal wiederholen.*
3. *Welches Datum haben wir heute?*
4. *Wiederholen Sie die Zahlen 1609, 21 538, 349 267.*
5. *Wiederholen Sie die folgenden Zahlen rückwärts 148, 2903, 32 517.*
6. *Nennen Sie die 3 Begriffe vom Anfang des Tests.*
7. *Uhrentest: Zeichnen Sie auf ein weißes Blatt Papier einen Kreis. Tragen Sie die Ziffern ein sowie die Uhrzeit »zehn nach 11« mit großem und kleinem Zeiger.*

AUSWERTUNG:

Dieser Test dreht sich um die Begriffe aus der allerersten Frage. Die Wiederholung der Zahlen in den folgenden Fragen dient lediglich dazu, den Kurzzeitspeicher des Gehirns zu füllen und von den drei Wörtern abzulenken. Sollten die Begriffe in Frage 6 nicht richtig wiedergegeben werden können, kann das ein Hinweis auf eine Störung der Merkfähigkeit sein und damit ein erster Hinweis auf eine Demenzerkrankung.

Wurde die Uhr in Frage 7 nicht richtig gezeichnet, sind Zahlen wie 12, 3, 6 und 9 an völlig falscher Stelle, kann das auf eine Störung visuell-räumlicher Fähigkeiten hinweisen. Auch das ist ein typisches Symptom für eine Alzheimerdemenz. Wichtig: Der Minitest ersetzt keine ärztliche Diagnose. Bei einem Verdacht auf Demenz sollte dringend der Hausarzt aufgesucht werden.

DER HIGHTECH-CHECK FÜRS HIRN

Das biologische Alter der eigenen Denkzentrale per Hirn-Scan ermitteln? Dank neuester Technologie ist das möglich – und vielleicht schon bald für jedermann zugänglich.

Bei der »BrainAge«-Methode wertet künstliche Intelligenz die MRT-Aufnahmen des Gehirns auf bestimmte Veränderungen aus, die sich im Lauf der Jahre auch bei gesunden Organen einstellen. So analysiert die KI beispielsweise, wie viele kleine Risse und Vernarbungen sich durch die Weiße Substanz (siehe Seite 37) ziehen. Darüber hinaus misst das System die Größe der Furchen und Hohlräume in der Großhirnrinde. Ähnlich wie die Fältchen im Gesicht nehmen deren Ausmaße mit dem Alter zu.

KI SCHÄTZT DAS HIRNALTER

Je nachdem, wie weit die gemessenen Veränderungen von dem altersüblichen Vergleichsstandard abweichen, wirft der Algorithmus eine zuverlässige Schätzung des biologischen Hirnalters aus.

Leider wird dieser tolle Test, den die Psychologin Katja Franke von der Klinik für Neurologie am Universitätsklinikum Jena entwickelte, bislang ausschließlich für die Forschung genutzt. Die Wissenschaftler hoffen aber, beispielsweise Risikopatienten für Alzheimer zukünftig anhand ihres wahren Hirnalters zu identifizieren. Denn bereits im Anfangsstadium der Erkrankung zeigt dieser Biomarker ein etwa zehn Jahre höheres Alter an als das tatsächliche chronologische Alter des Gehirns.

Auch bei Menschen mit Diabetes steigt die Zahl der Läsionen in der Weißen Substanz an – ein Hinweis, dass die Altersuhr in ihrem Hirngewebe etwas schneller tickt als bei Gesunden.

An der University of Southern California in Los Angeles, wo ein ähnlicher MRT-Alterstest entwickelte wurde, gibt man sich bereits offen dafür, das neue Verfahren in Zukunft auch Interessierten zugänglich zu machen, die sich geistig fit fühlen.

CT UND MRT BEI DEMENZERKRANKUNGEN

Bei Patienten mit Demenzerkrankungen spielen bildgebende Hirnuntersuchungen wie Computertomografie oder Magnetresonanztomografie ohnehin bereits eine zentrale Rolle. Die Aufnahmen machen Veränderungen im Gehirn sichtbar und ermöglichen es dem Arzt, die Region und das Ausmaß der Schäden zu bestimmen. Das am häufigsten eingesetzte Verfahren ist die MRT. Mit ihr können Radiologen unter anderem das Volumen des Hippocampus ausmessen – dieser Bereich ist bei einer Alzheimerdemenz früh betroffen.

SO HALTEN SIE IHR GEHIRN ZEITLEBENS JUNG

Eine gute Ausbildung anstreben, Sport treiben, Grünzeug essen, nicht rauchen – mit einem gesunden Lebensstil lässt sich das eigene Alzheimerrisiko um 40 Prozent senken.

Spätestens wenn sich bei den eigenen Eltern Gedächtnisstörungen zeigen, taucht bei vielen Menschen erstmals die Frage auf: Kann ich mich vor kognitiven Beeinträchtigungen schützen? Und welche Aktionen halten das Gehirn jung? Beide Fragen sollen an dieser Stelle beantwortet werden. Zu Frage Nummer eins: Ja! Zu Frage Nummer zwei: Es gibt insgesamt 14 Punkte, die jeder beachten sollte, der sich vor Morbus Alzheimer schützen will. Wer all diese Punkte konsequent umsetzt, reduziert sein Erkrankungsrisiko um 45 Prozent! Das haben international führende Demenzforscher um die Psychiaterin Gill Livingston vom University College in London anhand weltweiter Daten errechnet. Erstmals vorgestellt wurde die Analyse der Lancet International Commission on Dementia Prevention 2020 in »Lancet«, einer der renommiertesten medizinischen Fachzeitschriften. 2024 erfolgte eine Erweiterung der Liste. In den Veröffentlichungen zählen die Wissenschaftler Risikofaktoren auf, von denen die überwiegende Mehrzahl durch eigenes Handeln beeinflusst werden kann. Zudem gewichten die Experten die einzelnen Punkte nach ihrer Bedeutung und führen die Lebensphase an, in der diese Punkte spätestens umgesetzt werden sollten. Damit haben die Demenzforscher einen Fahrplan erstellt, der zeigt, wie sich das Gehirn zeitlebens jung halten lässt!

SO LESEN SIE DIE INFOGRAFIK

Die Prozentzahlen in der Grafik auf Seite 51 geben an, um wie viel die Gefahr für den kognitiven Niedergang sinkt, wenn Sie dieses spezifische Manko rechtzeitig ausschalten. Eine gute Schulbildung in den ersten Lebensjahrzehnten (Punkt 1) reduziert also das Demenzrisiko um fünf Prozent. Wer im mittleren Alter, zwischen 45 und 65 Jahren, ein gutes Gehör besitzt – oder sich gegebenenfalls ein Hörgerät anschafft –, der reduziert die Wahrscheinlichkeit einer Demenzerkrankung um sieben Prozent. Damit die Punkte 2 bis 11 wirksam werden, müssen diese Risikofaktoren bereits im mittleren Lebensalter berücksichtigt werden. Die Vermeidung der Faktoren 12 bis 14 kann das Demenzrisiko selbst noch mit 70 oder 80 Jahren senken. Aber natürlich ist es besser, möglichst früh gute Sozialbindungen aufzubauen oder eine Sehstörung behandeln zu lassen.

PUNKT 1: BILDUNG

Wer im ersten Lebensdrittel für höhere Schulabschlüsse paukt, erhöht die kognitive Reserve im Alter. Dabei sind es wohl nicht die in Ausbildung oder Universität verbrachten Jahre allein, die die geistigen Fähigkeiten im letzten Lebensdrittel bewahren. Ein höherer Bildungsstand bringt oft auch ein besseres Gesundheitsbewusstsein mit sich.

PUNKT 2: HÖRVERMÖGEN

Der auditive Cortex, der im Gehirn die Verarbeitung von akustischen Reizen übernimmt, ist unmittelbar vernetzt mit Arealen, die für Lernen und Gedächtnis zuständig sind. Ohne Hörsignale setzen die Nervenzellen in diesen Regionen ihre Aktivität herab. Unbehandelte Schwerhörigkeit zählt zu den wichtigsten Alzheimer-Risikofaktoren im mittleren Lebensalter.

PUNKT 3: LDL-CHOLESTERIN

Kreist im Blut zu viel LDL-Cholesterin, fördert das schädliche Eiweißablagerungen im Gehirn. Die sogenannten Amyloid-Plaques führen dazu, dass Nervenzellen absterben. Die Therapie mit cholesterinsenkenden Medikamenten reduziert das Alzheimerrisiko deutlich.

PUNKT 4: DEPRESSIONEN

Psychische Erkrankungen wie Depressionen im mittleren Lebensalter, aber auch Angststörungen oder Schizophrenie erhöhen das Risiko, später eine Alzheimerdemenz zu entwickeln. Experten vermuten, dass der chronische Stress, der mit diesen Krankheiten verbunden ist, die Nervenzellen im Hippocampus schädigt. Das schmälert die kognitive Reserve im Alter.

PUNKT 5: GEHIRNERSCHÜTTERUNGEN

Wer Fußball, Handball, Eishockey, Martial Arts oder andere Kontaktsportarten betreibt, sollte sich möglichst vor Schädel-Hirn-Traumata schützen. Selbst vergleichsweise harmlose Stöße und Schläge gegen den Kopf können über Jahre bleibende Schäden hinterlassen. Auf dem Bike gilt deshalb: stets Helm aufsetzen!

PUNKT 6: BEWEGUNG

Körperliche Aktivität fördert die Durchblutung des Denkorgans, stimuliert die Bildung neuer Nervenzellen im Hippocampus und hilft, Bluthochdruck und Übergewicht in Schach zu halten: All das bremst den intellektuellen Niedergang. Bereits ab etwa 3800 Schritten täglich zeigen sich positive Effekte, so eine 2022 im Fachblatt »Jama« veröffentlichte Studie aus Großbritannien. Fehlende Bewegung hingegen erhöht das Demenzrisiko.

PUNKT 7: DIABETES

Eine unbehandelte Zuckerkrankheit beeinträchtigt das Gehirn mehrfach. Einerseits zieht der Diabetes die hirnversorgenden Gefäße in Mitleidenschaft. Zudem begünstigt die Insulinresistenz von Neuronen und Gliazellen die Entstehung von neurotoxischen Stoffwechselprodukten wie Beta-Amyloid. Sowohl das Risiko für Alzheimer wie auch für vaskuläre Demenz ist bei Typ-2-Diabetes erhöht.

PUNKT 8: RAUCHEN

Tabakrauch verengt die Atemwege und begünstigt Arteriosklerose. Beides führt dazu, dass weniger Sauerstoff im Gehirn ankommt. Die Durchblutungsstörungen führen Schritt für Schritt zum Absterben von Gehirnzellen. Vermutlich beeinträchtigt Rauchen die kognitiven Leistungen auch durch Entzündungsprozesse und weitere Mechanismen.

PUNKT 9: BLUTDRUCK

Steigt der Druck auf die Arterien, leiden die Gefäße und die Organe, die sie versorgen. Für das Gehirn bedeutet das, dass bei Hypertonie neben dem Schlaganfallrisiko auch die Gefahr zunimmt, an Demenz zu erkranken. Umgekehrt verringert das medikamentöse Absinken des Blutdrucks um 10 mmHg systolisch und 4 mmHg diastolisch das Demenzrisiko um mehr als zehn Prozent, so eine australische Metastudie mit über 28 000 Patienten.

PUNKT 10: GEWICHT

Adipositas lässt das Gehirn schneller altern. Das zeigt sich bereits bei 60-Jährigen im Default Mode Network (DMN), einem Netzwerk von Gehirnzellen, die im Ruhezustand aktiv werden. Die gestörte Netzwerkorganisation ist ein Anzeichen für ein erhöhtes Alzheimerrisiko, das sonst erst im hohen Alter oder bei drohender Demenz zu sehen ist.

PUNKT 11: ALKOHOL

Als Nervengift schädigt Alkohol die Denkzentrale bereits in geringer Dosis, wenn er regelmäßig konsumiert wird. Das Gehirn eines 50-Jährigen, der täglich etwa 0,5 Liter Bier oder 0,2 Liter Wein trinkt, ist biologisch zwei Jahre älter als das eines Gleichaltrigen, der im Schnitt nur die Hälfte dieser Menge zu sich nimmt. Die Verringerung des Hirnvolumens betrifft unter anderem den präfrontalen Kortex, das Vernunftzentrum.

PUNKT 12: SOZIALLEBEN

Der menschliche Verstand ist auf Miteinander programmiert. Partnerschaft, Freunde und Familie stimulieren das Gehirn. Ungewollte Einsamkeit hingegen führt dazu, dass die Graue Hirnsubstanz (siehe Seite 36) etwa im Frontalhirn, Hippocampus und Schläfenlappen abnimmt: also in Arealen, die eng mit Lernen und Gedächtnis verknüpft sind. Damit ist soziale Isolation für die kognitive Performance ähnlich schädlich wie Rauchen oder Bluthochdruck.

PUNKT 13: LUFTVERSCHMUTZUNG

Menschen, die längere Zeit Feinstaub ausgesetzt sind, tragen im Alter ein höheres Risiko für kognitive Beeinträchtigungen. In Experimenten mit dem Fadenwurm C. elegans, einem bewährten Modelltier, haben Wissenschaftler den Zusammenhang belegt: Die ultrakleinen Partikel aus Reifenabrieb oder Auspuffgasen beschleunigen das Absterben von Nervenzellen und fördern die alzheimertypischen Ablagerungen von Beta-Amyloid.

PUNKT 14: SEHVERMÖGEN

Ähnlich wie Schwerhörigkeit (Punkt 2) kann nachlassendes Augenlicht dazu führen, dass man sich aus der Gesellschaft zurückzieht. Soziale Isolation ist aber Gift fürs Gehirn. Eine Brille stellt die grauen Zellen wieder scharf!

RISIKOFAKTOREN

Diese 14 Risikofaktoren begünstigen Morbus Alzheimer. Wer rechtzeitig gegensteuert, senkt die Demenzgefahr um knapp die Hälfte.

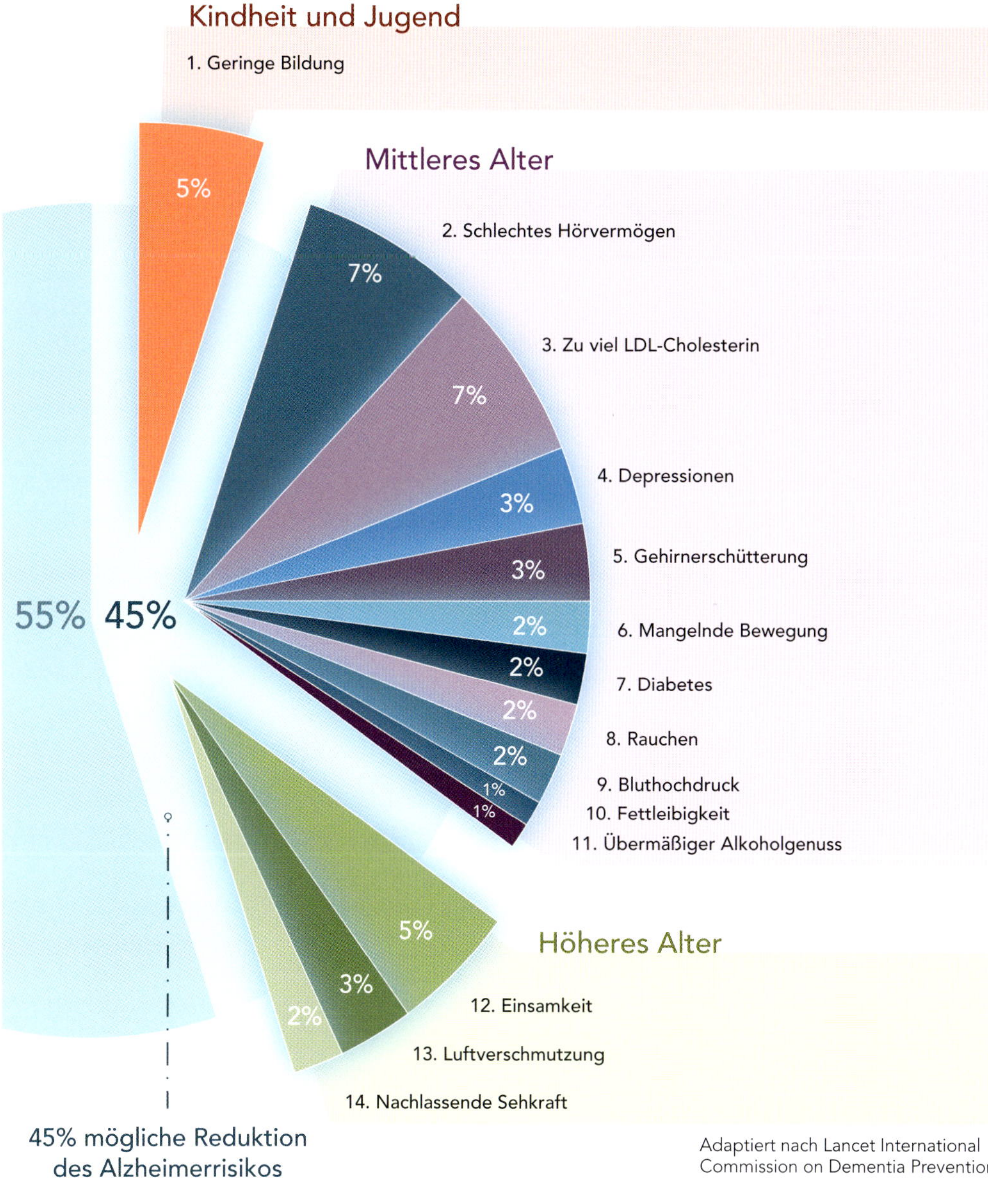

Adaptiert nach Lancet International Commission on Dementia Prevention

ESSEN GEGEN DAS VERGESSEN

Die richtige Ernährung liefert kulinarische Schutzfaktoren für das Nervensystem. Mit den passenden Lebensmitteln lässt sich das Gehirn sieben Jahre jünger essen.

Es gibt kaum eine wirkungsvollere Vorbeugung gegen Demenzerkrankungen als eine hirngesunde Ernährung. Wer sich regelmäßig die richtigen Lebensmittel auf den Teller holt, profitiert von Nährstoffen, die die Gehirngefäße flexibel halten, Nervenzellen vor oxidativen Schäden bewahren und sogar die Neurogenese (die Neubildung von Nervenzellen) ankurbeln. Zugleich lassen sich mit Messer und Gabel viele der auf den vorhergehenden Seiten erwähnten Risikofaktoren zurückdrängen, die den Verlust von Hirnsubstanz vorantreiben: also Bluthochdruck, Typ-2-Diabetes, Übergewicht oder ein zu hoher Cholesterinspiegel.

DIE »MIND«-DIÄT

Rund 7,5 Jahre Gehirnverjüngung springen bei einer Ernährungsweise heraus, die spezifisch darauf abzielt, die grauen Zellen gesund zu halten. Auf diesem Speiseplan ganz oben stehen: grünes Blattgemüse wie Brokkoli, Grünkohl, Spinat und Mangold, außerdem Beeren, Nüsse, Hülsenfrüchte und Vollkornbrot. Diese »MIND«-Diät (engl. mind: Verstand) wurde vor einigen Jahren am Rush University Center in Chicago entwickelt und in mehrjährigen Studien mit Hunderten Probanden zwischen 58 und 98 Jahren getestet. Bei den regelmäßigen Prüfungen zeigten die Studienteilnehmer, die sich nach dem Hirnfutter-Plan ernährten, Gedächtnisleistungen, die vergleichbar waren mit denen von Menschen, die eigentlich knapp acht Jahre jünger waren.

MIX AUS MEDITERRANER UND BLUTDRUCKFREUNDLICHER KOST

Der Clou der »MIND«-Diät (»Mind« ist auch ein Akronym für »**M**editerranean-Dash **I**ntervention for **N**eurodegenerative **D**elay«) besteht darin, dass sie das Beste aus zwei Diäten kombiniert, die nachweislich die kognitiven Fähigkeiten stärken: zum einen die mediterrane Küche und zum anderen die sogenannte »Dash«-Diät gegen Bluthochdruck. Als Richtschnur weist die »Hirn-Diät« 15 Nahrungsmittelgruppen aus: 10 gesunde sowie 5 weniger gesunde, die möglichst selten verzehrt werden sollen.

FAST FOOD KOSTET HIRN

In die Bitte-meiden-Rubrik fallen zucker- und fettreiche Speisen wie Fast Food, Fertigprodukte, Gebäck oder Softdrinks. Diese Lebensmittel kosten buchstäblich Hirn, wie die australische Wissenschaftlerin Felice Jacka, eine Pionierin der Ernährungspsychiatrie, zeigte. Per Hirnscans fand die Direktorin des Food and Mood Centre der Deakin Universität in Melbourne heraus, dass ein Zuviel an industriell verarbeiteter Nahrung den Hippocampus regelrecht schrumpfen lässt.

DIE TOPLEBENSMITTEL DER »MIND«-DIÄT

BROKKOLI

Dieses Kräuselgemüse ist ebenso wie andere Kohlsorten oder Spinat eine reiche Quelle für Kaempferol, ein sogenanntes Flavonol, das zur Gruppe der sekundären Pflanzenstoffe zählt. Mit seinen antientzündlichen und antioxidativen Eigenschaften trägt der Naturstoff dazu bei, dass kognitive Leistungen wie Gedächtnis und Wahrnehmungsgeschwindigkeit im Alter langsamer abnehmen.

TOPS UND FLOPS DER »MIND«-KÜCHE

Zugreifen:
Grünes Blattgemüse
(6 Portionen pro Woche)
Anderes Gemüse
(mindestens 1 Portion am Tag)
Hülsenfrüchte (jeden 2. Tag)
Vollkornprodukte
(mindestens 3 Portionen am Tag)
Nüsse (5 x pro Woche eine Handvoll als Zwischenmahlzeit)
Beeren
(mindestens 2 Portionen pro Woche)
Fisch (mindestens 1 Portion pro Woche)
Geflügel
(mindestens 2 Portionen pro Woche)
Olivenöl (als bevorzugtes Öl)
Wein (1 kleines Glas am Tag ist erlaubt)

Mit Vorsicht genießen:
Rotes Fleisch oder Wurst
(weniger als 4 Portionen pro Woche)
Butter und Margarine
(weniger als 1 Esslöffel pro Tag)
Käse (weniger als 1 Portion pro Woche)
Gebäck und Süßigkeiten
(weniger als 5 Portionen pro Woche)
Frittierte Lebensmittel und Fast Food
(weniger als 1 Portion pro Woche)

BEEREN

Wer regelmäßig Erd- und Heidelbeeren isst, verzögert die Hirnalterung um 1,5 bis 2,5 Jahre. Das zeigte vor einigen Jahren die berühmte »Nurses' Health Study«, eine Beobachtungsstudie mit 16 000 älteren Krankenschwestern. Verantwortlich dafür scheinen die Anthocyan-Farbstoffe zu sein, die in Zellkulturen den Abbau von Gehirnbotenstoffen hemmen. Auch Himbeeren und Brombeeren eignen sich als Brainfood. Am besten, Sie variieren die kleinen Früchte in Ihrem Frühstücksmüsli. Das verleiht den grauen Zellen auf Dauer einen neuen Anstrich.

VOLLKORNGETREIDE

Mit ihren komplexen Kohlenhydraten liefern Brot, Reis oder Nudeln aus vollem Korn den Nervenzellen lang anhaltende Energie. Ihre B-Vitamine aktivieren Leistungsreserven. Vitamin B_9 (Folsäure) beispielsweise beschleunigt bei älteren Menschen die Informationsverarbeitung im Gehirn, wie Forscher der holländischen Universität Wageningen herausfanden. Das Magnesium im Vollkorn verhindert, dass bestimmte Rezeptoren im Gehirn – vor allem Glutamatrezeptoren, die eine große Rolle für das Erinnern und Lernen spielen – überstimuliert werden und möglicherweise absterben.

HÜLSENFRÜCHTE

In Linsen, Erbsen, Kichererbsen oder Bohnen steckt ein wertvoller Mix aus Eiweiß und Ballaststoffen. Diese Kombination liefert

Geist und Körper Energie bei niedrigem glykämischem Index. Blutzuckerspiegel und Insulinausschüttung bleiben im Zaum, sogar noch eine Mahlzeit später (»Second Meal Effect«). Indem Hülsenfrüchte nicht nur den Blutzuckerspiegel glätten, sondern auch das LDL-Cholesterin senken, halten sie die Gefäße gesund – und beugen so einer vaskulären Demenz vor.

WALNÜSSE

Diese Früchte punkten mit pflanzlichen Omega-3-Quellen, insbesondere mit viel Alpha-Linolensäure (ALA). Diese wird im Körper zu Docosahexaensäure (DHA) synthetisiert, der zweithäufigsten Fettsäure im Gehirn. In die Membran der Gliazellen eingebunden unterstützt DHA die geschmeidige Kommunikation der Gehirnzellen und ein gutes Gedächtnis.

OLIVENÖL

Zu den inneren Werten von nativem Olivenöl zählen seine Ölsäure – eine einfach ungesättigte Fettsäure –, Vitamin E, Mineralstoffe sowie etliche phenolische Verbindungen wie etwa das Hydroxytyrosol. Dieses starke Antioxidans schützt die Gehirnzellen vor Oxidation und erhöht die Reaktivität der Neuronen. Sieben Gramm Olivenöl täglich, also ein halber Esslöffel, reduzieren das Risiko, an den Folgen von Demenz zu sterben, um 28 Prozent.

PILZE

Bemerkenswert an Pfifferlingen, Kräuterseitlingen oder Steinpilzen ist ihr Gehalt an nervenstärkenden Vitaminen aus der B-Riege wie Thiamin (Vitamin B_1), Riboflavin (Vitamin B_2), Pantothensäure (Vitamin B_5) und Biotin (Vitamin B_7). Was Pilze aber nahezu einzigartig macht, ist ihr Ergothionein. Diese wenig bekannte, schwefelhaltige Aminosäure wird von manchen Experten auch als »Langlebigkeitsvitamin« bezeichnet. In Tierversuchen wurde beobachtet, dass Ergothionein sogar die alzheimertypischen Plaque-Ablagerungen im Gehirn reduziert.

SEEFISCH

Fette Fische wie Makrele, Thunfisch, Hering und Lachs stecken bis zur Schwanzflosse voller Omega-3-Fettsäuren. Die biologisch aktivsten Fitfette nennen sich Eicosapentaensäure (EPA) und Docosahexaensäure (DHA). Im menschlichen Gehirn bauen sie Nervenzellen auf, verbessern den Blutfluss und beeinflussen das Tempo der Informationsübertragung in den Nerven. Menschen, die das ApoE-4-Gen tragen, das das Risiko für Morbus Alzheimer erhöht, schützen sich vor Demenz, wenn sie viel Fisch essen. Das fanden Forscher der Rush University in Chicago vor einigen Jahren heraus, als sie die Gehirne von Verstorbenen untersuchten. Regelmäßige Konsumenten von Meerestieren zeigten ein Drittel weniger Plaque-Ablagerungen als die Fischverächter.

SCHÄRFER DENKEN, BESSER MERKEN

Um das Gedächtnis fit zu halten, genügt es in vielen Fällen bereits, eine ganze spezielle Funktion der grauen Zellen zu trainieren – das Arbeitsgedächtnis. In diesem Merkpuffer liegt der Schlüssel für mentale Fitness.

Wer sein Denken, Lernen und Handeln optimieren will, kann nichts Besseres tun, als sein Arbeitsgedächtnis zu stärken. Die Fähigkeit, sich Informationen kurzfristig merken zu können und mit diesem Input gedanklich weiterzuarbeiten, ist die entscheidende Stellschraube für unsere kognitiven Möglichkeiten. Fluide Intelligenz, Konzentrationsvermögen, logisches Schlussfolgern, Entscheiden, Leseverständnis und weitere mentale Talente haben ihre Grundlage in diesem Speicher. Soll das Gehirn neues Wissen bunkern, muss es das Gelernte aufmerksam festhalten – auch hierfür braucht es das Arbeitsgedächtnis. Umgekehrt leiden Merkfähigkeit und das Kurzzeitgedächtnis bei einer beginnenden Demenz häufig als Erstes. Es gibt also gute Gründe, diese Instanz fit zu halten, die hauptsächlich im präfrontalen Cortex sitzt. Neben positiven Emotionen und guter Laune, die dem Arbeitsgedächtnis helfen, seine vollen Kapazitäten zu nutzen, unterstützen dabei auch:

MEDITATION

Bereits vergleichsweise einfache Mentalübungen wie das konzentrierte Fokussieren auf einzelne Körperpartien (»Bodyscan«) verbessern Arbeitsgedächtnisleistung und Lernfähigkeit deutlich. Schon 30 Minuten Meditation täglich genügen, fanden Forscher des Max-Planck-Instituts für Kognitions- und Neurowissenschaften in Leipzig heraus.

SPORT

Bei körperlicher Aktivität läuft der motorische Cortex, die Steuerzentrale für Bewegungen und Koordination, auf Hochtouren. Davon profitiert auch das benachbarte Arbeitsgedächtnis. Außerdem: Dank der besseren Sauerstoffzufuhr steigt die Produktion von Nervenwachstumsfaktoren. Das fördert neue Verknüpfungen im Hippocampus, der Gedächtniszentrale.

SCHLAF

Das Gehirn benötigt die Nachtruhe, um wichtige Verbindungen in der Hirnrinde zu stärken, die dem Langzeitgedächtnis zugrunde liegen. Das tagsüber Erlernte wird konsolidiert. Zugleich erholt sich im Off-Modus das Arbeitsgedächtnis. Leidet der Schlaf, zieht das den wichtigen Merkpuffer in Mitleidenschaft. Untersuchungen zeigen, dass die meisten Menschen sieben bis acht Stunden Schlummer brauchen.

SUPPLEMENTE: EXTRAFUTTER FÜRS GEHIRN

Mikronährstoffe spielen eine entscheidende Rolle für den Stoffwechsel der Denkzentrale. In der Regel liefert eine gesunde Ernährung zwar genügend Vitamine oder Mineralstoffe, um das Gehirn in Form zu halten. Doch es gibt Ausnahmen.

Konzentration, bitte! In bestimmten Lebenssituationen kann der Griff zu Nahrungsergänzungsmitteln die mentale Performance tatsächlich verbessern.

SPERMIDIN

Das Molekül Spermidin gehört zu den vielversprechendsten Substanzen, um altersschwache Neuronen zu stärken. Es entsteht im Eiweißstoffwechsel der Zellen aus Aminosäuren, steckt aber auch reichlich in Weizenkeimen, gereiftem Cheddar, Champignons, grünen Erbsen oder Brokkoli. Die Bedeutung von Spermidin für die Nervenzellen besteht darin, dass das Polyamin die Funktion ihrer Mitochondrien verbessert – also der Zellkraftwerke. Außerdem kurbelt es die Autophagie an, die Selbstreinigung und Verjüngung der Zellen. Selbst fehlgefaltete Proteine im Gehirn, die für die Entstehung von Alzheimerdemenz verantwortlich sind, werden im Tierversuch von Spermidin abgeräumt.

Mit zunehmendem Alter produziert der Körper allerdings immer weniger von der Substanz, deren Name daher rührt, dass sie 1870 zuerst aus Samenflüssigkeit isoliert wurde.

Gleicht man diesen natürlichen Rückgang aus, bessern sich Denkvermögen und Gedächtnisleistung. Das haben Wissenschaftler der Uni Graz, die seit Jahren an Spermidin forschen, in Zellen, Tieren und Menschen demonstriert. Bei der Fruchtfliege Drosophila melanogaster zeigte das Team um den Biochemiker Frank Madeo gemeinsam mit Kollegen der FU Berlin bereits 2013, dass die Fütterung mit Spermidin die Erinnerungsleistung von alternden Insekten auf jugendliches Niveau bringt. (Altersabhängige Vergesslichkeit gibt es auch im Tierreich. Bei Fruchtfliegen lässt im mittleren Lebensalter zwischen 30 und 40 Tagen das Gedächtnis für Gerüche nach.) Dass nicht nur ältere Fliegen – oder auch Mäuse – mit Spermidin besser denken, sondern auch Menschen, wenn sie die Substanz über die Nahrung

WEIZENKEIM- UND SOJABOHNENEXTRAKT

Spermidinhaltige Nahrungsergänzungsmittel basieren zumeist auf Weizenkeim- oder Sojabohnenextrakt. Sie werden in Form von Kapseln oder Pulver angeboten. Die empfohlene Höchstmenge liegt bei sechs Milligramm pro Tag.

aufnehmen, wiesen die Grazer Forscher zusammen mit Kollegen der Uni Innsbruck im Jahr 2021 nach.

B-VITAMINE

Die Mikronährstoffe aus der B-Familie sind die klassischen Zuarbeiter für das Nervensystem. Es gibt acht Vertreter aus diesem Clan. Die entscheidenden für Konzentration, Gedächtnis und Leistungsfähigkeit heißen B_1 (Thiamin), B_6 (Pyridoxin), B_9 (Folat) und B_{12} (Cobolamin). Die Biofaktoren sind an Hunderten von Stoffwechselreaktionen beteiligt. Unter anderem spielen sie eine wichtige Rolle für die Energiegewinnung in den Nervenzellen, die Produktion von Nervenbotenstoffen wie Dopamin und Serotonin oder die Synthese von Myelin, der Schutzschicht um die Nervenzellen. In Lebensmitteln kommen B-Vitamine oft gemeinsam vor. Gute Lieferanten sind Fleisch, Fisch, Eier, Milch, grünes Gemüse, Vollkorn oder Hülsenfrüchte.

WER AUFPASSEN MUSS

Am häufigsten fehlt Menschen das Vitamin B_{12}. Bei den Jüngeren haben fünf bis zehn Prozent einen Mangel, ab 60 Jahren etwa jeder Fünfte. Der Schätzwert für eine angemessene Zufuhr liegt für Jugendliche und Erwachsene bei 4,0 Mikrogramm pro Tag. Das entspricht wahlweise etwa 50 Gramm Hering, 130 Gramm Emmentaler oder zwei Hühnereiern. Weil Cobolamin nur in Fleisch, Fisch, Meeresfrüchten, Milch, Käse und Eiern steckt, sollten strenge Vegetarier und Veganer ihre Versorgung im Blick haben. Zur Risikogruppe gehören auch Personen, die an chronischen Magen- und Darmerkrankungen leiden oder die langfristig zu Protonenpumpenhemmern, Metformin oder anderen Medikamente greifen. In diesen Fällen nimmt der Verdauungsapparat das Vitamin häufig unzureichend auf. Die Unterversorgung kann sich im Nervensystem mit Schlaf- und Konzentrationsstörungen, Vergesslichkeit und Müdigkeit bemerkbar machen. Außerdem kann ein Mangel ein bestehendes Risiko für eine Depression weiter erhöhen: In einer Untersuchung von 2012 hatten Probanden mit einem Mangel an Vitamin B_{12} ein um mehr als 50 Prozent erhöhtes Risiko, über einen Zeitraum von vier Jahren depressive Symptome zu entwickeln.
Wer zu den Risikogruppen gehört oder Bedenken hat, kann seinen B_{12}-Status beim Arzt testen lassen.

OMEGA-3-FETTSÄUREN

Gesunde Gehirne gibt es nur mit den zwei Fettsäuren Docosahexaensäure (DHA) und Eicosapentaensäure (EPA). Die beiden stärksten Vertreter aus der Riege der Omega-3-Fettsäuren werden beispielsweise in die Membranen der Nervenzellen eingebaut, wo sie deren Beweglichkeit und Durchlässigkeit erhöhen – das ist wichtig, damit ausreichend Nährstoffe in die Zelle gelangen. Der tägliche Bedarf für EPA und DHA liegt bei etwa 300 Milligramm. Dieses Soll lässt sich mit zwei Portionen Fisch pro Woche decken, wenn mindestens eine Portion aus fettreichen Sorten wie Lachs, Hering, Thunfisch oder Sardinen besteht. Wer keine Omega-3-Flössler mag oder aus anderen Gründen nicht genügend Fisch isst, kann den Bedarf auch mit Supplementen decken.

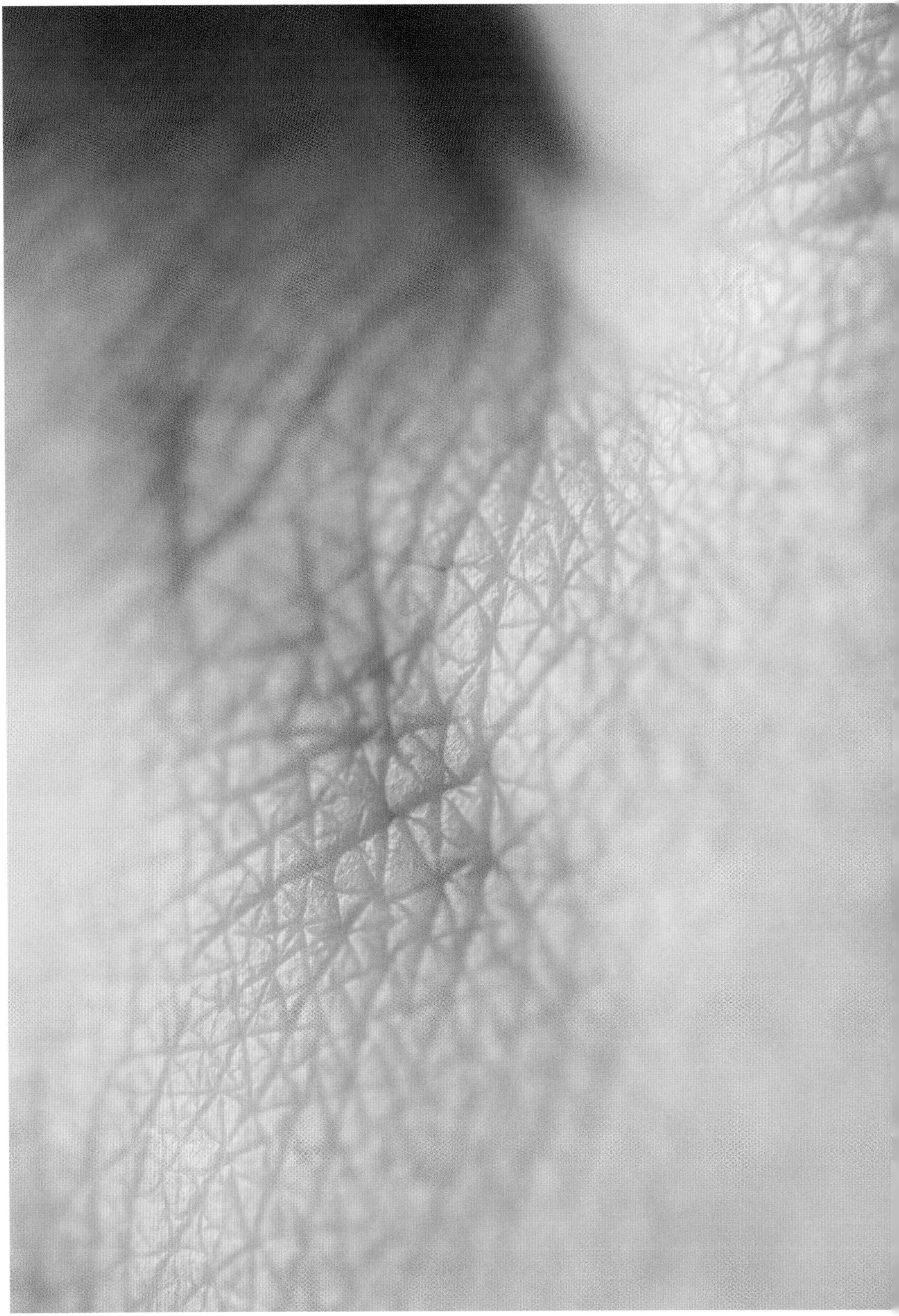

Die Haut

Die gute Nachricht zuerst. Verglichen mit früheren Generationen sehen wir unglaublich lange unglaublich jung aus. Man muss nur einmal Fotos von Menschen betrachten, die vor 100 Jahren gelebt haben. Viele Männer und Frauen auf diesen Bildern weisen mit 25 Jahren mehr Falten auf als heute die 40-Jährigen.

DIE ZEICHEN DER ZEIT

Die Haut ist das einzige Organ, das sein Altern dem bloßen Auge verrät. Dabei brauchen wir eigentlich nur die richtige Gebrauchsanweisung für unsere schönste Hülle, um lange frisch und jung auszusehen.

Auch wenn wir heute länger ein jugendlich frisches Bild abgeben als die Menschen vor 100 Jahren, müssen wir der Wahrheit ins Gesicht sehen: Zwischen 40 und 50 Jahren erfährt die äußere Gewebeschicht des Körpers einen auffälligen Wandel. Der allmähliche Verlust an strukturgebenden Substanzen, der bereits mit Ende 20 eingesetzt hat, kostet die Haut nun sichtbar Elastizität. Doch dem können wir entgegenwirken.

KOLLAGEN – DER STRAFFMACHER …

Bedeutsam ist vor allem der allmähliche Rückgang an Kollagen, dem Protein, das die Haut straff hält. Das Lieblingsmolekül der Beautyindustrie besteht aus vielen dicht gewickelten und ineinander verdrehten Fasern. Diese Anordnung macht das Eiweiß stabil und zugfest. Wie ein Superkitt verleiht Kollagen der Haut, aber auch Muskeln, Gelenken, Knochen und anderen Geweben Stabilität und Struktur. Motto: Wir halten zusammen!

… UND HAUTKLEBER

Seine Namen erhielt Kollagen *(griech. kólla: Leim)* übrigens, weil es früher aus Knochen ausgekocht und im Holzhandwerk als Kleber genutzt wurde. Kein anderes Eiweiß kommt im Körper öfter vor.

FEUCHTIGKEITSSPENDER MIT ABLAUFDATUM

Im menschlichen Bindegewebe ist diese sagenhafte Substanz nicht nur für die Festigkeit verantwortlich, sie speichert auch Feuchtigkeit und polstert die Haut von innen auf. Dummerweise sinkt der Anteil an Kollagen bereits ab Mitte 20. Bis zum 40. Geburtstag hat der Mensch 10 bis 20 Prozent dieses Strukturgebers verloren – der eine etwas mehr, der andere etwas weniger.

HAUTERNEUERUNG VERLANGSAMT SICH

Auch Elastin, ein weiteres Faserprotein, macht sich auf den Rückzug, desgleichen die wasserbindende Hyaluronsäure. All das schwächt das Bindegewebe. Dazu kommt: Die Talgdrüsen produzieren weniger Talg, die Mikrozirkulation lässt nach und die Epidermiszellen teilen sich langsamer. Statt nur 30 Tage wie im jungen Alter dauert der Zyklus der Hauterneuerung irgendwann 50 Tage und mehr.

EIN OPTISCHES PROBLEM

Diese biologischen Prozesse spürt man nicht, sie sind auch nicht unbedingt schädlich für die Gesundheit. Doch die Folgen lassen sich vor allem im Gesicht schwer übersehen. Ab dem mittleren Lebensalter verliert das Antlitz an Volumen, Elastizität, Festigkeit und Strahlen. Linien und Fältchen schreiben sich ins Spiegelbild ein. Wo makelloser Teint war, tauchen die ersten Pigmentflecken auf. Wangen und Mundwinkel folgen zunehmend der Schwerkraft. Besonders schnell altert die Haut rund um die Augenpartie. Bis zu fünfmal dünner als die Haut im Rest des Gesichts und mit weniger Talgdrüsen ausgestattet, neigt diese Region besonders früh zu Linien, Absackungen und Schwellungen. Die gute Nachricht ist, dass wir auch diesen Prozess positiv beeinflussen können!

EINE FRAU MITTE 50

Mit den äußeren Zeichen des eigenen Alterns umzugehen, ist nicht immer einfach. Viele werden nachvollziehen können, was Simone de Beauvoir (1908–1986) in ihrem Memoirenband »Der Lauf der Dinge« schreibt. Als Mittfünfzigerin an der Schwelle des Alters stehend schildert die Schriftstellerin entrüstet, wie sich ihr vertrautes Abbild verändert hat: »Solange ich mein Gesicht ohne Missfallen betrachten konnte, vergaß ich es, es verstand sich von selbst. Jetzt ist alles vorbei. Ich hasse mein Spiegelbild: über den Augen die Mütze, unterhalb der Augen die Säcke, das Gesicht zu voll und um den Mund der traurige Zug, der Falten macht. Die Menschen, die mir begegnen, sehen vielleicht nur eine Fünfzigjährige, die weder gut noch schlecht erhalten ist. Sie hat eben das Alter, das sie hat. Ich aber sehe meinen früheren Kopf, den eine Seuche befallen hat, von der ich nicht mehr genesen werde.«

DEN RICHTIGEN UMGANG FINDEN

Wie diese Veränderungen empfunden werden, ist von Mensch zu Mensch unterschiedlich. Manchen Leuten sind Runzeln im Gesicht herzlich egal. Gibt eben Wichtigeres im Leben. Andere schätzen die Alterszeichen als Persönlichkeitsmerkmale, als sichtbaren Nachweis der Freuden und Sorgen, die ihre Spuren hinterlassen haben.

DER LEBENSSTIL GIBT DAS TEMPO VOR

So individuell wie die Einstellung zum Altern ist das Tempo, mit dem diese »Seuche« (siehe Kasten) voranschreitet. Die Geschwindigkeit, mit der sich die Haut in Falten wirft, hängt nicht nur von Genen ab, sondern auch von Gewohnheiten. Als äußere Schutzhülle ist dieses Gewebe Umwelteinflüssen nämlich weit intensiver ausgesetzt als die inneren Organe. Dermatologen sprechen von der exogenen Alterung – angetrieben von Faktoren wie Sonne, Witterung, Luftverschmutzung, aber auch Rauchen oder falscher Ernährung.

STRESSFAKTOR SONNE

Die Hauptursache der extrinsischen Hautalterung ist UV-Stress. Wie groß der Einfluss der ultravioletten Strahlen auf das Erscheinungsbild ist, zeigt sich an den Körperpartien, die dem Sonnenlicht zeitlebens verborgen werden – etwa dem Po. Anders als im Gesicht oder an den Händen ist die Haut am Gesäß im Alter in der Regel noch feinporig, glatt und frei von Pigmentflecken. Beinahe schade, dass der Allerwerteste als so wenig vorzeigbar gilt …

FALTENMACHER TABAK

Auch Rauchen ist der Schönheit abträglich. Bei langjährigen Zigarettenkonsumenten, die sich pro Tag 20 Kippen anstecken, ist die Körperhülle bereits im mittleren Lebensalter um zehn Jahre mehr gealtert als bei Nichtrauchern. Schuld sind unter anderem die freien Radikalen im Tabakrauch. Sie hemmen die Neubildung der Kollagenfasern in der Lederhaut und fördern den Abbau der bestehenden Strukturproteine. Durch die verminderte Durchblutung speichert die Oberhaut überdies weniger Wasser, sie wird dünner – auch das fördert Falten.

Besonders toxisch für die Haut ist die Kombination aus Paffen und ausgiebigem Sonnenbaden. In diesem Fall addieren sich die Schäden durch Tabakrauch und UV-Strahlung nicht bloß – sie potenzieren sich geradezu. Diese beunruhigende Erkenntnis veröffentlichten Forscher der Universität Laval im kanadischen Québec 2023 im Fachjournal »Scientific Reports«.

WELCHEN BEITRAG LEISTEN DIE GENE?

Der Anteil der extrinsischen Faktoren an der Hautalterung beträgt bis zu 80 Prozent. Der Rest geht auf das Konto der Erbanlagen. Eine Reihe von DNA-Abschnitten ist bekannt dafür, dass sie zum wahrgenommenen Alter beitragen. So werden beispielsweise Menschen mit einer bestimmten Variante des MC1R-Gens, das eigentlich dafür zuständig ist, die Haarfarbe zu codieren, zwei Jahre reifer geschätzt als ihre Altersgenossen. Andere Studien zeigen, dass Kinder von Eltern, die ein hohes Lebensalter erreicht haben, jünger aussehen als ihr Passalter – auch das unterstreicht den Effekt der Veranlagung.

Hautzellen greifen auf mehr als 15 000 Gene zurück, um ihren Aufgaben nachzukommen. Zu diesen Funktionen zählen:

- sich regelmäßig erneuern
- Kollagen bilden
- Vitamin D produzieren
- Sonnenschäden reparieren und vieles mehr

Das Zusammenspiel von Genen, Umweltbedingungen und Lebensstil bestimmt also das äußere Erscheinungsbild. Welche Verhaltensweisen die Haut lange jung halten, lesen Sie ab Seite 74.

KOLLAGENER KOLLAPS IN DER LEBENSMITTE

Bleibt noch die Frage nach dem Sinn des Ganzen. Warum beschert uns die Natur bis Ende 30 oder Anfang 40 vielfach noch pralle Haut und einen glatten Teint, während sie einem wenige Jahre später zunehmend tiefere Linien ins Antlitz gräbt? Der Umstand, dass sich der optische Kurswechsel – verglichen mit den Alterungsprozessen der inneren Organe – derart rapide vollzieht, lässt nur einen Schluss zu: Der Schöpfung ist schnuppe, wie wir als Middle Ager aussehen. Jenseits des Reproduktionsalters, in dem eine jugendliche und gesunde Erscheinung als Ausweis guter Gene gilt und die Chancen erhöht, Geschlechtsverkehr zu haben, braucht es keinen sexy Glow mehr – zumindest nach den Maßstäben der Evolution. Schließlich fallen dem Menschen im Paarungssystem ab etwa 40 Jahren andere Rollen zu: nämlich Weitergabe von Wissen und Nahrungsbeschaffung. Für diese Aufgaben genügt es offenbar, dass das äußere Erscheinungsbild wiedererkennbar bleibt und sich nicht derart verändert, dass Partner und Nachwuchs das Weite suchen. Doch zum Glück sind wir diesem Mechanismus nicht hilflos ausgeliefert.

SO ALTERT DIE HAUT

Bevor es in diesem Kapitel darum geht, wie jeder seine Körperhülle jung und gesund halten kann, sind einige weitere Grundkenntnisse über den Alterungsprozess der Haut hilfreich.

Der Prozess der Hautalterung schreitet stetig voran und beginnt schon früh – in einer Zeit, in der wir meist noch gar daran nicht denken. Dabei hat jedes Lebensalter seine Eigenheiten.

ZWISCHEN 20 UND 35 JAHREN

Der Teint strahlt, die Gesichtshaut erscheint vital und elastisch. Kleinere Falten, etwa nach einer durchgemachten Nacht, verblassen schnell wieder. In den Zwanzigern ist das größte Organ des Menschen optisch auf dem Höhepunkt. Unter der Oberfläche verändert sich aber bereits unmerklich seine Struktur. Ab Mitte 20 etwa setzt die genetisch bedingte Hautalterung ein. Stoffwechsel und Durchblutung nehmen etwas ab, die Zellerneuerungsrate sinkt. Die Unterhaut verliert schleichend Fett, das Bindegewebe Kollagen. Bei dem einen etwas mehr, bei anderen etwas weniger. Nach außen bleiben diese Vorgänge weitgehend unsichtbar. Dank der besseren Wasserbindungsfähigkeit erscheint die männliche Haut bis zum 30. Lebensjahr etwas straffer als die weibliche.

ZWISCHEN 35 UND 50 JAHREN

Wer das Glück hat, eine vitale und robuste Gesichtshaut zu besitzen, bleibt von äußerlichen Alterszeichen noch weitgehend verschont. Für andere heißt es: Der Rückgang von elastischen Fasern, Hautfett und Bindegewebe wird im Spiegelbild zunehmend offenbar. Dynamische Falten wie Lachfältchen oder die Zornesfalten können vergleichsweise früh auftreten. Statische Falten wie die Nasolabialfalte oder die Marionettenfalte zeigen sich erst später. Ab etwa 35 Jahren gehen die Talgdrüsen in Altersteilzeit und produzieren weniger Sebum, natürliches Hautfett. Zudem kann die Körperhülle weniger Feuchtigkeit binden. Weil der Hautbarriere nun Lipide fehlen, kann die in tiefen Hautschichten gespeicherte Feuchtigkeit schneller entweichen. Der Teint wird trockener und spröder. Männerhaut altert nun sichtbar schneller, auch weil sich ihre Hautzellen langsamer erneuern. Zunehmend hängt die optische Alterung nicht nur von Genen ab, sondern auch von äußeren Faktoren wie Tabakrauch oder Sonnenbaden.

UV-SCHUTZ HILFT

Falten und Pigmentstörungen gehen zu 80 Prozent auf das Konto der UV-Strahlung. Konsequenter Sonnenschutz hingegen bremst das Tempo der Hautalterung um ein Viertel, so eine australische Studie von 2013 mit 900 Erwachsenen unter 55 Jahren.

AB 55 JAHREN

In den folgenden Jahrzehnten legt der Reifeprozess der Haut an Geschwindigkeit zu. Die Drüsen produzieren kaum noch Talg. Enthält die Körperhülle weniger Fett, funktioniert die Hautbarriere schlechter, das Wasserbindungsvermögen sinkt. Auch die körpereigenen Feuchthaltefaktoren wie etwa Hyaluronsäure reduzieren sich weiter. Die Haut wird trockener, dünner, empfindlicher. »Anspruchsvoller«, wie Kosmetikhersteller sagen. Die Erneuerung der Epidermis dauert nun 60 bis 70 Tage statt 28 wie in jüngeren Jahren.

UNÜBERSEHBAR: ALTERSFLECKEN

Spätestens ab 60 Jahren zeigen sich an Gesicht und Handrücken zunehmend Altersflecken, weil die Steuerung der Pigmentierung nicht mehr so gut funktioniert. Frauen treffen viele dieser Prozesse leider stärker als Männer. Mit dem Rückgang des Östrogenspiegels in den Wechseljahren fällt das Hormon weg, das den Stoffwechsel der Hautzellen stimuliert. Um rund 30 Prozent nimmt das Hautkollagen in den ersten fünf Jahren nach der Menopause ab. Bei beiden Geschlechtern schrumpft in höheren Lebensjahrzehnten durch den Verlust von subkutanem Fettgewebe, aber auch von Muskulatur das Polster der Haut sichtbar: Das kann den Eindruck von Hohlwangigkeit hervorrufen. Die gute Nachricht: Nicht nur die Haut reift, sondern auch die Gelassenheit, das unvermeidliche Hautaltern als das zu sehen, was es ist: eine Äußerlichkeit.

SO ALTERT DIE HAUT

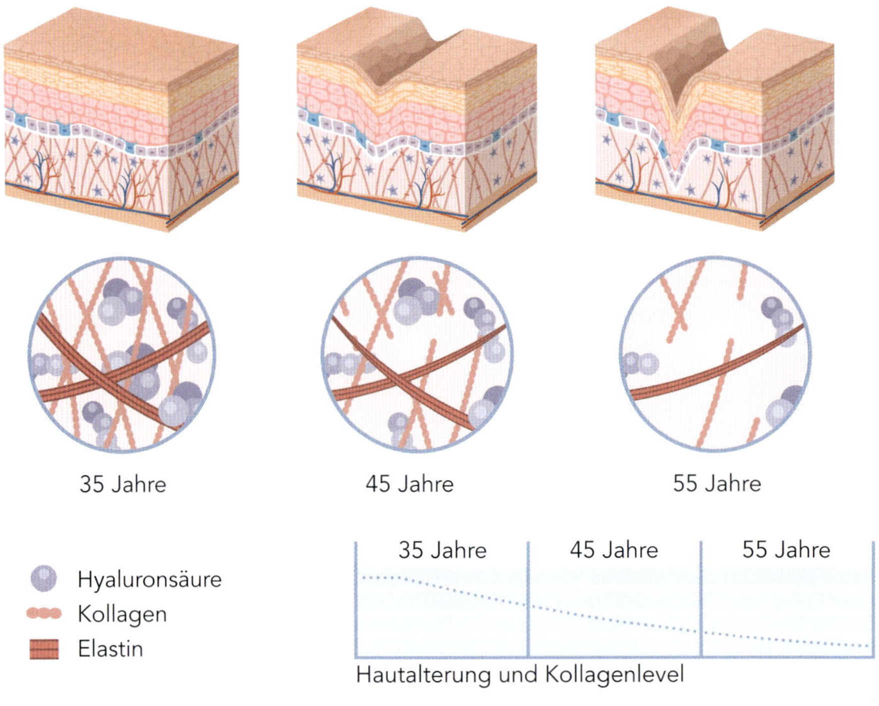

WEG MIT DEM FLECK!

Plötzlich sind sie da. Braune Male, verhornte Stellen, rote Tupfen ...

Als wären Falten nicht schon lästig genug ... Im Lauf der Jahre sammeln sich auf der Körperhülle bräunliche Pigmente, Leberflecken und ähnliche Erscheinungen an. Weil die gescheckte Haut das Licht nicht mehr so gleichmäßig reflektiert, wirkt der Teint unregelmäßig. Und dieser Verlust an Ordnung ist es, der uns älter und fahler aussehen lässt. Zum Glück können die störenden Hautveränderungen meist problemlos entfernt werden.

MUTTERMALE

Diese Hauterscheinungen (Nävi) hat nahezu jeder. Sie entstehen, wenn sich pigmentbildende Zellen wie Melanozyten und Nävuszellen vermehren. Oft sind Leberflecken angeboren, mitunter durch UV-Licht erworben. Manche Nävi könne zu Hautkrebs entarten. Menschen mit mehr als 100 Pigmentflecken haben ein sechsfach erhöhtes Risiko für bösartige Melanome im Vergleich zu Menschen mit 15 Malen. Deshalb sollte der Hautarzt Muttermale regelmäßig untersuchen – am besten nach dem Sommer, denn oft entstehen durch Sonneneinstrahlung neue Pigmentflecken.

WAS TUN?

Regelmäßig beim Dermatologen kontrollieren und auffällige Muttermale vorsorglich entfernen lassen. Bedenklich sind vor allem die dunklen, über fünf Millimeter großen und unregelmäßig geformten Nävi. Wird ein Muttermal dicker, wächst plötzlich oder blutet, ist Eile geboten. Kleinere und deutlich begrenzte Male, die keine großen Farbunterschiede aufweisen, sind harmlos. Um keine Narben zu hinterlassen, werden sie in aller Regel nicht entfernt.

ALTERSFLECKEN

Fast jeder über 60 Jahren besitzt diese bräunlichen, linsenförmigen Stellen (Lentigo solaris). Wie Muttermale und Sommersprossen zählen sie zu den Pigmentflecken. Sie entstehen, weil die Haut das beim Bräunen eingelagerte Melanin nicht mehr vollständig abbaut. Zurück bleiben hell bis dunkelbraune Hautveränderungen vor allem auf Handrücken, Unterarmen, Gesicht und Dekolleté – also an Stellen, die häufig der UV-Strahlung ausgesetzt sind. Ihre Größe kann zwischen zwei Millimetern und einigen Zentimetern variieren.

WAS TUN?

Sonnenflecken müssen aus medizinischer Sicht nicht behandelt werden. Wer sich aus kosmetischen Gründen an ihnen stört, kann mehrere Möglichkeiten nutzen, sie entfernen zu lassen: Bleichcremes, verschiedene Peeling- und Lasermethoden oder Vereisung mit Kälte (Kryotherapie) sind im Angebot von Hautärzten und Schönheitsindustrie. Bester Zeitpunkt für die Beautytherapie ist im Winter, wenn die behandelten Stellen nicht der Sonne ausgesetzt sind.

WEISSFLECKEN

Sonne hinterlässt auf der Haut auch weiße Spuren. Die hellen Flecken bilden sich, wenn ein Übermaß an UV-Strahlung die Melanin-produzierenden Zellen zerstört hat. (Melanin sind die Pigmente, die über die Färbung von Haut, Haar und Augen bestimmen. Es gibt sie von dunkelbraun bis schwarz sowie von gelblich bis rötlich.) Bräunt sich im Sommer die Haut an Armen und Beinen, werden die hellen Spots dezent sichtbar. Die sogenannten Hypopigmentierungen sind harmlos.

WAS TUN?

Nichts. Die weißen Flecken müssen und können nicht entfernt werden. Wer sich daran stört, kann zum Abdecken punktuell Selbstbräuner auftragen.

KIRSCHANGIOME

Wie mit einem roten Filzstift hingetupft wirken diese erhabenen Hautmale. Bei Menschen mit entsprechender Veranlagung mehren sich die harmlosen Blutschwämmchen ab etwa 35 Jahren. Dann wird das Bindegewebe schwächer und Blutgefäße, die sich normalerweise in einer stabilen, elastischen tieferen Hautschicht befinden, steigen nach oben. Das passiert vor allem am Rumpf. Frauen sind häufiger von dieser Hauterscheinung betroffen, die auch als tardives oder eruptives Hämangiom bezeichnet wird.

WAS TUN?

Wer sich an den roten Tupfen stört, kann sie mit einem Gefäßlaser narbenlos veröden lassen. Auch das Vereisen mit einem Kältestift (Kryotherapie) oder ein kleiner chirurgischer Eingriff beseitigen die Hämangiome.

AKTINISCHE KERATOSEN

Rötliche, raue Hautstellen etwa an Stirn, Ohrmuschel oder Glatze, die sich anfühlen wie Schmirgelpapier und später verhornen, deuten auf eine Vorstufe zum hellen Hautkrebs hin. Ursache für die Läsionen ist eine intensive Sonnenbestrahlung über Jahre. Das UV-Licht schädigt das Erbgut der Hautzellen in der Epidermis, die Hornhautzellen vermehren sich unorganisiert, die Hornschicht verdickt. Die Erkrankung betrifft bevorzugt helle Hauttypen und entwickelt sich meist ab 50 Jahren. Bei einem von zehn Betroffenen geht die aktinische Keratose irgendwann in einen Plattenepithelkrebs über.

WAS TUN?

Die Hautveränderungen müssen behandelt werden. Es gibt eine Reihe von Therapien, je nach Schweregrad und betroffener Körperregion. Infrage kommen zum Beispiel das Abtragen per Laser, die chirurgische Entfernung mit Skalpell oder Kürette, eine lokale Immuntherapie mit einer Salbe, ein chemisches Peeling oder die photodynamische Therapie.

GEFÄHRLICHE STELLEN – KREBS?

Tumoren der Haut machen sich in vielen Formen und Größen bemerkbar. Das erschwert es, sie zu erkennen.

HELLER HAUTKREBS

Diese Krebsform kann aussehen wie kleine Knötchen, die langsam wachsen, aber auch wie offene Geschwüre, derbe oder narbenartige Veränderungen oder schorfige Hautstellen, die wochenlang nicht heilen. Hauptursache ist UV-Strahlung, deshalb treten diese Veränderungen meist an Gesicht, Kopf, Hals oder Handrücken auf. Farblich hebt sich weißer Hautkrebs kaum von normaler Haut ab. In fortgeschrittenen Fällen kann er leicht bluten oder nässen. Ärzte unterscheiden zwei Arten: das Basalzellkarzinom (Basaliom) und das Plattenepithelkarzinom (Spinaliom). Beide wachsen langsam und bilden höchst selten Metastasen.

SCHWARZER HAUTKREBS

Ganz anders der schwarze Hautkrebs (Melanom). Diese Variante ist gefürchtet, weil sie sehr früh in den Körper streut. In so einem Fall sinken die Heilungschancen. Zum Glück werden zwei von drei Melanomen im Frühstadium erkannt. Meist fallen die betroffenen Stellen auf, weil sich ein Muttermal verändert oder weil ein Leberfleck neu entsteht. Ein typisches malignes Melanom sieht aus wie ein dunkler oder schwarzer Fleck. Es kann aber auch grau, bläulich-violett oder rötlich erscheinen und die Form eines leicht erhabenen Knötchens annehmen. Bei Frauen tritt der schwarze Hautkrebs am häufigsten an Beinen und Hüfte auf, bei Männern an Bauch und Rücken. Menschen mit heller Haut oder besonders vielen Muttermalen haben ein erhöhtes Risiko, zu erkranken.

SCHWARZEN HAUTKREBS ERKENNEN

Je eher schwarzer Hautkrebs bemerkt wird, desto besser die Aussichten auf Heilung. Ab 35 haben gesetzlich Versicherte alle 2 Jahre Anspruch auf eine Früherkennungsuntersuchung. Dabei inspiziert der Haus- oder Hautarzt die Körperhülle auch auf Basaliome und Spinaliome. Zusätzlich zum Profi-Checkup sollte jeder seine Haut regelmäßig selbst auf verdächtige Leberflecke prüfen. Ein gesundes Muttermal ist normalerweise rund oder oval, mit klaren und gleichmäßigen Grenzen. Zeigt sich mindestens eine der folgenden Auffälligkeiten (ABCDE-Regel), sollte sich ein Arzt den Hautfleck bald ansehen:

Asymmetrie: ungleichmäßige Form, weder rund noch oval

Begrenzung: verwaschene, gezackte oder unebene und raue Ränder

Color: unterschiedlich Farbtöne in einem Pigmentmal

Durchmesser: mehr als 5 Millimeter

Erhabenheit: der Fleck ragt mehr als 1 Millimeter über das Hautniveau hinaus

DIE HAUT UNTER DER LUPE

Die Haut ist mit bis zu zwei Quadratmetern Oberfläche das größte Einzelorgan des Menschen.

Je nach Körperregion ist die Haut des Menschen zwischen einem und vier Millimeter dick. Sie besteht aus drei unterschiedlichen Schichten: Oberhaut *(Epidermis)*, Lederhaut *(Dermis)* und Unterhaut *(Subcutis)*. Jede dieser Etagen hat andere Aufgaben und Eigenschaften.

OBERHAUT

Die Epidermis *(griech. epi: »auf« und dermis: »Haut»)* ist der Schutzschild des Menschen. Sie bewahrt den Körper vor Schadstoffen, Erregern, UV-Strahlen, aber auch vor Flüssigkeitsverlust. Gerade mal 0,1 Millimeter dick, besitzt die Oberhaut weder Blutgefäße noch Nerven. Zu 90 Prozent besteht sie aus einer Hornschicht, aufgebaut aus Keratinozyten, die das Protein Keratin produzieren. Diese Zellen wandern innerhalb von vier Wochen an die Hautoberfläche, verhornen, sterben ab und lösen sich schließlich von der Haut. Auf diese Weise erneuert sich die Oberhaut 24/7. In der unteren Schicht der Epidermis sitzen die pigmentbildenden Melanozyten. Diese Zellen produzieren das Melanin, das für Hautfarbe und Bräunung verantwortlich ist.

LEDERHAUT

Die Dermis verleiht der Haut Elastizität und Festigkeit. Die wichtigsten Stützfasern bestehen aus zugfestem Kollagen und dehnfähigem Elastin. Diese Fasern betten sich in eine gelartige, Hyaluronsäure-haltige Grundsubstanz, die ein hohes Feuchtigkeitsbindevermögen besitzt. In dieser Mittelschicht liegt auch ein Netz aus Haarfollikeln, Schweiß- und Talgdrüsen, Blut- und Lymphgefäßen sowie Muskelzellen. Als Zuständige für das Empfinden von Temperatur, Schmerz, Berührung und Vibrationen birgt die Lederhaut zudem Nervenfasern und Rezeptoren. Das Wort »Lederhaut« rührt übrigens daher, dass diese Schicht bei tierischen Häuten nach dem Gerben das Leder liefert. Vom Alterungsprozess ist die Dermis besonders stark betroffen.

UNTERHAUT

Diese innere Hautschicht (Subcutis) besteht aus lockerem Bindegewebe, das die darüberliegende Epidermis und Dermis mit den darunter befindlichen Körperteilen verbindet, also etwa mit Muskeln, Sehnen und Bändern. Im Bindegewebe eingelagert befinden sich unterschiedlich große Fettzellen, ja nach Körperregion und Ernährungszustand. Die Subcutis wird deshalb auch als Unterhautfettgewebe bezeichnet. Entsprechend kann die Dicke der Unterhaut weniger als einen Millimeter bis mehrere Zentimeter betragen. Das Fettgewebe speichert Energie, schützt den Körper vor Kälte und puffert Stöße ab.

DER AUFBAU DER HAUT

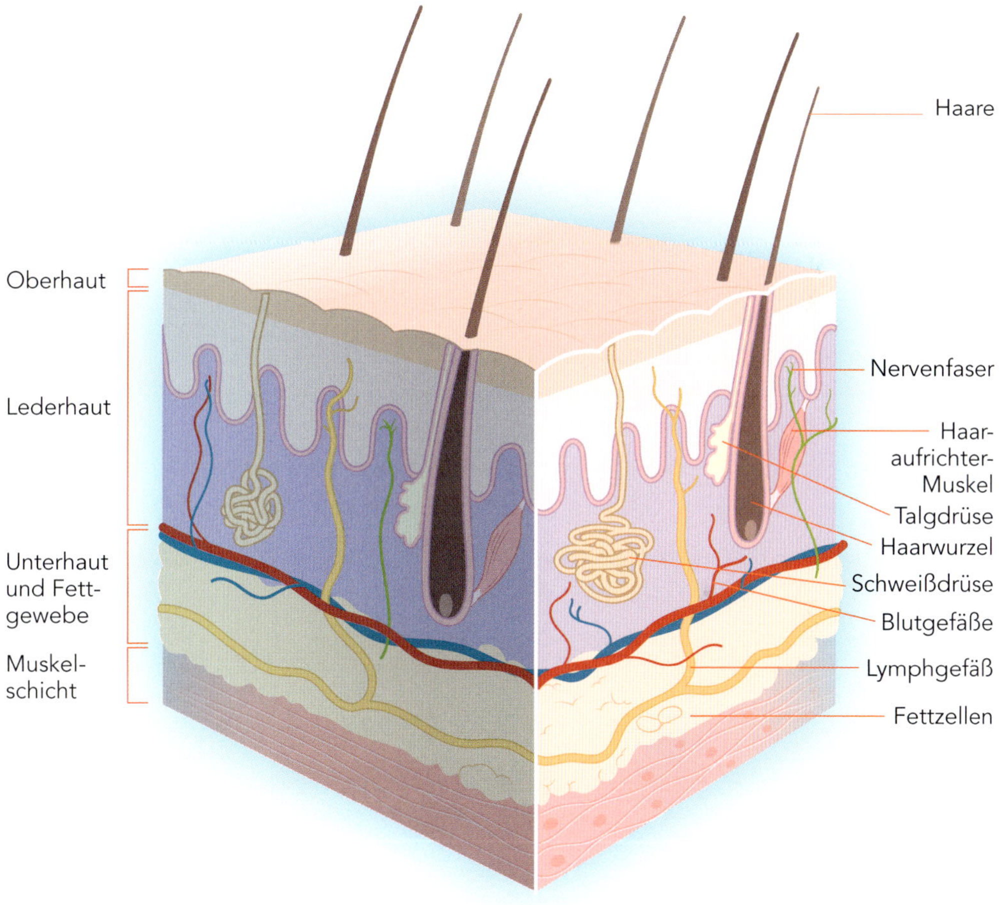

IM CHECK: WIE ALT IST MEINE HAUT?

Spieglein, Spieglein an der Wand ... Wer das biologische Alter seiner Körperhülle wissen will, hat mehrere Möglichkeiten. Er kann sein Ebenbild befragen, eine Hautanalyse beim Dermatologen machen lassen – oder unseren Selbsttest zurate ziehen.

Je nach Körperregion schreiten Falten, Flecken und Dellen unterschiedlich schnell voran. An sonnengeschützten Arealen läuft der Verschleiß der äußeren Hülle viel langsamer ab als an Händen oder im Gesicht. Dort beschleunigen exogene Faktoren die Alterung. Doch was genau lässt die Haut eigentlich »reif« aussehen, wie es die Beautyindustrie so dezent formuliert?

Im Gesicht zeigen sich die Zeichen der Zeit vor allem an diesen charakteristischen Symptomen: Falten und Linien, raue Textur, vergrößerte Poren, Pigmentflecken, Wangensenkung (»Sagging effect«) sowie Fettpölsterchen an Kinn und Hals.

Wer es über die Spiegelbild-Befragung hinaus genauer wissen will, kann sein biologisches Hautalter auch mit einigen speziellen Verfahren bestimmen:

FRAGEBOGEN ZU DEN ALTERUNGSFAKTOREN

Dieser von der Berliner Dermatologin Yael Adler entwickelte Selbsttest (siehe Seite 71) ermöglicht eine umfassende Einschätzung des Hautalters. In die Auswertung fließen neben Lebensstilfaktoren und Hautelastizität (»Snap-Test«) auch der Zustand der Haare sowie Ernährungsgewohnheiten und relevante Blutwerte ein. Das Ergebnis ersetzt zwar keine professionelle medizinische Beratung, bietet aber eine gute Orientierung.

COMPUTERGESTÜTZTE HAUTANALYSE

Manche Hautärzte und Kosmetikerinnen bieten an, das biologische Hautalter per computergestützten Hautanalyse-Systemen mit Skin-Kamera zu ermitteln. Dazu wird das ungeschminkte Gesicht mit einer hochauflösenden Kamera fotografiert, die mit einer speziellen Software gekoppelt ist. Das System erfasst Faltentiefe, Sonnenschäden, Unebenheiten, Poren und weitere Hautprobleme. Gedacht ist die Analyse, um Patienten über den Zustand ihrer Körperhülle aufzuklären und ihnen eine individuelle kosmetische oder dermatologische Behandlung anzubieten. Manche Geräte sind darüber hinaus in der Lage, eine Verjüngung oder Alterung des Gesichts zu simulieren. Hautärzte setzen solche Bildanalysesysteme auch zum Hautkrebsscreening ein.

SELBSTTEST ZUR HAUTALTERUNG

Wenn Sie die Fragen des von der Berliner Dermatologin Yael Adler entwickelten Selbsttests sorgfältig beantworten, erhalten Sie eine ungefähre Einschätzung Ihres Hautalters.

1. Snap-Test: Wie lange dauert es, bis Ihr Unterlid nach leichtem Ziehen zurückspringt?

ⓐ Mehr als 3 Sekunden
ⓑ Zwischen 2 und 3 Sekunden
ⓒ Weniger als 2 Sekunden

2. Wie oft setzen Sie Ihre Haut direkt der Sonne aus?

ⓐ Täglich für mehrere Stunden
ⓑ Mehrmals pro Woche
ⓒ Nur gelegentlich
ⓓ Fast nie

3. Verwenden Sie Sonnenschutzmittel mit hohem Lichtschutzfaktor (LSF 30 oder höher) und zusätzliche Maßnahmen wie UV-Schutzkleidung, Hut und Sonnenbrille?

ⓐ Nie
ⓑ Nur im Sommer oder bei intensivem Sonnenkontakt
ⓒ Häufig, aber nicht täglich
ⓓ Täglich, auch an wolkigen Tagen

4. Rauchen Sie oder haben Sie in der Vergangenheit geraucht?

ⓐ Ja, aktuell
ⓑ Ja, in der Vergangenheit, aber nicht mehr
ⓒ Gelegentlich
ⓓ Nie

5. Wie oft trinken Sie Alkohol?

ⓐ Täglich oder fast täglich
ⓑ Mehrmals pro Woche
ⓒ Selten (weniger als einmal pro Woche)
ⓓ Nie

6. Haben Sie folgende Hautprobleme?

ⓐ Scheckige Haut (Flecken braun, weiß, rot)
ⓑ Rauigkeiten auf den »Sonnenterrassen«, die nicht mehr abheilen (aktinische Keratosen/Hautkrebsvorstufen)
ⓒ Schon einmal Hautkrebs gehabt (weißen oder schwarzen Hautkrebs)
ⓓ Nein, keine der oben genannten Probleme

7. Wie viel Wasser trinken Sie pro Tag?

ⓐ Weniger als 1 Liter
ⓑ 1 bis 1,5 Liter
ⓒ 1,5 bis 2 Liter
ⓓ Mehr als 2 Liter

8. Schlafen Sie ausreichend (mindestens 7 Stunden pro Nacht)?

ⓐ Fast nie
ⓑ Selten
ⓒ Häufig
ⓓ Fast immer

9. Haben Sie eine genetische Veranlagung zu vorzeitiger Hautalterung (z.B. bei Eltern oder Geschwistern)?

ⓐ Ja, stark ausgeprägt
ⓑ Ja, moderat ausgeprägt
ⓒ Kaum oder gar nicht
ⓓ Nein

10. Haben Sie in den letzten Jahren einen merklichen Haarausfall festgestellt?

ⓐ Ja, deutlicher Haarausfall
ⓑ Ja, leichter Haarausfall
ⓒ Kaum Haarausfall
ⓓ Nein, kein Haarausfall

11. Wie würden Sie die Dicke Ihrer Haare einschätzen im Vergleich zu früher?

ⓐ Sehr dünn
ⓑ Eher dünn
ⓒ Normal
ⓓ Dick

12. Wie würden Sie die Dichte Ihrer Haare einschätzen im Vergleich zu früher?

ⓐ Sehr licht
ⓑ Eher licht
ⓒ Normal
ⓓ Sehr dicht

13. Achten Sie darauf, viele Ballaststoffe Sie zu sich zu nehmen (zum Beispiel Vollkornprodukte, Gemüse, Obst)?

ⓐ Nein, selten
ⓑ Gelegentlich
ⓒ Häufig, aber nicht täglich
ⓓ Ja, täglich

14. Konsumieren Sie regelmäßig bunte Pflanzenfarbstoffe (zum Beispiel Beeren, grünes Blattgemüse, Karotten, Tomaten)?

ⓐ Nein, selten
ⓑ Gelegentlich
ⓒ Häufig, aber nicht täglich
ⓓ Ja, täglich

15. Achten Sie auf eine ausreichende Eiweißzufuhr (zum Beispiel aus Fleisch, Fisch, Eiern, Vollkorn, Soja, Hülsenfrüchten, Nüssen)?

ⓐ Nein, selten
ⓑ Gelegentlich
ⓒ Häufig, aber nicht täglich
ⓓ Ja, täglich

16. Haben Sie Werte wie Eisen, Zink, Selen, Omega-3, Vitamin D, B-Vitamine oder die Schilddrüsenfunktion überprüfen lassen und bei Mangel gegebenenfalls Nahrungsergänzungsmittel genommen?

- ⓐ Nein, nie
- ⓑ Ja, vor langer Zeit, keine Ergänzungen genommen
- ⓒ Ja, gelegentlich getestet, aber keine regelmäßige Ergänzung
- ⓓ Ja, regelmäßig getestet und Ergänzung bei Bedarf genommen

AUSWERTUNG

Für jede Antwort wird eine Punktzahl vergeben:

Snap-Test (Frage 1):
- ⓐ 3 Punkte
- ⓑ 2 Punkte
- ⓒ 0 Punkte

Alle anderen Fragen:
- ⓐ 3 Punkte
- ⓑ 2 Punkte
- ⓒ 1 Punkt
- ⓓ 0 Punkte

PUNKTWERT-KATEGORIEN

0 bis 19 Punkte: Ihr Hautalter ist wahrscheinlich jünger oder entspricht Ihrem biologischen Alter.

20 bis 29 Punkte: Ihr Hautalter könnte leicht erhöht sein.

30 bis 39 Punkte: Ihr Hautalter könnte signifikant älter sein als Ihr biologisches Alter.

40 bis 48 Punkte: Ihr Hautalter liegt wahrscheinlich deutlich über Ihrem biologischen Alter.

SCHÖNHEIT VON INNEN

Das Bindegewebe altert in der Tiefe. Von außen ist es nicht zu erreichen. Wer die Haut von innen verjüngen will, muss deshalb auf die richtige Ernährung setzen.

Innerhalb eines Monats erneut sich äußere Hautschicht komplett. Für diese Häutung braucht die Epidermis Baustoffe sowie Energie. Wer sich die richtigen Mineralien, Vitamine und Antioxidantien auf den Teller holt, bringt den Hautstoffwechsel in Topform. Die Vitalstoffe unterstützen den Aufbau von kollagenen Fasern, fördern die Zellerneuerung und schützen vor UV-Strahlung. Besonders groß ist der Anti-Aging-Effekt folgender Lebensmittel:

TOMATEN

Öfter mal rot sehen! Tomaten sind essbarer Sonnenschutz. Ihr Farbstoff Lykopin dämpft die schädigende Wirkung von UV-Licht. Erhitzt, in konzentrierter Form und zusammen mit etwas Öl oder Butter genossen nimmt der Körper den fettlöslichen Pflanzenstoff sogar noch besser auf als roh. Mit rund 20 Milligramm Lykopin pro 100 Gramm enthält Tomatensoße deshalb mehr als die doppelte Menge im Vergleich zu frischen Tomaten. Probanden, die in einer Studie täglich 40 Gramm Tomatenpaste futterten, zusammen mit einem Schuss Olivenöl, spannten nach 10 Wochen quasi einen körpereigenen Sonnenschirm auf, der einem LSF von 2 bis 3 entsprach.

EIER

Eine gesunde Haut braucht Proteine, um Bindegewebe aufzubauen und straff zu halten. Täglich mindestens 1 Gramm Eiweiß pro Kilogramm Körpergewicht, so lautet die Faustregel für starke Stützfasern. Der Nährstoff liefert Aminosäuren, also Eiweißbausteine, die nötig sind, um das Kollagengerüst zu bilden. Je stärker diese Struktur, desto straffer die Haut. Hauptbestandteil von Kollagen sind die Aminosäuren Glycin, Prolin und Hydroxyprolin. Tierische, aber auch pflanzliche Proteinquellen versorgen den Körper mit Eiweiß und somit Kollagen: nicht nur Hühnerei, Fleisch, Fisch und Milch, sondern unter anderem auch Linsen, Reis, Haferflocken oder Walnüsse sind hervorragende Eiweißspender.

HAFERFLOCKEN

Starten Sie den Tag mit vier, fünf Esslöffeln Getreideflocken. Die darin enthaltenen Mikronährstoffe Biotin, Zink und Silicium kommen dem Aufbau von Keratin sowie Kollagen zugute. Außerdem füttern die löslichen Ballaststoffe im Hafer, die Betaglucane, nützliche Darmbakterien. Über die Darm-Haut-Achse (siehe Seite 105) stärken die im Dickdarm angesiedelten Mikroorganismen die Körperhülle von innen – etwa indem sie das Immunsystem der Haut unterstützen. Auch Zwiebeln, Lauch, Knoblauch und Hülsenfrüchte enthalten Ballaststoffe, die die Darmflora nähren.

GRÜNTEE

Das antientzündliche Asiagetränk funktioniert wie sanfte Hautkosmetik von innen. Ein Liter Grüntee, täglich getrunken, zeigt nach drei Monaten einen Verjüngungseffekt auf mehreren Ebenen: Die Haut ist um 6 Prozent elastischer, die Feuchtigkeit nimmt um 17 Prozent zu, die Barrierefunktion wird um 12 Prozent verbessert. Herausgefunden haben das Wissenschaftler der Universität Witten/Herdecke.

LACHS

Meeresflössler wie Lachs, Thunfisch und Hering sind reich an Omega-3-Fettsäuren, die nach einer im »Journal of Dermatological Science« veröffentlichten Arbeit die Hautalterung bremsen. Für die Studie füllten 2919 Probanden einen Ernährungsfragenbogen aus. Ohne die individuelle Fettsäurezufuhr zu kennen, beurteilten auf Hautalterung spezialisierte Forscher den Zustand der Haut. Dabei zeigte sich: Je besser die Versorgung mit Omega-3-Fettsäuren, desto flacher die Hautfalten.

PAPRIKA

Ihr Vitamin C macht Gemüsepaprika, aber auch Zitrusfrüchte, Brokkoli oder Erdbeeren wertvoll für unsere Schutzhülle. Als Co-Faktor der Kollagensynthese sorgt der Vitalstoff dafür, dass die Aminosäuren, die das Kollagen aufbauen, aneinanderhaften. Kein Vitamin C – keine straffe Haut. Zusätzlich fängt Vitamin C als Antioxidans freie Radikale ein, die Tag für Tag auf unsere äußere Hülle einwirken und sie schneller altern lassen. Und es bremst die Bildung des braunen Hautfarbstoffs Melanin, der für Pigment- und Altersflecken verantwortlich ist.

MANDELN

Ein täglicher Mandelsnack reduziert Hautfalten binnen sechs Monaten um 16 Prozent, so eine 2021 im Fachblatt »Nutrients« veröffentlichte Studie mit Frauen nach der Menopause. Unregelmäßigkeiten in der Hautpigmentierung gingen sogar um 20 Prozent zurück. Verantwortlich dafür ist unter anderem das Vitamin E der Schalenfrüchte. Das Anti-Aging-Vitamin hemmt die Kollagenasen, also Enzyme, die das Strukturprotein abbauen, und stabilisiert dadurch Kollagen, Keratin und Elastin. Außerdem schützt es die Kollagenfasern vor freien Radikalen. Vitamin E steckt auch in Haselnüssen, Walnüssen, Weizenkeimöl und Olivenöl.

MÖHRENSAFT

Täglich ein Glas Möhrensaft mit ein paar Tropfen Olivenöl oder Leinöl! Dieser Schönheitstrank liefert 15 Milligramm Betacarotin, einen natürlichen Farbstoff, der sich in die Oberhaut einlagert. Die leichte Färbung verbessert das Abwehrverhalten der Haut gegen UV-Strahlen. Der hauteigene Sonnenschutz verlängert sich so um das Zweifache. Zudem wirkt die Vitamin-A-Vorstufe antioxidativ auf die Haut. Die Berliner Charité hat nachgewiesen, dass Menschen mit einem hohen Spiegel an Radikalenfängern jünger aussehen. Antioxidantien verstecken sich vor allem in leuchtend buntem Obst, Gemüse und Gewürzen.

DER HAUTKNIGGE

Das Richtige tun, das Falsche lassen. Wer dieses Motto beherzigt, bremst den Alterungsprozess der Haut und gibt dem Organ die Chance, seine Selbstheilungskräfte zu aktivieren.

Mit dem richtigen Know-how lässt sich die natürliche Hautalterung wirkungsvoll bremsen und teilweise sogar umkehren. Denn selbst wer mit Gelassenheit auf die Spuren des Lebens blickt, will sich in seiner äußeren Hülle wohlfühlen. Und das in jedem Alter: auch mit 60, 80 oder gar 100 Jahren.
Zudem geht es beim Thema Hautalterung nicht ausschließlich um Fragen der Optik. Wer auf seine Fassade achtet, schützt sich auch vor Erkrankungen, die mit reifer Haut in Verbindung stehen. Bereits ab 50 Jahren steigt das Risiko für hellen Hautkrebs an. Auch bei schwarzem Hautkrebs, dem malignen Melanom, nimmt die Erkrankungshäufigkeit mit dem Alter zu. Der fortschreitende Alterungsprozess der Haut ist jedoch kein unaufhaltbares Schicksal. Neben den Genen und äußeren Einflüssen, die wir nicht oder kaum beeinflussen können, spielt der Lebensstil eine wichtige Rolle. Hier die wichtigsten Dos and Dont's für eine gesunde und straffe Haut.

DO: SPORT

Ausdauertraining wie Joggen, Radeln oder Wandern aktiviert das Herz, stärker zu pumpen. Die Gefäße erweitern sich, die Haut wird besser durchblutet und mit Nährstoffen versorgt. Das Krafttraining zu Hause oder im Fitnessstudio formt die Muskulatur – das strafft die Körpersilhouette optisch.

DON'T: ZUCKER

Zu viel Kuchen, Kekse, Limo und Weißbrot beschleunigen die Alterungsprozesse der Haut. Grund ist ein Mechanismus, der sich Glykierung nennt. Ist der Blutzuckerspiegel durch den Ansturm von schnellen Kohlenhydraten ständig zu hoch, heften sich die reaktionsfreudigen Zuckermoleküle an die kollagenen und elastischen Fasern des Bindegewebes. Als Ergebnis entstehen sogenannte fortgeschrittene Verzuckerungsendprodukte, kurz AGEs. Die AGEs lassen das Kollagen-Elastin-System verhärten und brüchig werden.

DO: HAUTKONTAKT

Kuschel mal wieder! Körperliche Nähe baut das Stresshormon Cortisol ab und setzt das Wohlfühlhormon Oxytocin frei. Die Entzündungsaktivität sinkt, auch in der Haut. Verordnen Sie sich also Streicheleinheiten.

HAUTPFLEGE MIT LUSTFAKTOR

Sex wirkt geradezu wie ein Jungbrunnen für das Erscheinungsbild: Das Hormonfeuerwerk und die verbesserte Durchblutung bringen den Teint zum Strahlen.

DON'T: DIÄTEN

Purzeln die Kilos bei Abnehmen zu schnell oder sehr stark, fällt es den Strukturfasern der Haut schwer, mit dem Volumenverlust mitzuhalten. Die Körperhülle wirkt welk und schlaff. Der Effekt ist neuerdings auch als »Ozempic Face« bekannt, nach der gleichnamigen Abnehmspritze. Das Medikament lässt das Unterhautfettgewebe so schnell schmelzen, dass es der Gesichtshaut schwerfällt, mitzuhalten. Die erschlankten Nutzer wirken um Jahre gealtert. Wer hingegen maximal ein Kilogramm Übergewicht pro Woche verliert, gibt der Haut ausreichend Zeit, sich anzupassen.

DO: WECHSELDUSCHEN

Warm-kalt-Güsse fördern die Durchblutung und trainieren die Kapillargefäße, sich schnell an wechselnde Reize anzupassen. Das unterstützt ein gesundes Bindegewebe. Auch die Immunabwehr der Haut wird gestärkt. So geht's: Mit einer ausgiebigen warmen Dusche beginnen, dann für eine Minute zu kühlem Wasser wechseln und das Ganze wiederholen. Anfänger beginnen die Kälte-Challenge an Händen und Füßen und arbeiten sich dann über Arme und Beine zur Körpermitte vor.

DON'T: ALKOHOL

Zu viel Bier oder Wein entzieht der Haut auf Dauer Feuchtigkeit, vergröbert die Poren und fördert die Talgproduktion. Der Teint erscheint unrein und älter. Bei starkem Alkoholkonsum können sich die Blutgefäße im Gesicht erweitern. Wer nicht auf das Feierabendbier oder das Glas Wein zum Essen verzichten mag, sollte hin und wieder eine Alkoholpause einlegen – das hilft der Haut, sich zu regenerieren.

TIPP

Schlafen Sie auf dem Rücken, die Haut entspannt so besser und das Gesicht zerknittert nicht.

DO: SCHLAF

Gönnen Sie sich ausreichend Schlaf, am besten zwischen sieben und acht Stunden. In dieser Zeit schalten Körper und Haut in den Regenerationsmodus. Die im Tiefschlaf ausgeschütteten Wachstumshormone boosten die Reparatur von DNA-Schäden in den Hautzellen. Auch das Dunkelheitshormon Melatonin, ein starkes Antioxidans, neutralisiert die Folgen von Hautstress durch UV-Strahlung.

DON'T: RAUCHEN

Nikotin und andere Giftstoffe in Zigaretten hemmen die Kollagenbildung in der Dermis, verringern die Durchblutung und verlangsamen die Zellteilung. Bereits im mittleren Lebensalter ist die Raucherhaut zehn Jahre vorgealtert. Die verstärkten Falten zeigen sich vor allem an Augenlidern, Nasolabialfalten und um den Mund herum.

PREISINTENSIV UND ÜBERFLÜSSIG

Teure Antifaltencremes bringen wenig – eine der Hauptaufgaben der Haut besteht schließlich darin, das Eindringen fremder Stoffe zu verhindern. Bei Beschwerden am besten die Dermatologin fragen.

DO: CREMEN

Weniger ist mehr, lautet das Motto für die Hautpflege. Salben oder Cremens gehören nur auf Areale, die trocken sind oder spannen. Die restliche Haut schafft es weitgehend alleine, ihren Feuchtigkeitshaushalt zu regulieren.

DON'T: STADTLUFT

Smog, Ruß und andere Feinstäube befördern die Entzündungsneigung der Haut. Eine Studie des Düsseldorfer Leibniz-Instituts für umweltmedizinische Forschung (IUF) mit älteren Frauen zeigte: Probandinnen, die vermehrt Schadstoffen ausgesetzt waren, entwickelten 20 Prozent mehr Pigmentflecken im Gesicht und eine tiefere Nasolabialfalte zwischen Nasenflügeln und Mundwinkeln. Metropolenbewohner benötigen deshalb eine besonders antioxidantienreiche Ernährung, die die feinstaubbedingten aggressiven Sauerstoffmoleküle in der Haut zähmt.

DO: ENTSPANNUNG

Wer Ärger hat, tut gut daran, mit Yoga, Meditation, autogenem Training oder anderen erprobten Relax-Methoden den Geist zu stärken. Stresshormone wie Cortisol schwächen nämlich auf Dauer auch die Haut. Die Talgproduktion steigt, die Barrierefunktion leidet und Kollagen wird schneller abgebaut.

AUF HARMONIE ACHTEN

Stress führt dazu, dass sich Sorgenfalten schneller in die Stirn schreiben. In einer Studie der Universitätsklinik Cleveland (US-Bundesstaat Ohio) sahen geschiedene Zwillinge zwei Jahre älter aus als ihre verheirateten, verwitweten oder alleine lebenden Geschwister.

HAUTSCHUTZ HAT PRIORITÄT

Wo viel Licht ist, ist viel Schatten nötig. Sonnenschutz ist das beste Anti-Aging-Rezept für die empfindliche Körperhülle. Konsequent betrieben kann der Hautschutz sogar Falten rückgängig machen.

Das ist nun wirklich kein Geheimnis: Wer seine sensible Hülle gesund halten will, muss sie vor zu viel Sonne bewahren. Jede Rötung, jedes Übermaß an UV-Strahlung addiert sich auf ein unkündbares, individuelles Sonnenkonto – unterm Strich steht eine lichtgeschädigte, faltenreichere und dünnere, hyperpigmentierte Haut. Weniger bekannt ist hingegen, dass sich dieser Prozess auch umkehren lässt.

SELBSTHEILUNGSKRÄFTE FÖRDERN

Die richtige Sonnenstrategie gibt der Haut die Chance, die Selbstheilungskräfte zu aktivieren. Werden neue Angriffe durch die energiereichen UV-Strahlen streng vermieden, schalten die Hautzellen in ein Erneuerungsprogramm. Statt Abwehr und Reparatur stehen Regeneration und Verjüngung im Vordergrund. Ergebnis: Bereits nach drei Monaten bessern sich bestimmte Merkmale der extrinsischen Hautalterung wie Pigmentierung, Textur, feine Linien, Unreinheiten und Hautton. Nach einem Jahr reduzieren sich Falten messbar.

KONSEQUENTER SONNENSCHUTZ

Zum Glück braucht man für dieses Anti-Aging-Programm nicht zum Grottenolm werden. Es genügt, jeden Morgen eine Sonnencreme mit LSF 30 aufzutragen. Das zeigte eine 2016 in »Dermatologic Surgery« veröffentlichte US-Studie mit 32 Frauen im Alter von 40 bis 55 Jahren. Die Teilnehmerinnen verwendeten täglich ein Sonnenschutzprodukt (eine Tagescreme) mit photostabilem UV-A- und UV-B-Filter. Die Hautcreme enthielt ansonsten keine Anti-Aging-Wirkstoffe. Die Probandinnen sollten sich zudem nicht übermäßig der Sonne aussetzen und beim Sport im Freien zu einem zusätzlichen Sonnenschutzprodukt greifen.

PIGMENTFLECKEN VERSCHWINDEN

Diese Vorgaben genügten in der Studie, um die Altersuhr in den Hautzellen rückwärts laufen zu lassen. Besonders groß war der Effekt bei den Pigmentmalen – sie verbesserten sich um 52 Prozent.

Die Studie zeigt einmal mehr, dass konsequentes Sonnenmanagement das beste Anti-Aging-Rezept für die Haut darstellt. Weder Botox noch Antifaltencremes oder Laseranwendungen können eine gute UV-Vorsorge ersetzen.

FAQ: SONNE, ABER RICHTIG!

Der richtige Umgang mit dem Lebenselixier Sonne ist entscheidend für unsere Gesundheit und unser Aussehen. Hier deshalb die wichtigsten Fragen und Antworten zum Thema Safer Sun.

WELCHE UV-STRAHLUNG IST SCHÄDLICHER, A ODER B?

Die Antwort lautet: beide. UVA-Strahlung ist der langwellige Teil der ultravioletten Strahlung, der bis in die Lederhaut wirkt und dort die elastischen Fasern des Bindegewebes zerstört. Diese solare Sendung treibt demnach vor allem die Hautalterung an. Sichtbares Zeichen ist die beschleunigte Faltenbildung. UV-B-Strahlen treffen hingegen nur die obere Schicht der Haut. Dafür sind sie energiereicher, wie jeder Sonnenbrand lehrt. Zugleich kann die UV-B-Strahlung das Erbgut der Hautzellen schädigen, indem sie im DNA-Molekül zu Strangbrüchen und Mutationen führt. Solche Defekte entstehen bereits bei geringer Sonnenexposition und lange, bevor es zu einer Hautrötung kommt.

WAS SAGT DER LICHTSCHUTZFAKTOR AUS?

Der LSF gibt an, wie viel UV-B-Schutz ein Produkt leistet, wenn es großzügig und gleichmäßig auf die Haut aufgetragen wird. Multipliziert mit der Eigenschutzzeit der Haut verrät der LSF, wie lange man sich entblößt in der Sonne aufhalten kann. Die Eigenschutzzeit wiederum hängt vom Hauttyp ab. Sie beträgt fünf bis zehn Minuten bei extrem empfindlichem und sehr hellem Teint (Hauttyp 1, »Kelte«) und bis zu 40 Minuten bei wenig empfindlichem, hellbraunem Teint (Hauttyp 4, »Südländer«). Diese Anti-Sonnenbrand-Formel ist allerdings nur eine Faustregel: Reflexionen von Wasser, Beton oder Sand, aber auch Höhenlagen intensivieren die UV-Belastung. Die Schutzdauer durch den LSF sollte höchstens zu 60 Prozent ausgeschöpft werden. Dann ist erneutes Eincremen angesagt.

WIE VIEL LSF BENÖTIGE ICH MINDESTENS?

Der Standard ist heute LSF 30. Bei Sommersprossen, heller oder sensibler Haut empfehlen Dermatologen LSF 50. Auch Strandurlauber oder andere Menschen, die sich tagsüber viel im Freien aufhalten, sind damit auf der sicheren Seite. Wichtig: dick auftragen! Um einmal den Körper einzucremen, empfehlen Experten sechs Teelöffel Sonnenschutzmittel. Sparsamkeit reduziert den Lichtschutzfilter um 50 bis 70 Prozent. Eine Extraportion benötigen die sogenannten Sonnenterrassen: also Ohren, Nase, Schultern, Dekolleté, Füße.

WIE SCHÜTZE ICH MICH NOCH?

Zwischen 11 und 15 Uhr direkte Sonne meiden, so bekommt man schon mal 75 Prozent der gefährlichen Strahlung gar nicht erst ab! Leichte Kleidung tragen, den Kopf möglichst immer bedecken.

GEZIELTE AUFBAUHILFE VON INNEN

Nährstoff-Trinkampullen mit Kollagen, Hyaluronsäure & Co sind im Trend. Die Drinks versprechen jüngere und straffere Haut binnen weniger Wochen.

In Drogerien und Apotheken füllen sie die Regale: Trinkampullen mit Kollagen-Peptiden, oft zusätzlich versetzt mit Hyaluronsäure und Ceramiden, das heißt Fettbausteinen für die Hautbarriere. Regelmäßig genossen, soll die flüssige Nahrungsergänzung die körpereigene Bildung von Kollagen und Hyaluronsäure anregen. Viele Produkte enthalten außerdem Biotin, Vitamin C, Zink und andere Mikronährstoffe, die die Hautgesundheit zusätzlich unterstützen sollen.

JUNG UND SCHÖN NACH EIN PAAR WOCHEN?

Meist werden die Ampullen als Monatspackung mit 28 Stück angeboten. Der Preis für eine Tagesration liegt zwischen einem und vier Euro. Das verwendete Kollagen stammt zumeist aus Schweineschwarten, gelegentlich auch aus Rinderspalt oder Fischhaut. Nach acht bis zwölf Wochen soll die Beautykur Fältchen reduzieren und der Haut mehr Elastizität verschaffen. Dazu werden die langen Kollagenketten, genau wie jedes andere Eiweiß, zunächst im Magen und Darm aufgespalten. Die kürzeren Stücke, Peptide genannt, bestehen dann nur noch aus drei oder zwei zusammenhängenden sowie aus freien Aminosäuren. Über die Blutgefäße gelangen die kleinen Peptide in die Haut, aber auch in andere Gewebe wie Knorpel oder Gelenke. Dort schließen sie sich wieder zu komplexen Kollagenen zusammen und sollen helfen, das Bindegewebe zu regenerieren – so der Plan. Ob das auch in der Realität funktioniert, ist offen. Große und breit angelegte Studien zu diesem Thema fehlen. Immerhin: Kleinere Untersuchungen zeigen eine gewisse Verbesserung der Faltentiefe und Hautelastizität durch die Einnahme von Kollagen-Supplementen.

DAS SONNENVITAMIN

Für eine ausreichende Vitamin-D-Versorgung reicht es, Hände, Arme und Gesicht zwei- bis dreimal pro Woche für 10 bis 20 Minuten ungeschützt der Sonne auszusetzen. Die längere Zeit ist im Frühjahr und Herbst sinnvoll, die kürzere im Hochsommer. Diese Zeitspanne genügt, damit das Provitamin D_3, das in den Hautzellen steckt, unter dem Einfluss der UV-B-Strahlung in das aktive Vitamin D_3 umgewandelt wird. Dieses Sonnenvitamin sorgt für ein stabiles Knochenskelett und stärkt Immunabwehr und Herz-Kreislauf-System. Eine Supplementierung ist im Normalfall also auch bei regelmäßigem Einsatz von Sonnenschutzmitteln nicht nötig.

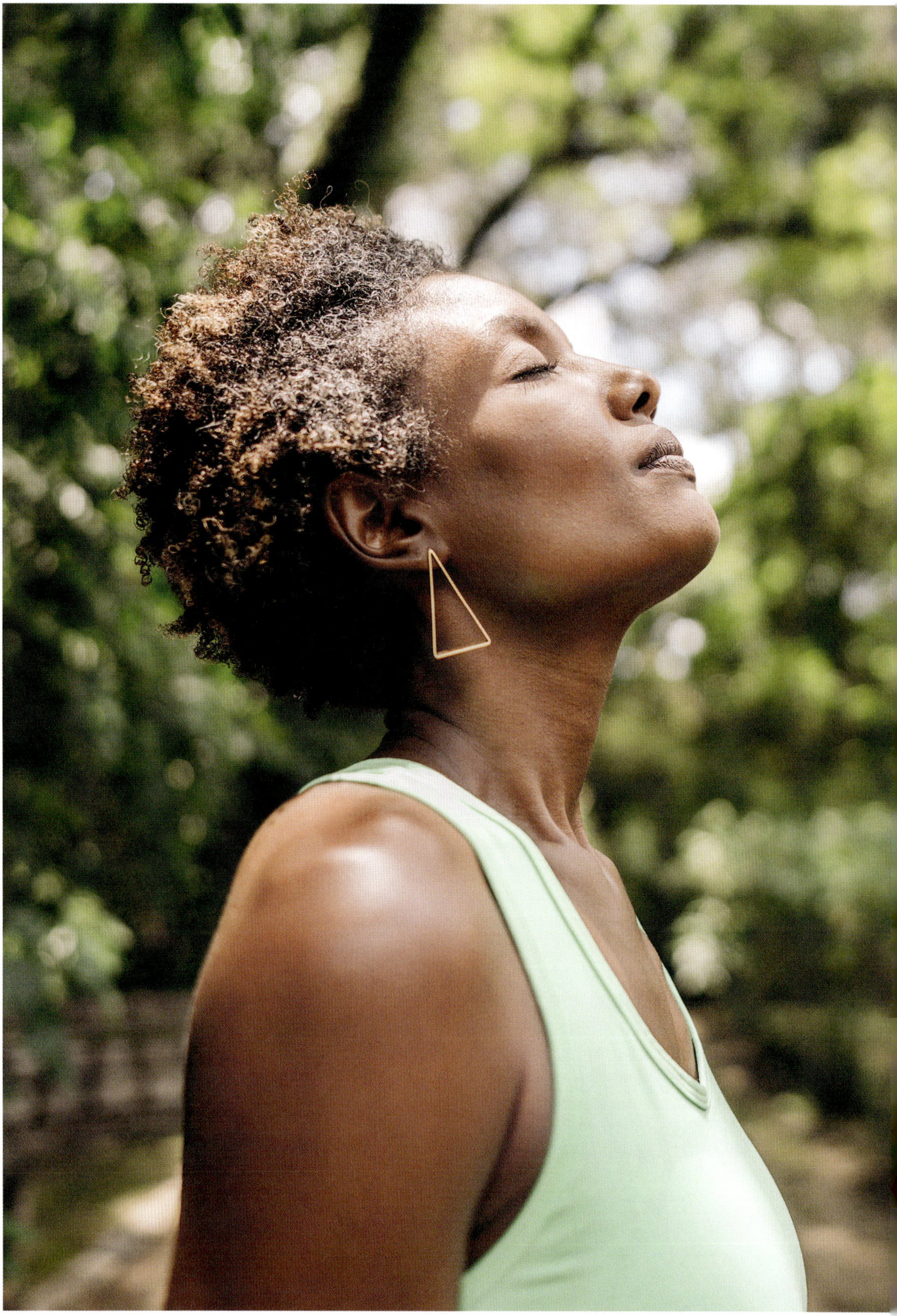

Das Atmungs-system

In vollen Zügen Kraft tanken: Gut 10 000 Liter Luft strömen täglich durch die Atemwege und versorgen den Körper mit Sauerstoff. Mit fitten Lungen sind der Leistungsfähigkeit des Körpers kaum Grenzen gesetzt.

EINFACH ATEMBERAUBEND

Luft ist Leben. Eine gesunde und widerstandsfähige Lunge sorgt dafür, dass uns das Lebenselixier Sauerstoff nicht ausgeht.

Ein, aus. Ein, aus. Ganz ohne Zutun heben und senken sich Brustkorb und Zwerchfell, dehnen sich Lungenflügel und Rippenbogen. Rund fünfzehnmal pro Minute holt ein Erwachsener Luft, 20 000-mal pro Tag. Wie von selbst fließt der Atem in den Leib und mit ihm der Sauerstoff, den Milliarden Körperzellen zur Energiegewinnung benötigen. Atmen ist die Grundlage unseres Seins, ein Lebensbegleiter. Es sekundiert den Menschen vom ersten Schrei nach der Geburt bis zum letzten Atemzug.

ALLES DREHT SICH UM DIE LUNGE

Hauptverantwortlich für diesen Prozess ist die Lunge. Hinter einem schützenden Rippenpanzer verborgen füllt das Atmungsorgan den Brustkorb aus. Wie jedes Säugetier besitzt der Mensch sogar zwei Sauerstofftanks – diese Redundanz verleiht Sicherheit. Der linke Flügel des Organpaars ist etwas kleiner als der rechte, weil er sich den Platz mit dem Herz teilen muss. Das untere Ende der Flügel liegt auf dem Zwerchfell. Dieser scheibenförmige, etwa fünf Millimeter dicke Muskel trennt den Brust- vom Bauchraum. Er ist der wichtigste Atemmuskel. Beim Einatmen zieht sich das Zwerchfell zusammen und dehnt gemeinsam mit den Rippenmuskeln die Lunge – das Organ weitet sich nach unten aus und saugt Luft an. Beim Ausatmen entspannt sich das Zwerchfell, die Atemluft strömt aus der Lunge.

INNERE WERTE

Unter ästhetischen Gesichtspunkten hat die Lunge nicht viel zu bieten. Auf Röntgenbildern ähnelt sie einem halbierten Graubrot. Dem Anatomen präsentiert sich das Organpaar als abgerundete, asymmetrische Kegel von zäher, schwammiger Konsistenz mit knorpeligem Inhalt. Aber natürlich brauchen innere Organe keine Schönheitspreise. Die Sammelbezeichnung sagt es ja schon: Es geht um die inneren Werte. Das gilt für die Lunge allzumal. Denn von ihrer Verfassung hängt die körperliche Leistungsfähigkeit ab. Ist die Luftpumpe gesund, liefert sie dem Menschen genauso viel Sauerstoff, wie sein Körper gerade braucht. Wird mehr Puste benötigt, etwa bei harter körperlicher Arbeit oder beim Sport, erhöht sich die Atemfrequenz von etwa 15 auf 40 bis 60 Atemzüge pro Minute. Auf dieser Weise fließen minütlich rund 100 Liter Luft in den Körper. Auch der Blutkreislauf kommt in Schwung, damit der Sauerstoff zu den arbeitenden Muskeln gelangt. Im Schlaf oder während einer Meditation sinkt die Atemfrequenz ab.

VORSICHT BEI KURZATMIGKEIT

Ist das Organ nicht in der Lage, ausreichend Sauerstoff zu liefern, stellt sich Atemnot ein. Kurzatmigkeit ist neben Husten und Auswurf ein typisches Anzeichen für Lungenerkrankungen wie Asthma oder COPD. Auch vielen Betroffenen, die sich mit Sars-CoV-2 infizierten, blieb etliche Wochen oder Monate lang die Luft weg. Der selbstverständliche Vorgang des Gasaustauschs wurde plötzlich zur Herausforderung.

WAS UNS DIE LUFT NIMMT

Im Normalfall werden Atemtempo und Atemtiefe vom Organismus selbst geregelt. Dabei reagiert die Respiration sensibel auf äußere oder innere Einflüsse. Wärme, Kälte, Berührungen oder die Körperhaltung wirken anregend oder hemmend auf den natürlichen Atemfluss. Selbst Düfte oder Klänge können den Atem beschleunigen, verlangsamen oder vertiefen. Zuständig dafür ist das vegetative Nervensystem, das beispielsweise Blutdruck, Herzschlag, Körpertemperatur und Verdauung steuert.

KONTROLLIERT ATMEN

Im Gegensatz zu allen anderen autonomen Grundfunktionen lässt sich das Atmen auch bewusst steuern, etwa beim Singen oder beim Luftanhalten unter Wasser. Der Umstand, dass sich die Respiration dem Willen unterwirft, spielt eine wichtige Rolle im Yoga, für die Meditation und in der psychosomatischen Medizin. Dabei geht es anders als bei der klassischen Atemtherapie – etwa für Asthmakranke – nicht darum, die Lungenfunktion zu verbessern. Vielmehr wird das bewusste Luftholen genutzt, um den Körper in einen entspannten Zustand zu versetzen. Entschleunigtes Atmen gaukelt dem Organismus vor, er schlafe: Es senkt den Blutdruck, verlangsamt die Herzfrequenz und reduziert Ängste. Asiatische Heilkünste sehen den Atem sogar als Brücke zwischen Körper, Geist und emotionalem Empfinden. Wie ich atme, so fühle ich.

UNGEBETENE GÄSTE

Zu den Besonderheiten der Atmung gehört, dass dabei eine Vielzahl unerwünschter Stoffe in den Körper gelangen. Die Luft ist Träger für Blütenpollen, Staub, Ruß, Schimmel, Viren, Pilze und Bakterien. Diese Fremdkörper können sich je nach Größe in unterschiedlichen Etagen der Atemwege niederlassen und zu Gesundheitsprobleme führen. Glücklicherweise verfügt das Atmungssystem über verschiedene Abwehrmechanismen gegen Eindringlinge:

Flimmerhärchen

Der Atemtrakt ist vom Kehlkopf bis in die Bronchien mit Millionen von kleinen, beweglichen Flimmerhärchen ausgekleidet, die von einer dünnen Schleimschicht bedeckt werden. Der Schleim hält Krankheitserreger, Staub und andere Partikel fest, die in der Lunge nichts zu suchen haben. Wie ein Besen kehren die Flimmerhärchen die Fremdkörper auf der dünnflüssigen Auflage in Richtung Rachen und Mund. Dort werden die unliebsamen Eindringlinge abgehustet oder hinuntergeschluckt und verdaut. Dieses Putzsystem nennt sich mukoziliäre Clearance *(lat. mukus: Schleim; cilia: Flimmerhaar; engl. clearance: Beseitigung, Klärung).*

Niesen und Husten

Sind die in den Körper eingedrungenen Partikel zu groß, um per mukoziliärer Clearance entfernt zu werden, treten zwei Schutzreflexe in Aktion: Niesen und Husten. Niesen reinigt die oberen Atemwege, Husten die unteren. Auch ein Überschuss an Schleim, der sich aufgrund einer Infektion gebildet hat, führt dazu, dass der Körper sich von größeren Luftvolumen befreit. Beim Hustenstoß entweicht die Luft am Kehlkopf explosionsartig mit einem Tempo von bis zu 480 Kilometern pro Stunde.

Fresszellen

Ein weiterer Abwehrmechanismus für Mikropartikel sitzt auf den Alveolen, den tiefer liegenden Lungenbläschen, die für den Gasaustausch zwischen Atemluft und Blut zuständig sind. Sie können nicht durch Zilien – die Flimmerhärchen – und Schleim geschützt werden, sonst würde der Gasaustausch behindert werden.

Stattdessen nehmen Fresszellen des Immunsystems, sogenannte Alveolmakrophagen, eingeatmeten Feinstaub auf und transportieren ihn über Blut oder Lymphe aus der Lunge ab.

HAUPTFEIND TABAKRAUCH

Dieses mehrstufige Filtersystem bietet einen effektiven Schutz vor Eindringlingen aller Art. Vorausgesetzt: Der Selbstreinigungsmechanismus wird nicht überstrapaziert oder gar lahmgelegt. Regelrecht toxisch für den Reinigungsmechanismus der Lunge ist Tabakrauch. Bereits eine einzige Zigarette lähmt die Arbeit der Flimmerhärchen für sieben bis acht Stunden. Wer jahrelang raucht, riskiert, dass die Putztruppen der Bronchien ihre Funktion dauerhaft verlieren. Wird zu viel Staub eingeatmet, kommen die Fresszellen auf den Lungenbläschen an ihre Grenzen. Bei zu hohen Konzentrationen verweilen die winzigen Partikel in der Lunge, es droht eine dauerhafte Entzündung, die in eine chronische Bronchitis mündet.

AKUTE BRONCHITIS

Kurzzeitig lähmen auch schwere Erkältungen die mukoziliäre Clearance. Eine akute Bronchitis etwa lässt die Reinigungsleistung der Atemschleimhaut auf 15 Prozent sinken – das entspricht dem Wert eines Hundertjährigen. Bei ansonsten gesunden Erwachsenen erholt sich der Abwehrmechanismus binnen weniger Wochen.

ANGRIFF DER FREIEN RADIKALEN

Eine zentrale Rolle für die vorzeitige Alterung der Lunge spielen freie Radikale. Diese Stoffwechselprodukte entstehen in geringer Menge durch körpereigene Prozesse beim Atmen; verstärkt gebildet werden sie durch Tabakrauch, Infektionen oder Luftverschmutzung. Bezeichnend für die chemischen Verbindungen ist, dass ihnen ein Elektron fehlt, was sie veranlasst, sich das negativ geladene Energieteilchen beim nächstbesten intakten Molekül zu holen. Auf diese Weise greifen freie Radikale Proteine, Zellwände und sogar die Erbsubstanz von Lungenzellen an. Übersteigt die Oxidation – so das Fachwort für den Elektronenraub – ein bestimmtes Maß, wirkt das wie ein Turbo für die Alterung von Gewebe.

Antioxidantien: Keine Chance gegen Luftschadstoffe

Im besten Fall werden die aggressiven Sauerstoffverbindungen durch das antioxidative Schutzsystem des Organismus inaktiviert. Körpereigene Enzyme und Hormone sowie Antioxidantien aus der Nahrung wie etwa Vitamin C oder Vitamin E helfen, die Zellen vor oxidativem Stress zu schützen. Doch ausgerechnet bei Luftschadstoffen scheint dieses Abwehrsystem nicht besonders gut zu funktionieren. Das fanden Forscher des Mainzer Max-Planck-Instituts für Chemie (MPIC) zusammen mit Kollegen aus Kalifornien 2021 heraus, als sie die chemischen Reaktionen simulierten, die in der Lunge beim Einatmen von Feinstaub, Ozon und Stickstoffoxiden auftreten. Diese drei Stoffe bilden die Hauptbestandteile der dicken Luft in Innenstädten. Gelangen die Schadstoffe in den Körper, kommt es im Atemtrakt zur Bildung von freien Radikalen, die sich besonders reaktiv zeigen: sogenannten Hydroxylradikalen. Diese Verbindungen sind derart aggressiv, dass sie durch Antioxidantien nicht eingefangen werden können, erkannten die Mainzer Chemiker. Der einzige Schutz vor diesen Radikalen bestehe darin, Feinstaub, Ozon und Stickstoffoxide möglichst zu meiden.

RAUS AN DIE LUFT

Die Lunge will frische, saubere Luft. Wer diese Regel beherzigt, und dazu noch einige der Anti-Aging-Strategien, die wir Ihnen ab Seite 95 vorstellen, der wird mit den biologischen Alterungsprozessen des Bronchialsystems kaum Probleme haben. Die Funktionsreserven der Lunge sind nämlich im Normalfall ausreichend groß, um reifebedingte Einbußen zu kompensieren. Durchschnittlich drei bis fünf Liter beträgt das Lungenvolumen eines jungen Erwachsenen. Davon gehen mit jedem Lebensjahr 10 bis 15 Milliliter verloren. Wer demnach mit 20 Jahren über eine maximale Vitalkapazität von 4 Litern verfügt und diesen Schatz gut hütet, dem stehen mit 70 Jahren immer noch etwa 3,5 Liter zur Verfügung. Ein verschwenderisch guter Wert!

SO ALTERT DIE LUNGE

Dank der enormen Funktionsreserven ist das Bronchialsystem selbst mit 70 oder 80 Jahren zu Topleistungen fähig. Das bedeutet allerdings nicht, dass das Atmungssystem keinen Alterungsprozessen unterworfen wäre:

- Mit den Jahren verliert die mukoziliäre Clearance an Schwung. Werden Fremdpartikel bei einem 25-Jährigen mit einem Tempo von einem Zentimeter pro Minute die Luftröhre hochtransportiert, hat sich die Schlagfrequenz der Flimmerhärchen fünf Jahrzehnte später halbiert.
- Mit der Zeit sinkt das Zwerchfell im Brustkorb geringfügig ab und verliert – wie andere Muskeln des Körpers auch – tendenziell an Kraft. Das kann die Belüftung der Lunge reduzieren. Nimmt die normale Krümmung der Brustwirbelsäule zu, was mit den Jahren häufig passiert, zieht das die Ausdehnung und Elastizität der Lunge in Mitleidenschaft.
- Weil in der zweiten Lebenshälfte die Menge an elastischen Bindegewebsfasern zurückgeht, leiert das Atemorgan ein Stück weit aus. Das Lungenbindegewebe kann sich nicht mehr so gut ausdehnen und zusammenziehen, was auf Kosten des Lungenvolumens geht.
- Mit den Jahren sinkt die Schlagkraft des Immunsystems. Seine Fähigkeit, sich gegen Viren und andere Erreger zu wehren, nimmt ab. Dieses Phänomen hat zwar nicht direkt mit der Lungenalterung zu tun, aber es betrifft das Atmungsorgan: Denn Infekte und Lungenentzündungen häufen sich im Alter. Außerdem verlaufen diese Erkrankungen meist schwerer.

SO FUNKTIONIERT DIE ATMUNG

Atmung ist ein Deal, ein Kompensationsgeschäft. Der Sauerstoff (O_2) aus der Luft wird in der Lunge gegen eine ähnlich große Menge Kohlenstoffdioxid (CO_2) ausgetauscht, das aus dem Stoffwechsel der Zellen stammt.

Die Organe, die für den Sauerstofftransport und den Gasaustausch zuständig sind, verteilen sich in unserem Körper auf mehrere Etagen. Die oberen Atemwege umfassen Nase, Rachen und Kehlkopf. Mit der Luftröhre (Trachea) beginnen die unteren Atemwege. Diese Leitung mündet nach etwa zwölf Zentimetern südwärts in das Bronchialsystem – so heißen die Luftwege der Lunge. Diese teilt sich auf in zwei Hauptbronchien, die in die beiden Lungenflügel eintreten. Wie das Geäst eines Baums verzweigen sich die Hauptbronchien zu Bronchien und Bronchiolen, immer kleiner werdenden Verästelungen, die schließlich in den Lungenbläschen (Alveolen) enden. Diese 300 Millionen Mini-Ballönchen bilden das atmende Lungengewebe. Hier findet der Gasaustausch statt.

ZUG UM ZUG: DAS LUFTHOLEN

1. Gesteuert wird die Atmung vom Atemzentrum im Hirnstamm. Dessen Neuronen überwachen den CO_2-Gehalt, den pH-Wert und den O_2-Gehalt im Blut mithilfe von Chemorezeptoren. Steigt der CO_2-Gehalt oder sinkt der O_2-Gehalt, sendet das Atemzentrum Signale über Nervenbahnen an die Atemmuskulatur.

2. Der Impuls aus dem Atemzentrum führt dazu, dass sich das Zwerchfell zusammenzieht und abflacht. Die äußeren Zwischenrippenmuskeln kontrahieren und heben den Brustkorb an.

3. Durch diese Kontraktion vergrößert sich der Brustraum. (Um einatmen zu können, muss sich die Lunge ausdehnen). Der Druck in den Lungen sinkt unter den atmosphärischen Druck.

4. Dieser Unterdruck lässt die Umgebungsluft durch Nase, Rachen, Luftröhre und Bronchien in die Lungen strömen. Die Lungenbläschen füllen sich mit Luft.

5. Von den Alveolen tritt der eingeatmete Sauerstoff in das Blut der Kapillaren über, weil der O_2-Partialdruck in den Lungenbläschen höher ist als im Blut. Umgekehrt diffundiert Kohlendioxid vom Blut in die Alveolen, weil der CO_2-Partialdruck im Blut höher ist. Der Sauerstoff wird an das Hämoglobin in den roten Blutkörperchen gebunden und im Körper transportiert.

6. Das Zwerchfell entspannt sich wieder und dehnt sich nach oben aus. Auch die äußeren Zwischenrippenmuskeln entspannen sich. Der Brustraum wird kleiner. Die Lungenflügel werden zurückgedrängt und die Atemluft strömt wieder aus der Lunge heraus.

DAS ATEMSYSTEM: EIN- UND AUSATMUNG

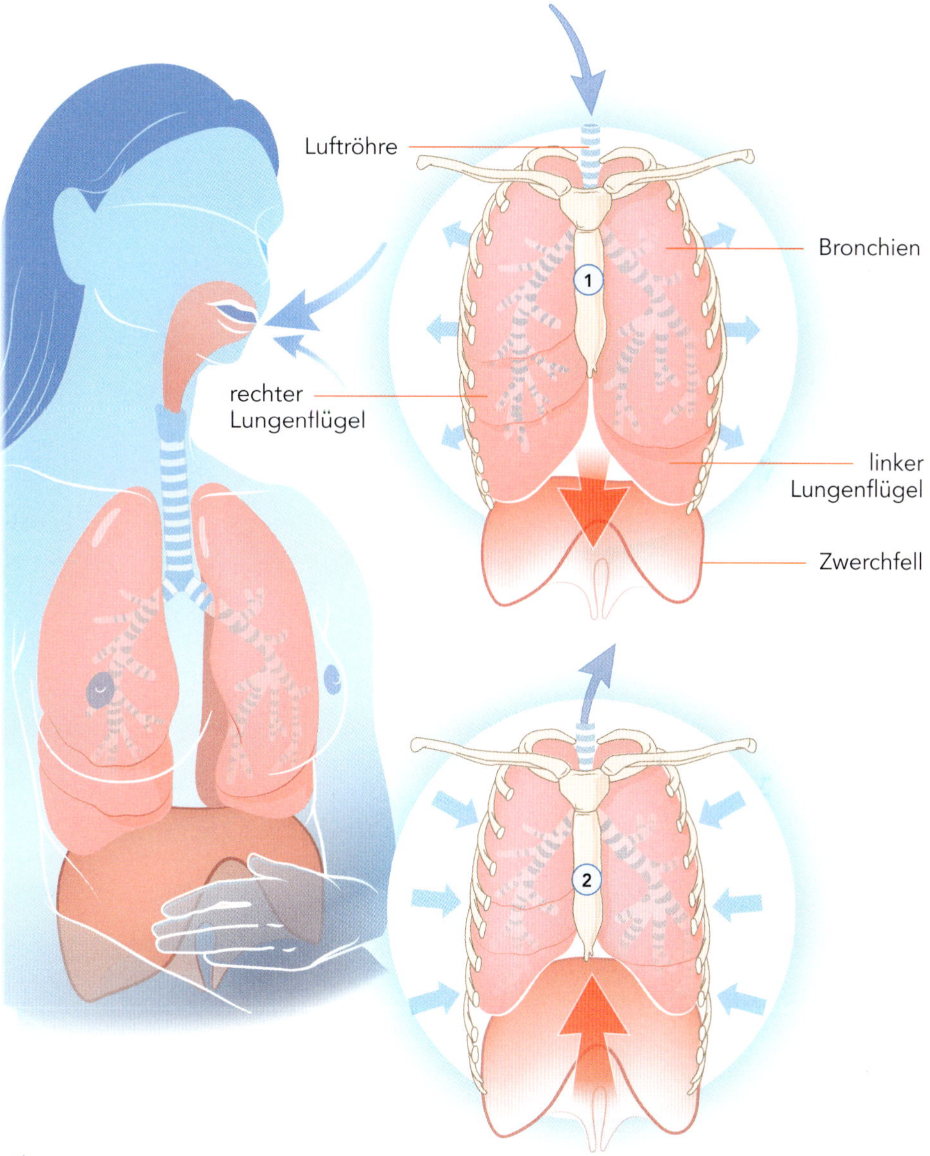

(1) Einatmung:

Beim Einatmen werden die Rippen nach außen gedrückt. Zugleich senkt sich das Zwerchfell und der Brustraum vergrößert sich nach unten. Die Lungenflügel folgen dieser Ausdehnung. Dabei entsteht Unterdruck und es strömt frische Luft in die Lunge.

(2) Ausatmung

Zwischenrippenmuskulatur und Zwerchfell entspannen sich wieder. Damit verkleinern sich Brustraum und Lungen. Die enthaltene Luft wird durch die Atemwege nach außen gedrückt.

WENN DIE LUFT WEGBLEIBT: HÄUFIGE ERKRANKUNGEN DER LUNGE

Erkrankungen der unteren Atemwege wie Asthma, Bronchitis und Lungenentzündungen treten weltweit immer häufiger auf. Je eher diese Störungen entdeckt werden, desto besser lassen sich die Beschwerden mildern und das Fortschreiten der Erkrankung bremsen.

Atemlos durch den Tag: Lungenkrankheiten zeigen sich oft mit allgemeinen Symptomen wie Husten, Luftnot und Atemgeräuschen. Auch Mattigkeit oder Kurzatmigkeit nach wenigen Treppenstufen können auf Probleme mit dem Atmungsorgan hindeuten – bei sämtlichen Lungenerkrankungen gelangt zu wenig Sauerstoff ins Blut. Wenn Sie solche Symptome verspüren, sollten Sie eher früher als später zum Arzt. Denn gerade bei Lungenproblemen ist eine rechtzeitige Therapie wichtig. Weil sich Erkrankungen der unteren Atemwege – abgesehen von Lungenentzündung – meist nicht heilen lassen, bietet nur das rechtzeitige Gegensteuern die Chance, den Verlauf der Erkrankung zu bremsen.

CHRONISCHE BRONCHITIS

Eine Bronchitis ist eine Entzündung, die die Schleimhäute der feinen Luftkanäle (Bronchien) in der Lunge betrifft. Eine akute Bronchitis wird in 90 Prozent der Fälle durch Viren hervorgerufen und klingt innerhalb weniger Wochen ab. Als chronisch gilt die Erkrankung, wenn hartnäckiger Husten und Auswurf in zwei aufeinanderfolgenden Jahren mindestens drei Monate anhalten. Danach bleibt die Bronchitis in der Regel lebenslang bestehen. Ursache sind meist Tabakrauch oder andere Schadstoffe. Bei knapp 20 Prozent der Patienten mit einer einfachen chronischen Entzündung der Bronchialschleimhaut stellt sich früher oder später eine COPD (Chronic Obstructive Pulmonary Disease) ein, eine chronisch obstruktive Lungenerkrankung.

BEHANDLUNG

Wichtigste Maßnahme ist der Rauchstopp. Inhalationen mit bronchienerweiternden Medikamenten (zum Beispiel Beta-2-Sympathomimetika) können die Atemnot lindern. Bei auftretenden bakteriellen Infektionen verschreibt der Arzt Antibiotika.

CHRONISCH OBSTRUKTIVE BRONCHITIS

Die COPD ist eine Langzeitfolge des Rauchens. Dabei sind die unteren Atemwege nicht nur ständig entzündet, sondern obendrein verengt (obstruktiv). Erstes Anzeichen ist täglicher, quälender Husten, begleitet von Auswurf, und Kurzatmigkeit – zunächst bei Belastung, später auch in Ruhe. Im Verlauf der COPD kommt es bei manchen Patienten außerdem zu einem Lungenemphysem, bei dem die Lungenbläschen teilweise überdehnt und zerstört werden. Die Fläche für den Gasaustausch verkleinert sich und es gelangt weniger Sauerstoff ins Blut.

BEHANDLUNG

Die Therapie dreht sich darum, Symptome zu lindern und eine Verschlimmerung zu vermeiden. Bronchodilatatoren (vor allem Beta-2-Sympathomimetika, Anticholinergika) entspannen die Muskulatur der Atemwege, so fällt das Luftholen leichter. Bei häufigen Krankheitsschüben können zusätzlich Medikamente nötig werden wie inhalierbares Cortison oder Roflumilast, ein antientzündlicher Wirkstoff. Wichtig ist auch, Atemwegsinfekte rasch zu behandeln, damit sich die Lungenfunktion nicht immer weiter verschlechtert.

ASTHMA BRONCHIALE

Bei dieser Erkrankung sind die unteren Atemwege chronisch entzündet. Gleichzeitig reagiert die Lunge übermäßig empfindlich auf verschiedene Reize, was zu einer anfallsartigen Verengung der Bronchien führt. Leiden Kinder unter Asthma, so steckt in rund 75 Prozent der Fälle eine Allergie dahinter. Bei Erwachsenen hingegen lässt sich bei 30 bis 50 Prozent der Betroffenen keine Allergie als Auslöser finden.

Klassische asthmatische Beschwerden sind pfeifende Atmung, Husten, Engegefühl in der Brust, Kurzatmigkeit und Luftnot. Ein charakteristisches Merkmal der Erkrankung ist auch, dass die Beschwerden anfallsartig auftreten, sich zunächst zumindest teilweise wieder zurückbilden, um dann beim nächsten Anfall aber erneut aufzutreten.

BEHANDLUNG

Medikamente und ein angepasster Lebensstil können die Beschwerden meist wirksam im Zaum halten. Die Basistherapie bilden inhalative Kortisonsprays, die als Dauermedikamente (Controller) die Entzündungsbereitschaft der Atemwege senken. Bei akuten Beschwerden lösen bronchienerweiternde Mittel (Reliever) die Verkrampfung der Atemwege rasch auf. Die Beta-2-Sympathomimetika werden zumeist inhaliert. Kombipräparate enthalten sowohl Wirkstoffe der Controller als auch der Reliever.

LUNGENKREBS

Beim Bronchialkarzinom vermehren sich entartete Zellen des Lungengewebes und verdrängen gesundes Gewebe. Über Blut- und Lymphbahnen können einzelne Krebszellen im Körper streuen und Metastasen bilden. Bei etwa 80 Prozent aller Bronchialkarzinome handelt es sich um Nicht-kleinzelligen Lungenkrebs (NSCLC). Die Tücke dieser Erkrankung: Weil Lungenkrebs im frühen Stadium kaum Beschwerden macht, ist der Tumor bei der Diagnose oft bereits so weit fortgeschritten, dass die Heilungschancen sinken. Die relative 5-Jahres-Überlebensrate liegt für NSCLC bei 22 Prozent.

BEHANDLUNG

Je nach Tumorart, Erkrankungsstadium und Gesundheitszustand des Patienten kommen unterschiedliche Therapien infrage, die auch kombiniert werden können: OP, Chemotherapie, Bestrahlung, zielgerichtete sowie immuntherapeutische Behandlungen. Bei der Immuntherapie und der zielgerichteten Therapie handelt es sich um neuartige medikamentöse Behandlungen, die Patienten in fortgeschrittenem Stadium helfen können, viele Jahre zu überleben.

GUT BEI PUSTE

Wie fit das eigene Atmungssystem ist, verrät das Lungenvolumen. Die Leistungskapazität Ihrer Luftpumpe können Sie auf verschiedene Arten bestimmen: daheim mit einem pfiffigen Selbsttest oder professionell beim Pneumologen.

Gut bei Puste sein, heißt: Die Lunge besitzt genügend Volumen, um beim Treppensteigen oder dem Spurt zum Bus nicht außer Atem zu geraten. Profis sprechen auch von Vitalkapazität (VC). Diese Kenngröße beschreibt die maximale Luftmenge, die nach möglichst tiefem Einatmen wieder ausgeatmet werden kann. Erwachsene besitzen im Schnitt ein Lungenvolumen von drei bis fünf Litern. Der Wert variiert je nach Alter, Geschlecht, Körperbau und Fitness. Eine erhöhte Vitalkapazität spricht für einen guten Trainingszustand. Leistungssportler bringen es auf eine VC von sechs bis acht Litern. Das Atemorgan von Apnoetauchern fasst sogar bis zu zehn Liter.

Regelmäßiges Lauftraining kann das Atemvolumen auf lange Sicht um knapp 30 Prozent verbessern. Im Lauf des Lebens sinkt der Wert allerdings ab. Das hat mit dem Elastizitätsverlust der Lunge zu tun sowie mit der eingeschränkten Beweglichkeit des Brustkorbs.

Wenn Sie das Gefühl haben, allzu rasch aus der Puste zu sein, oder wenn Sie unter chronischem Husten leiden, macht es Sinn, die Lungenfunktion beim Pneumologen zu testen. Die sogenannte Spirometrie (siehe Seite 94) dauert nur wenige Minuten. Sie misst das Volumen der eingeatmeten und ausgeatmeten Luft sowie die Geschwindigkeit, mit der man atmet. Eine erste Einschätzung Ihrer Lungenfitness liefert Ihnen der Selbsttest auf der nächsten Seite. Mit einfachen Mitteln zu Hause im Badezimmer durchgeführt, erlaubt die Methode eine grobe Bewertung, wie es um die Vitalkapazität Ihres Atmungsorgans steht.

WIE BERECHNE ICH MEINE VITALKAPAZITÄT?

Das Lungenvolumen entspricht bei Männern in etwa dem 2,5-Fachen der Körpergröße.
Daraus ergibt sich:
Vitalkapazität (Männer)
= 2,5 l/m x Körpergröße in Metern

Bei Frauen ist die maximale Vitalkapazität rund 25 Prozent geringer als bei Männern. Zur Berechnung wird folgende Formel verwendet:
Vitalkapazität (Frauen)
= 1,88 l/m x Körpergröße in Metern

DER FLASCHEN-SELBSTTEST

Ob tatsächlich so viel Luft in die Lunge passt wie errechnet, lässt sich mit einem Flaschen-Versuch herausfinden.

Bei dem Experiment geht es darum, wie viel Flüssigkeit Sie mithilfe Ihres Lungeninhalts aus wassergefüllten Flaschen verdrängen können. Wichtig: Der Test (Quelle siehe Seite 237) dient lediglich als Indikator für die Lungenalterung und ersetzt nicht professionelle Untersuchungen, die ein Pneumologe bei Menschen mit Atemwegserkrankungen vornimmt.

WAS SIE FÜR DEN TEST BENÖTIGEN:

- 3 bis 5 PET-Flaschen mit einem Volumen von jeweils 1 oder 1,5 Liter
- ein mit Wasser gefülltes Becken (zum Beispiel Waschbecken)
- einen Gummischlauch

SO FUNKTIONIERT DER TEST:

- Füllen Sie – abhängig von der Körpergröße – mehrere PET-Flaschen sowie das Waschbecken mit Wasser. Bei einer Körpergröße von 1,80 Meter brauchen Sie mindestens drei Flaschen à 1,5 Liter. Tauchen Sie die erste Flasche mit der Öffnung nach unten ins Waschbecken, sodass möglichst kein Wasser entweicht. Führen Sie einen Schlauch in die Öffnung der Flasche.
- Nun möglichst tief einatmen, das Ende des Schlauchs in den Mund nehmen und beim Ausatmen die Luft kräftig in die erste Flasche blasen, bis diese kein Wasser mehr enthält. Ist die erste Flasche mit Luft gefüllt, den Vorgang mit den weiteren Flaschen fortsetzen, bis Ihnen die Puste ausgeht.
- Bei Austauschen der Flaschen muss die Luft angehalten werden. Es darf zwischendurch nicht eingeatmet oder ausgeatmet werden.

ERGEBNIS

Ihr Lungenvolumen entspricht dem Volumen der vom Wasser befreiten Flaschen. Falls Sie mit einem Atemzug drei große PET-Flaschen geschafft haben, entspricht das einem Wert von 3 x 1,5 Liter = 4,5 Liter.

DER TEST BEIM ARZT: LUNGENFUNKTION ÜBERPRÜFEN LASSEN

Bei anhaltendem Husten oder fehlender Puste verrät ein unkomplizierter Check-up beim Arzt, wie fit das Atemorgan ist.

Es gibt unterschiedliche Möglichkeiten, das Lungen- und Atemvolumen zu bestimmen. Die Tests verraten, wie leistungsfähig die Lunge ist. Die beiden häufigsten Untersuchungen zur Lungenfunktionsprüfung heißen: Spirometrie (»kleine Lufu«) und Ganzkörper-Plethysmografie (»große Lufu«).

SPIROMETRIE

Die Spirometrie *(lat. spirare: atmen)* ist ein simpler, aber effektiver Standardtest. Er kann Krankheiten wie Asthma oder COPD aufdecken, bevor ernsthafte Symptome auftreten. Dabei misst der Arzt, wie viel Luft ein Patient ein- und wieder ausatmet. So eine Untersuchung ist nicht nur bei Verdacht auf Asthma, COPD oder andere Erkrankungen sinnvoll, sondern auch für Raucher. Beim Test atmet man über ein Mundstück und einen Schlauch in ein Messgerät, den Spirometer. Der Apparat erfasst die Luftmenge beim Ein- und Ausatmen sowie die Geschwindigkeit des Luftstroms. Zu den wichtigsten Messparametern zählen die forcierte Vitalkapazität (FVC), also das Lungenvolumen, das nach maximaler Einatmung mit größtmöglichem Tempo ausgeatmet werden kann, sowie die Einsekundenkapazität FEV1. Wie der Name andeutet, ist die FEV1 die größtmögliche Menge Luft, die ein Proband nach kompletter Einatmung innerhalb einer Sekunde bei maximaler Anstrengung ausatmen kann. Der Wert sinkt im Alter ab; bei Lungenerkrankungen deutlich schneller als normal. Die Einsekundenkapazität sollte bei mehr als 75 Prozent der Vitalkapazität liegen; bei älteren Menschen höher als 70 Prozent.

GANZKÖRPER-PLETHYSMOGRAFIE

Verfeinerte Informationen liefert der große Lungenfunktionstest, der meist in einer Facharztpraxis stattfindet. Bei diesem Check-up sitzt man in einer luftdichten Glaskabine und atmet ebenfalls in ein Mundstück ein und aus. Anhand der Druckschwankungen in der Kabine, die durch die Atmung ausgelöst werden, kann die Vorrichtung nicht nur die Lungenvolumen messen, sondern auch die Atemwegswiderstände bestimmen.

O_2-CO_2-VERHÄLTNIS

Frischluft, die in die Bronchien strömt, besteht unter anderem aus knapp 21 Prozent Sauerstoff und 0,03 Prozent Kohlendioxid. Beim Ausatmen ist der Sauerstoffanteil auf 16 Prozent gesunken; der Anteil an Kohlendioxid hat sich dagegen mehr als verhundertfacht. Er beträgt nunmehr etwa vier Prozent.

VON A BIS Z: DIE BESTEN BIOHACKS FÜR IHRE LUNGE

Als Grenzfläche des Körpers, die vielen Umwelteinflüssen ausgesetzt ist, benötigt das Bronchialsystem gute Regenerationsfähigkeiten. Mit diesen Tipps aktivieren Sie die Selbstheilungskräfte der Lunge und halten das Organ viele Jahre lang jung.

Ein Organ, das 24/7 im Austausch mit der Umwelt steht, muss die Fähigkeit besitzen, sich in einem gewissen Umfang selbst zu erneuern. Sonst würde jeder Schaden, den etwa Abgase, Virusinfektionen oder Zigarettenrauch hinterlassen, das Gewebe dauerhaft in Mitleidenschaft ziehen. Verletzungen der Lunge repariert der Körper auf verschiedenen Wegen: zum einen, indem sich die noch gesunden Zellen in dem Organ teilen und vermehren, und zum anderen mithilfe von Stammzellen. Diese Vorläuferzellen bewegen sich zum betroffenen Gewebe und wandeln sich dort in neue Lungenzellen um.

ENORME SELBSTHEILUNGSKRAFT

Wie wertvoll diese Selbstheilungsfähigkeit ist, hat uns das Coronavirus ins Gedächtnis gerufen. Sogar bei Patienten, die schwer an Covid-19 erkrankten, bildeten sich die meisten Veränderungen der Lunge vollständig zurück: selbst wenn die Betroffenen nach der Infektion mit Sars-CoV-2 eine Lungenentzündung entwickelt hatten und im Krankenhaus beatmet werden mussten. Auch bei Rauchern, die den Kippen abschwören, erholt sich das Atmungsorgan in gewissem Umfang. Die Flimmerhärchen regenerieren sich, der Schleimabbau funktioniert wieder besser. Sogar auf genetischer Ebene schütteln die Lungenepithelzellen zumindest einen Teil der Tabakschaden ab. Das fanden 2020 Wissenschaftler einer britischen Genomforschungseinrichtung namens »Wellcome Sanger Institute« in Hinxton heraus, als sie in den Zellen Mutationen zählten, die zur Krebsentstehung beitragen.

ALLES BRAUCHT SEINE ZEIT

Wie lange die Bronchien benötigen, um sich nach einer Schädigung zu erholen, ist von Mensch zu Mensch unterschiedlich. Die Zeitspanne hängt zum Beispiel vom Alter und von den Lebensgewohnheiten ab. Insgesamt gilt: In den Atmungsorganen läuft die Regeneration langsamer ab als etwa bei Haut oder Darm. In diesen Organen liegt der Zell-Turnover höher, alte Zellen werden schneller durch jungen Nachwuchs ersetzt.

16 PFLEGETIPPS FÜR IHRE LUNGE VON A BIS Z

Schützen, stärken und reinigen. Um diese drei Disziplinen dreht sich jedes Verjüngungsprogramm für unser Atemwerk – auch die Agenda auf den folgenden Seiten. Wenn Sie den Empfehlungen, die wir Ihnen hier in alphabetischer Reihenfolge zusammengestellt haben, weitgehend folgen, geben Sie Ihrer Lunge die Chance, defekte Zellen zu ersetzen. So können Sie Ihre biologische Uhr ein Stück weit zurückdrehen.

A WIE AUFSTEHEN

Im Alltag sitzen wir zu viel. Die vorgebeugte Haltung lässt der Lunge kaum Platz, sich beim Einatmen tüchtig auszudehnen. Wenn Sie den ganzen Tag auf dem Bürostuhl und den Abend auf dem Sofa verbringen, sollten Sie sich ab und zu aufrichten, strecken und dabei tief Luft holen. Beim Strecken nach oben durch die Nase einatmen, beim Beugen nach unten durch den Mund ausatmen. Das verschafft der Lunge Freiraum und lüftet das Organ gründlich durch.

B WIE BROKKOLI

Wenn Sie Ihren Atemapparat jung halten wollen, sollten Sie Brokkoli essen. Sein Inhaltsstoff Sulforaphan erhöht in den Lungenzellen die Aktivität des Gens NRF2, das an der Abwehr von Luftschadstoffen beteiligt ist. Auf diese Weise ist das Kräuselgemüse in der Lage, beispielsweise die Ausscheidung der Umweltgifte Benzol und Acrolein anzukurbeln. Das berichteten US-Forscher vor einigen Jahren in der Fachzeitschrift »Cancer Prevention Research«, nachdem sie den Bewohnern einer Region mit starker Umweltverschmutzung in China zwölf Wochen lang Brokkoli-Sprossen-Pulver in einem Getränk verabreicht hatten.

C WIE CHECK-UP

Sind Sie starker Raucher, also jemand, der 20 Jahre lang mindestens eine Packung Zigaretten am Tag konsumiert hat? Dann sollten Sie die neue Früherkennung auf Lungenkrebs nutzen. Seit 2024 haben Menschen, die stark rauchen oder früher stark geraucht haben, gesetzlichen Anspruch auf eine Niedrigdosis-Computertomografie (LDCT). Das Screening bietet die Chance, Bronchialkarzinome so früh zu entdecken, dass sie noch geheilt werden können.

E WIE ENTSPANNUNG

Chronischer Stress schwächt das Immunsystem und verstärkt Entzündungsprozesse, die auch die Lunge beeinträchtigen. Anti-Stress-Techniken wie Meditation, autogenes Training oder Tai-Chi können deshalb helfen, den Atemtrakt gesund zu halten.
In einer US-Studie führte zweieinhalb Stunden Yoga pro Woche bei Asthmapatienten bereits nach zehn Wochen zu einer besseren Lebensqualität und weniger Atemnot.

H WIE HÄNDEWASCHEN

Bis zu 80 Prozent aller ansteckenden Krankheiten werden über die Finger übertragen, auch Grippe, Erkältungen oder Covid-19. Wer sich die Hände mehrmals täglich gründlich mit Seife wäscht, befreit sich von vielen Bakterien und Viren. Das erspart den Bronchien unnötige Belastungen. Damit werden zugleich seltene, aber schwere Grippe-Komplikationen wie etwa eine bakterielle Lungenentzündung verhindert.

I WIE IMPFEN

Der Schutz vor vermeidbaren, schweren Infektionen der Atemwege ist die Basis eines jeden Lungen-Gesundheitsprogramms. Die Grippeimpfung schützt nicht nur Menschen mit schwachem Immunsystem gegen Influenza-Viren. Eine einmalige Impfung gegen Keuchhusten (Pertussis) wird allen Erwachsenen empfohlen. Ebenso ratsam ist eine COVID-19-Basisimmunität, etwa mit mRNA-Impfstoffen. Bei schwachem Immunsystem, chronisch Kranken und Personen über 60 Jahren rät die Ständige Impfkommission STIKO zur Impfung gegen Pneumokokken, die Lungenentzündung verursachen (siehe auch Seite 140).

L WIE LUFTBALLONS

Wenn Ihnen das nächste Mal ein Luftballon in die Hände fällt, nutzen Sie ihn doch als spontanes Krafttrainingsgerät für das Zwerchfell. Die Muskel-Sehnen-Platte, die die Brusthöhle von der Bauchhöhle trennt, ist unser wichtigster Atemmuskel. Sie wird trainiert, wenn Sie Treppen steigen, tief in den Bauch atmen – oder eben einen Luftballon aufblasen.

M WIE MEER

Die Luft an Nordsee und Ostsee befreit die Atemwege wie ein Nasenspray. Das liegt am maritimen Aerosol, jodhaltigen Salzwassertröpfchen, die in der Brandung aufgewirbelt werden. Aerosole mit mehr als 10 Mikrometer Durchmesser bleiben im Nasen-Rachen-Raum hängen, kleinere Tröpfchen gelangen bis in die Bronchien. Schleim wird gelöst, entzündlich geschwollene Schleimhäute beruhigen sich. Am intensivsten wirkt diese Lungenarznei bei Spaziergängen in der Brandungszone, wenn an der See eine steife Brise weht.

N WIE NASE

Einfach öfter mal die Klappe halten – und durch die Nase atmen! Für Lunge und Körper ist das gesund. Denn wer das Riechorgan zum Luftholen benutzt, erhöht die Sauerstoffsättigung im Blut, nach manchen Quellen sogar um bis zu 15 Prozent. Der Grund ist, dass der Körper in den Nasennebenhöhlen Stickstoffmonoxid (NO) produziert, eine Substanz, die unter anderem die Blutgefäße weitet. Luft, die wir durch das Riechorgan einatmen, wird automatisch mit NO angereichert. In den Bronchien angekommen fördert diese Premium-Puste die Durchblutung der Lungenbläschen und es gelangt mehr Sauerstoff ins Blut und zu den Körperzellen.

O WIE OBST

Wer mehr Äpfel, Bananen – aber auch Tomaten – isst, der bremst den natürlichen Abbau der Lungenfunktion. Das zeigte sich in einer Langzeitstudie namens European Community Respiratory Health Survey (EC-RHS). Bei der Untersuchung ermittelten die Forscher die Einsekundenkapazität (FEV1) und die forcierte Vitalkapazität (FVC) von 680 Erwachsenen – und zwar zweimal im Abstand von zehn Jahren. Dabei erwies sich: Je mehr Obst und Tomaten die Probanden gegessen hatten, desto besser blieb die Lungenfunktion erhalten.

P WIE PFLANZENHEILKUNDE

Die Heilpflanzen Isländisch Moos, Eibisch und Malve haben sich als Kurzzeit-Balsam für die oberen Atemwege bewährt. Sie enthalten Schleimstoffe, also chemische Verbindungen, die zusammen mit Wasser ein Hydrogel bilden. Dieser Film legt sich wie eine schützende Schicht über die gereizten Schleimhäute des Rachenraums (die Rezeptoren in den Bronchien werden nicht erreicht). Die reizlindernden Schleimstoff-Drogen gibt es als Tee, Saft oder Lutschtabletten in Drogerien und Apotheken.

R WIE RAUCHSTOPP

Zigaretten abzuschwören ist die Nummereins-Strategie zur Verbesserung der Lungenfunktion. Ohne Raucher wären Pneumologen arbeitslos: Tabakkonsumenten stellen einen Großteil aller Patienten, die an Bronchitis, COPD und Lungenkrebs erkrankt sind. Es gibt keinen Grenzwert, ab wann Nikotinkonsum ungefährlich ist. Auch Passivrauchen ist schädlich, wie Hunderte Studien gezeigt haben. Wie sehr »kalter Rauch«, also die Rückstände von Tabakrauch auf Möbeln oder Teppichen, die Gesundheit gefährden, wird erst in jüngerer Zeit intensiver erforscht. Sicher ist: In Räumen, in denen stark geraucht wurde, sind noch Monate später Tabakrückstände zu finden.

S WIE SPORT

Wer zwei- bis dreimal pro Woche mindestens 30 Minuten lang flott wandert, Rad fährt, joggt oder schwimmt, stärkt die Atemmuskulatur und verbessert die Lungenkapazität. Die Durchblutung des Organs wird angeregt, Schleim und Schadstoffe werden effektiver aus den Bronchien entfernt. Chronisch lungenkranke Menschen können in speziellen Lungensportgruppen (wird vom Arzt auf Rezept verordnet) ihre Grundkondition trainieren. Aber auch normale Bewegung hilft Menschen mit COPD. Die körperliche Aktivität bremst den Abbau der Atemhilfsmuskulatur und erhält die Belastbarkeit im Alltag.

S WIE SAUNIEREN

Bronchien lieben die Wärme einer Schwitzbude. Die Atemmuskulatur entspannt sich, das Luftholen fällt leichter. Die Durchblutung der Schleimhäute nimmt zu, auch im Nasen-Rachen-Raum. So gelangen mehr Immunzellen vor Ort, das verbessert die Infektabwehr. Wer regelmäßig sauniert, schützt sich nachgewiesenermaßen vor Virusinfekten. Auch die Anfälligkeit für Lungenentzündungen im mittleren Alter sinkt, wie ein Team der finnischen Universität Kuopio vor einigen Jahren zeigte.

T WIE TRINKEN

Stilles Wasser, lauwarm und schluckweise über den Tag getrunken, ist ein prima Pflegemittel für die Atemwege. Es hält die Bronchialschleimhaut feucht und unterstützt die Reinigungsfunktion der beweglichen Flimmerhärchen. Ein lauwarmer Kräutertee erfüllt ähnliche Dienste.

W WIE WALDBADEN

Schadstoffarme Luft lässt die Lungen langsamer altern. Sie fördert die Selbstreinigung der Bronchien und hilft ihnen, sich von vergangenen Schäden zu erholen. Diese reine Atmosphäre findet man an der See, im Hochgebirge – oder in Wäldern. Dort atmet man beim Spazieren überdies noch sogenannte Phytonzide ein, also Botenstoffe, mit denen sich die Bäume vor Bakterien und Viren schützen. Je weiter man in den Wald hineingeht und je höher die Temperatur ist, desto mehr natürliche Abwehrstoffe gelangen in die Lungen.

DIE KUNST DES LUFTHOLENS

Wir atmen falsch! Diese Klage ist weitverbreitet. Die folgende Übung zeigt Ihnen, wie Sie die gesamte Lunge nutzen, statt lediglich den oberen Teil zu belüften.

Viele Atemtherapeutinnen, Yogalehrer und selbst manche Lungenfachärzte beklagen es seit Jahren: Wir atmen zu flach und kurz – vorwiegend in den Brustkorb statt tief in den Bauch. Die Folgen: Der Gasaustausch funktioniert schleppend, der Körper bekommt zu wenig frische Luft. Wir fühlen uns müde, schlapp und unkonzentriert. Weil das Zwerchfell bei der Brustatmung passiv bleibt, wird der wichtigste Atemmuskel auf Dauer geschwächt und zum vorzeitigen Altern verdammt. Das führt dazu, dass die Fitness sinkt und uns schneller die Puste fehlt. Die Zwerchfellatmung hingehen hält die Atemmuskulatur jung, macht sich die gesamte Lungenkapazität zunutze und verbessert die Sauerstoffsättigung des Körpers.

RICHTIG ATMEN, ABER WIE?

Nasenatmung: Setzen Sie die Nase aktiv zum Luftholen ein und leiten Sie den Odem ein Stockwerk tiefer als sonst – nämlich in den Bauch. Der erhöhte Atemwiderstand, der mit dem Gebrauch der Nase statt dem Mund verbunden ist, plus der längere Transportweg der Atemgase addieren sich zu einem natürlichen Training für die Atemmuskulatur. Darüber hinaus bietet die Nasenatmung noch weitere Vorteile: Die angesaugte Luft wird gefiltert, befeuchtet und erwärmt. Das macht sie zu einem wahren Bronchienschmeichler.

Vollatmung: Trainieren Sie regelmäßig die sogenannte Vollatmung. Sie besteht aus drei unterschiedlichen Atemarten: der Brust-, der Flanken- und der Bauchatmung. Diese drei Bausteine einer gesunden Atmung lassen sich folgendermaßen einüben:

1. Setzen Sie sich aufrecht auf einen Stuhl und atmen Sie ruhig ein und aus. Wichtig ist, dass Sie gezielt in den unteren Brustkorb atmen. Das heißt, Sie sollten die Rippen bei der Einatmung nicht nach oben ziehen oder gar die Schultern zu Hilfe nehmen.
2. Legen Sie nun die Hand auf den Nabel. Bei den meisten Menschen bewegt sich der Bauch während des Atmens nicht – das sollte er aber, und zwar beim Einatmen nach außen, beim Ausatmen nach innen. Atmen Sie beim Luftholen also bewusst gegen Ihre Hand an.
3. Legen Sie die Hände links und rechts so auf die Flanken, dass Sie noch die unteren Rippen ertasten können. Atmen Sie nun erneut gegen Ihre Hände an. Spüren Sie, wie sich die Rippen nach außen verschieben? Das stellt sicher, dass sich die Lunge auch seitlich ausdehnt und noch mehr Sauerstoff aufnehmen kann.

Wiederholen Sie die drei Schritte so lange, bis sich mit jedem Atemzug der gesamte Rumpf mit Brustkorb, Bauch und Flanken bewegt. Nehmen Sie sich im Alltag immer wieder einmal die Zeit, um zu kontrollieren, ob Sie wirklich mit der Vollatmung atmen.

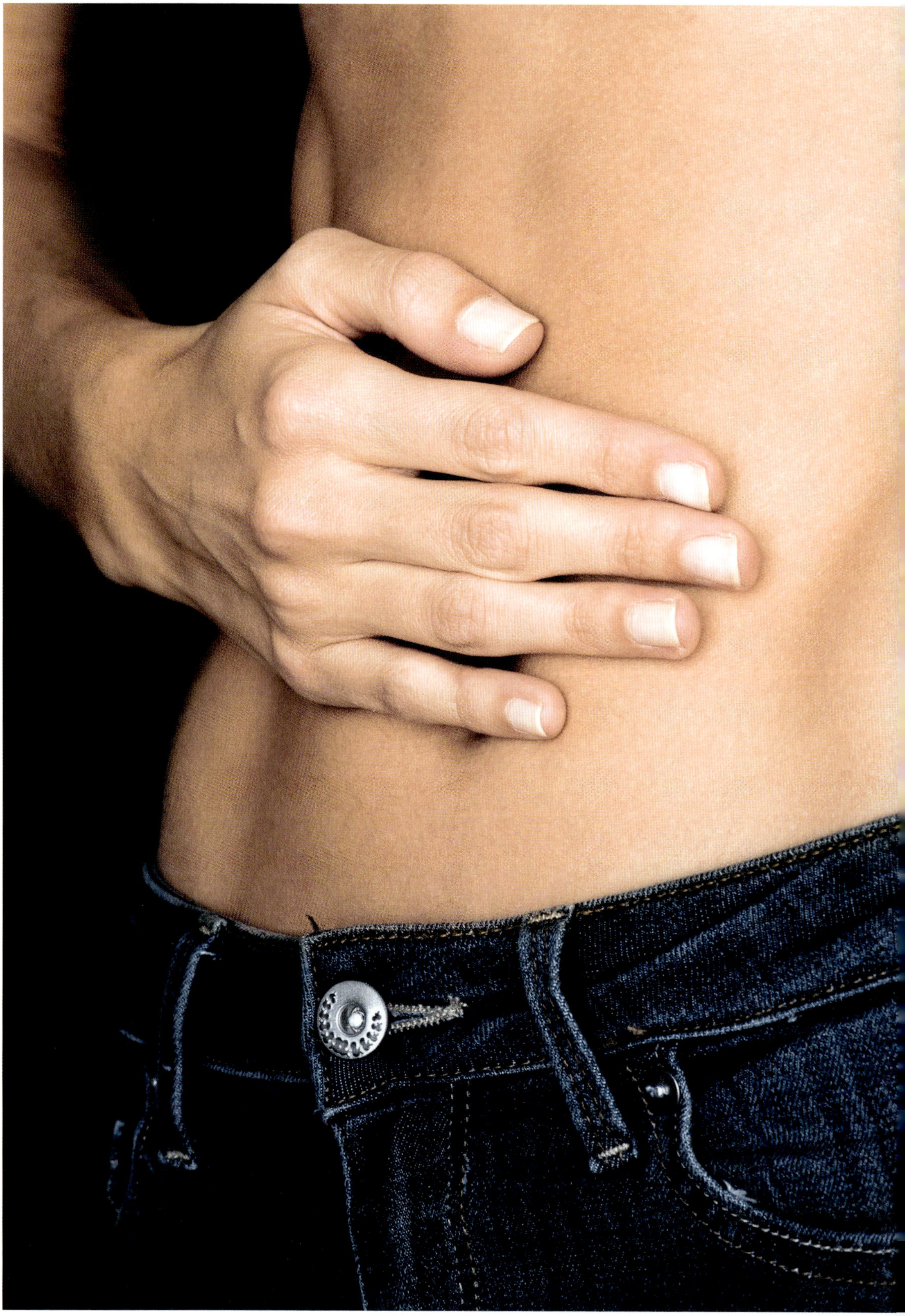

Das Verdauungssystem

Es ist kein Zufall, dass der Darm in der Mitte des Körpers sitzt. Das Verdauungsorgan übernimmt eine zentrale Rolle für Immunsystem, Gesundheit und Wohlbefinden.

DIE SCHALTZENTRALE IM BAUCH

Magen und Darm sind die Zähkraftorgane des Leibs. Rund 30 Tonnen Nahrung und 50 000 Liter Flüssigkeit verarbeitet der Verdauungstrakt im Lauf eines Lebens, um daraus Energie und Baustoffe für seinen Besitzer zu gewinnen.

Die Haut: wird dünner. Der Blutdruck: steigt. Das Gedächtnis: kriegt Löcher. In der zweiten Lebenshälfte drängt sich gelegentlich der Eindruck auf, dass der eigene Körper zur Großbaustelle wird. Gibt es nicht wenigstens ein einziges Organsystem, das mit 50 Jahren und darüber hinaus ebenso gut funktioniert wie zu Jugendzeiten? Willkommen im Kapitel über den Verdauungstrakt!

DIE MACHER IN DER KÖRPERMITTE

Magen und Darm sowie deren Zuarbeiter wie etwa Bauchspeicheldrüse und Leber sind die robustesten Organe des Menschen. Mit der Menge an fester und flüssiger Kost, die sie im Lauf des Lebens verarbeiten, um daraus Energie und Baustoffe zu gewinnen, lassen sich zwei 40-Tonner-Lkws beladen!

FIT BIS INS ALTER

Dabei funktioniert der Prozess der Nahrungsverwertung mit 70 Jahren kaum schlechter als mit 20, abgesehen von zumeist vorübergehenden Verdauungsstörungen. Ein erstaunliches Phänomen – das auf den außergewöhnlichen Reservekapazitäten des Magen-Darm-Trakts beruht. Dieser Sicherheitspuffer stützt sich auf mehrere Säulen:

REGENERATIONSKRAFT

Eine Besonderheit des Verdauungsapparats ist sein enormes Potenzial zur Verjüngung. Die Darmzellen, die darauf spezialisiert sind, Nährstoffe aus der Nahrung aufzunehmen, erneuern sich bei Erwachsenen alle 5 Tage komplett. Dabei ersetzen Stammzellen jene Epithelzellen, die durch normale Abnutzung oder Verletzungen verloren gehen. Auf ähnliche Weise funktioniert die Grundüberholung der Leber. Sie bleibt auf diese Weise stets jünger als 3 Jahre – selbst mit 90. Zum Vergleich: Der Umbau des Knochenskeletts dauert 10 Jahre.

ANPASSUNGSFÄHIGKEIT

Das Verdauungssystem kann auf erhebliche Reservekapazitäten zurückgreifen. Entfernen Ärzte bei einer Operation Teile des Dickdarms oder sogar das komplette Organ, lernt der Dünndarm, die Aufgaben des Nachbarn mitzuübernehmen. Werden hingegen Abschnitte des Dünndarms entfernt, steigert der verbliebene Rest die Produktion von Verdauungsenzymen. Außerdem wächst seine Oberfläche, weil sich die Zotten, warzenförmige Ausstülpungen der Schleimhaut, vergrößern. So gelingt es dem Dünndarm trotz der Beschneidung, genügend Nährstoffe aufzunehmen.

ROBUSTHEIT

Im Laufe des Lebens verarbeitet der Verdauungsapparat Unmengen von Nahrung. Er muss scharfen Gewürzen, Schimmelpilzgiften, Alkohol und Medikamenten ebenso trotzen wie Bakterien, Säuren und verschluckten Fremdkörpern.

Die dazu erforderliche Widerstandsfähigkeit, die auf Schutzmechanismen wie dem Einsatz der Magensäure oder dem Darmimmunsystem beruht, macht den Verdauungsapparat zugleich weniger anfällig für altersbedingte Veränderungen als andere Organe.

DIE SCHWACHPUNKTE

Bei aller Dickfelligkeit ist das Verdauungssystem nicht völlig immun gegen den Zahn der Zeit. Häufig lässt in hohem Alter die Peristaltik der Magen-Darm-Muskulatur nach, also die wellenförmige Bewegung, mit der die Nahrung durch das Verdauungssystem transportiert wird. Es kommt eher zu Verstopfungen. Die Magendehnung vermindert sich und die Magenentleerung dauert etwas länger – man verträgt nur noch kleinere Portionen. Außerdem schwächt sich die Schutzfunktion der Magenschleimhaut ab. Deshalb werden Alkohol oder Aspirin und andere nichtsteroidale Antirheumatika schlechter toleriert.

MAGENGESCHWÜRE HÄUFEN SICH

Erkrankt unter den 18-Jährigen gerade mal einer von 100 Menschen an einem Ulkus (Magengeschwür), sind es ab 45 Jahren etwa 10 von 100.

ERHÖHTE TUMORGEFAHR

Eine der größten Herausforderungen für Magen und Darm stellt der Umstand dar, dass der Körper im Alter Zellen mit verändertem Erbgut weniger schnell und zuverlässig repariert. Deshalb treten in der zweiten Lebenshälfte vermehrt gastrointestinale Tumoren auf. Darmkrebs ist bei Männern in Deutschland die dritthäufigste Krebserkrankung, bei Frauen sogar die zweithäufigste. (Wie Sie sich bestmöglich vor diesen Karzinomen schützen, lesen Sie ab Seite 222.)

FIT BIS INS ALTER

Trotz einiger Ausnahmen lässt sich festhalten: Magen, Darm und deren Hilfsorgane sind erstaunlich robuste Nahrungsverwerter. Der Alterungsprozess schränkt die Funktion der Verdauungsspezialisten nur wenig ein.

ENTSCHEIDEND FÜR DIE GESUNDHEIT

Bitte springen Sie nun aber nicht gleich zum nächsten Kapitel weiter, weil Sie befürchten, hier nichts Wichtiges in puncto Verjüngung herausholen zu können. Das Gegenteil ist der Fall. Denn der Darm entscheidet wesentlich mit über Gesundheit oder Krankheit des Restorganismus: Immunsystem, Nervensystem, aber auch Herz-Kreislauf-System profitieren enorm, wenn wir den Verdauungstrakt gut behandeln! Schließlich ist der sieben Meter lange Darm weit mehr als der hemdsärmelige Maschinist im Kraftwerk Mensch, der die anderen Betriebsteile mit Energie und Baustoffen aus den täglichen

Mahlzeiten versorgt. Eine Schlüsselrolle spielt in diesem Zusammenhang die intestinale Mikrobiota, also die Gesamtheit der Kleinstlebewesen, die den Darm besiedeln. Den größten Teil dieses Pools bilden schätzungsweise 100 Billionen Bakterien. Aber auch eine kleinere Zahl von Archaeen, Pilzen und Viren sind Teil der Gemeinschaft, die sich hauptsächlich im Dickdarm tummelt. Zu ihren Aufgaben zählen:

- **Verdauung:** Am offensichtlichsten ist die Rolle der Mikroorganismen für die Verarbeitung der Nahrung. Die Bakterien regen die Darmbewegung an und zersetzen anders nicht verwertbare Ballaststoffe aus pflanzlicher Kost in Komponenten, die der Körper aufnehmen kann.
- **Vitaminproduktion:** Manche Bakterien stellen Vitamin K her (wichtig für Blutgerinnung und Aufbau der Knochen), andere bilden Biotin, Folsäure sowie die Vitamine B_2 und B_{12}.
- **Keimabwehr:** Als natürliche Barriere haften die »guten« Einzeller an der Darmoberfläche und erschweren Fremdkeimen wie etwa Durchfallerregern die Ansiedlung. Außerdem schaffen Milchsäurebakterien ein saures Milieu, das Salmonellen und andere Pathogene in Schach hält. Darüber hinaus wirken manche Darmbakterien als eine Art Sparringspartner für das Immunsystem. Über spezielle Signalstrukturen trainieren sie die Abwehrzellen darin, Freund und Feind zuverlässig zu unterscheiden. Eine enorme Aufgabe: 70 Prozent der Immunzellen des Körpers sitzen im Darm.

Relativ neu ist die Erkenntnis, dass die Mikrobiota eine intensive Kommunikation mit dem Rest des Körpers unterhält. Dieser Chat läuft über Blutbahnen, Lymphgefäße und Nervenstränge. Experten beschreiben die Wege des Zwiegesprächs mit den verschiedenen Systemen des Körpers auch als »Achsen«. Hier stellen wir Ihnen die wichtigsten vor:

DIE DARM-HIRN-ACHSE (GUT-BRAIN AXIS)

Über die Darm-Hirn-Achse kommuniziert das Souterrain des Körpers mit dem Dachgeschoss. Hauptverbindungsachse ist der Vagusnerv, dessen Enden den Verdauungstrakt umschlingen. Von den Nervenzellen der Darmwand leitet er Informationen an das limbische System, die Gefühlszentrale des Gehirns, weiter. Überdies produziert die Darmflora Vorstufen des Neurotransmitters Gamma-Amino-Buttersäure (GABA) sowie Dopamin und Serotonin, die über den Blutkreislauf ins Gehirn gelangen. Zusätzlich regen die Mikroben dendritische (»verzweigte«) Zellen in der Darmwand dazu an, sogenannte Zytokine herzustellen. Diese Proteine sind an zahlreichen Entzündungsprozessen beteiligt und können depressive Symptome verursachen. Wie Forscher der Uni Basel 2022 herausfanden, wirken Antidepressiva bei Menschen mit Depressionen besser, wenn die Betroffenen ihre Darmflora mit Probiotika (siehe Seite 118) unterstützen, also mit Zubereitungen, die bestimmte Mikroorganismen enthalten.

DIE DARM-LUNGE-ACHSE (GUT-LUNG AXIS)

Auch mit den Atemwegen steht der Verdauungstrakt im Zwiegespräch. Über die Blutbahn wandern Fragmente von Bakterien und aktivierte Immunzellen vom Bauch in die Epithelzellen, die das Atmungsorgan auskleiden. Dort hemmen die Darm-Abgesandten akute und chronische Entzündungsprozesse, wie sie bei COPD und Asthma zu finden sind. Eine Schlüsselrolle spielen dabei die drei Substanzen Acetat (Essigsäure), Propionat (Propionsäure) und Butyrat (Buttersäure). Dabei handelt es sich um kurzkettige Fettsäuren, die von bestimmten Darmbakterien bei der Fermentation von Ballaststoffen produziert werden. Studien zeigen, dass Kinder mit einem Darmmikrobiom, das reichlich Butyrat und Propionat produziert, selten an Asthma erkranken.

DIE DARM-HERZ-ACHSE (GUT-HEART AXIS)

Auch diese Interaktion erfolgt über Stoffwechselprodukte der Darmflora, die über die Blutbahn im Herz landen. Nicht alle dieser Metaboliten meinen es gut mit unserem Zentralorgan. Ein Stoff namens Trimethylamin-N-Oxid (TMAO) beispielsweise steht im Verdacht, über chronisch entzündliche Prozesse das gefährliche Vorhofflimmern zu begünstigen. TMAO kommt zustande, wenn Darmbakterien Eiweißverbindungen aus Schweinefleisch abbauen. Umgekehrt werden die kurzkettigen Fettsäuren, die bei der Verstoffwechslung von Ballaststoffen im Darm entstehen, als herzschützende Metabolite betrachtet. In Studien an Mäusen bewahrte die Fettsäure Propionat das Herz vor den Folgen von Bluthochdruck.

DIE DARM-HAUT-ACHSE (GUT-SKIN AXIS)

Auch die zwei großen Grenzflächen des Körpers, die beide dicht von Mikroorganismen besiedelt sind, stehen im Dialog. Gerät das mikrobielle Gleichgewicht im Darm aus der Balance, können sich die Folgen in Form von Akne, Schuppenflechte, Ekzemen und Rosazea auf der Haut zeigen. Schuld sind entzündungsfördernde Substanzen, die durch die Dysbalance entstehen, in den Blutkreislauf gelangen und im Körper systemische Entzündungsreaktionen auslösen. Solche Entzündungen tragen dazu bei, inflammatorische Hauterkrankungen zu verursachen oder zu verschlimmern. Umgekehrt stärken kurzkettige Fettsäuren das Hautmikrobiom – und schützen so die Körperhülle vor vorzeitiger Alterung.

QUELLE FÜR GESUNDHEIT UND JUGEND

In vielerlei Hinsicht steht die Forschung zu den Wechselwirkungen von Darm und anderen Organen noch am Anfang: Angesichts der schieren Menge an unterschiedlichen Mikroorganismen, die sich im Verdauungskanal tummeln, fällt es naturgemäß schwer, einzelnen Vertretern eine bestimmte Funktion zuzuordnen. Sicher ist allerdings, dass Bakterien im Darm nicht Krankheit erregen, sondern Gesundheit und Jugendlichkeit (mit Ausnahme von wenigen pathogenen Stämmen). Und bekannt ist auch, dass Ernährung der wichtigste Faktor ist, um das wertvolle Ökosystem im Darm zu stärken.

SO FUNKTIONIERT VERDAUUNG

Ein bis drei Tage dauert die Reise der Nahrung durch das Verdauungssystem. Dabei arbeiten unterschiedliche Organe eng zusammen.

Die Verdauung fängt bereits im Mund an. Die Zähne zermahlen das Essen, der Speichel macht den Speisebrei geschmeidig. Das Verdauungsenzym Amylase beginnt mit der Aufspaltung von Kohlenhydraten.

AB DURCH DIE MITTE

Per Schwerkraft und mit Unterstützung der Muskulatur der Speiseröhre rutschen die einzelnen Häppchen vom Rachen in den Magen. Hier beginnt die Verdauung offiziell. Der saure Magensaft enthält das Enzym Pepsin, das Eiweißbestandteile in kleinere Stücke spaltet. Zugleich ziehen sich die Magenwände im 20-Sekunden-Takt zusammen. Das sorgt dafür, dass die Nahrung durchmischt, zerkleinert und in Richtung Magenausgang geschoben wird. Dort entlässt der sogenannte Pförtner einzelne Häppchen in den Dünndarm.

REISE DURCH DEN DARM

Der Dünndarm steht im Mittelpunkt der Verdauung. Er führt die bereits begonnene Aufspaltung von Kohlenhydraten und Eiweißen fort und zerlegt Nahrungsfette in Fettsäuren und Glyzerin. Damit das Organ Fette chemisch spalten kann, benötigt es die Hilfe von Verdauungssäften aus Leber und Bauchspeicheldrüse. Deren Flüssigkeiten mengen sich im Zwölffingerdarm unter den vorverdauten Speisebrei. Sind die Nährstoffe aus dem Speisebrei in kleinste Partikel zerlegt, werden sie von der Darmwand in den Blutkreislauf überführt. Gleiches gilt für Vitamine und Mineralstoffe. Im Dünndarm nicht Verwertbares wandert in den Dickdarm.

NAHRUNGSBREI WIRD EINGEDICKT

Das Mikrobiom des Dickdarms zersetzt schwer verdauliche Fasern und liefert dabei wichtige Moleküle für die Darmgesundheit. Außerdem entzieht der Resteverwerter, der wie ein umgedrehtes U im Unterleib liegt, dem verbleibenden Speisebrei Wasser und Mineralstoffe. Unverdauliche Überbleibsel werden über den Enddarm ausgeschieden.

LEBER UND BAUCHSPEICHELDRÜSE

Als zentrales Stoffwechselorgan des Körpers wirkt auch die Leber bei der Verdauung mit. Sie produziert täglich bis zu 700 Milliliter Gallensaft, der dem Dünndarm die Aufnahme von Nahrungsfetten erleichtert. Die Bauchspeicheldrüse stellt etwa 1,5 Liter Pankreassaft täglich her. Dieser Cocktail besteht aus Säure, Wasser, Verdauungsenzymen und Bikarbonat, das den sauren Magensaft puffert. Die Enzyme dienen der endgültigen Spaltung von Kohlenhydraten, Eiweiß und Fetten. Die Gallenblase ist der Speicher für die in der Leber produzierte Gallenflüssigkeit. Bei Bedarf wird dieser Saft in den Dünndarm abgegeben.

DAS VERDAUUNGSSYSTEM

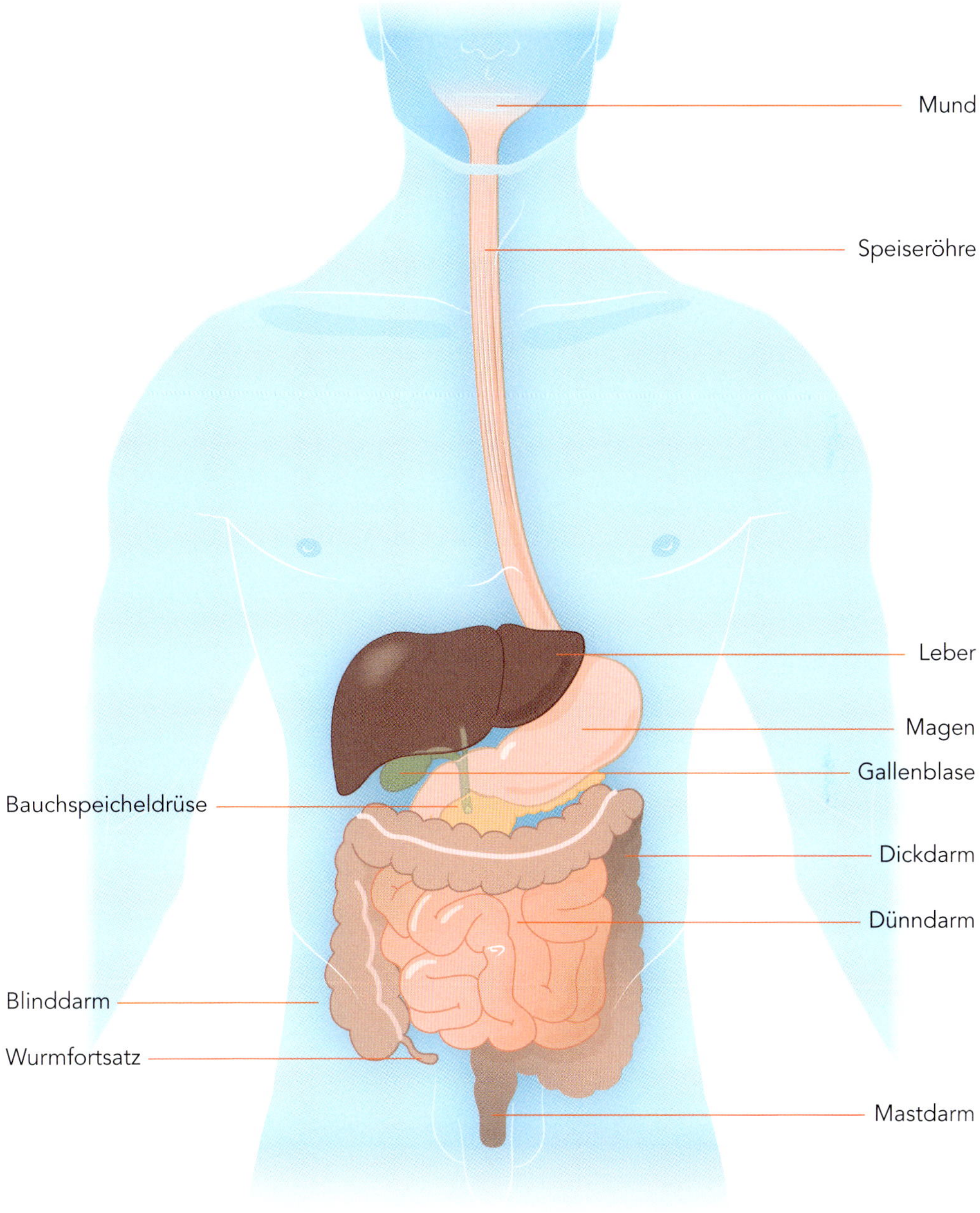

WENN DIE VERDAUUNG ÄRGER MACHT

An und für sich stresst das Alter den Magen-Darm-Trakt vergleichsweise wenig. Dennoch kann die Verdauungsgesundheit in der zweiten Lebenshälfte nachlassen.

Verantwortlich für Verdauungsprobleme im Alter sind oft chronische Erkrankungen wie Diabetes, die Einnahme von Medikamenten oder ein sitzender Lebensstil. Ein altersbedingt schwächeres Immunsystem erhöht zudem das Risiko für Darminfektionen und entzündliche Erkrankungen.
Das sind die häufigsten Probleme:

REFLUXKRANKHEIT

Symptome: Sodbrennen, saures Aufstoßen, Schluckbeschwerden
Ursachen: Schwächung des unteren Schließmuskels der Speiseröhre, verlangsamte Magenentleerung, Einnahme von Medikamenten

WAS HILFT?

- Gewichtsreduktion
- Meiden von fettreichen und säurehaltigen Lebensmitteln
- kleine Mahlzeiten
- Medikamente (zum Beispiel Protonenpumpenhemmer)
- chirurgische Eingriffe bei starken Beschwerden

GASTRITIS UND MAGENGESCHWÜRE

Symptome: Magenschmerzen, Übelkeit, Erbrechen
Ursachen: längerer Gebrauch von nichtsteroidalen Antirheumatika (NSAR), Infektion mit Helicobacter pylori, reduzierter Schutz der Magenschleimhaut

WAS HILFT?

- Medikamente (zum Beispiel Protonenpumpenhemmer, H2-Rezeptorantagonisten)
- Meiden von Alkohol, Nikotin und nichtsteroidalen Antirheumatika (NSAR)
- stark gewürzte und säurehaltige Lebensmittel weglassen

DIVERTIKULOSE UND DIVERTIKULITIS

Symptome: Schmerzen im Unterbauch, Fieber, veränderter Stuhlgang
Ursachen: Schwächung der Darmwand, chronische Verstopfung, ballaststoffarme Ernährung

WAS HILFT?

- ballaststoffreiche Ernährung
- ausreichend Flüssigkeit
- Antibiotika bei Divertikulitis
- Schmerzmittel
- OP in schweren Fällen oder bei Komplikationen

CHRONISCHE VERSTOPFUNG

Symptome: seltener Stuhlgang, harte und trockene Stühle, Anstrengung beim Stuhlgang
Ursachen: verminderte Darmbeweglichkeit, unzureichende Flüssigkeitsaufnahme, geringe körperliche Aktivität, Nebenwirkungen von Medikamenten (zum Beispiel bestimmte Antibiotika, Opioide)

WAS HILFT?

- ballaststoffreiche Ernährung
- ausreichend Flüssigkeit
- Erhöhung der körperlichen Aktivität
- Medikamente (Abführmittel, Stuhlweichmacher)
- regelmäßige Toilettenzeiten

REIZDARMSYNDROM

Symptome: Bauchschmerzen, Blähungen, wechselnde Stuhlgewohnheiten (Durchfall und Verstopfung)
Ursachen: unklare Ursache, jedoch oft verbunden mit Stress, Ernährung und Veränderungen der Darmmikrobiota

WAS HILFT?

- reizarme Ernährung (»Low-FODMAP-Diät«)
- Meiden von triggernden Lebensmitteln
- Medikamente (je nach vorherrschenden Symptomen unter anderem krampflösende Wirkstoffe, Abführmittel, Durchfallarzneien, Antidepressiva)
- Stressmanagement

GALLENERKRANKUNGEN (GALLENSTEINE, CHOLEZYSTITIS)

Symptome: Schmerzen im rechten oberen Bauch, Übelkeit, Erbrechen
Ursachen: verminderte Beweglichkeit der Gallenblase, Übergewicht, bestimmte Medikamente

WAS HILFT?

- Medikamente (Schmerzmittel, Antibiotika bei Infektion)
- fettreduzierte Ernährung
- kleinere Portionen
- endoskopische Entfernung von Gallensteinen
- chirurgische Entfernung der Gallenblase bei schweren Beschwerden (Cholezystektomie)

WIE FIT IST MEIN DARM?

Dank der Reserven, über die der Magen-Darm-Trakt verfügt, zeigt das Altern nur wenig Auswirkungen auf die Verdauung.

Anders als etwa bei Herz oder Haut lässt sich das biologische Alter des Verdauungstrakts leider nur schwer bestimmen. Das hat mehrere Gründe. Zum einen verteilt sich das System der Nahrungsverarbeitung auf etwa ein Dutzend Organe, zählt man Speicheldrüsen, Bauchspeicheldrüse, Gallenblase und Leber mit. Gut möglich, dass die regenerationsfreudige Leber sich im Vergleich zur Bauchspeicheldrüse mehr Jugendlichkeit bewahrt hat. Zum anderen verbirgt sich ein Großteil der Beteiligten im Souterrain der Bauchhöhle. Eine halbwegs präzise Magen-Darm-Datierung würde demnach eine Endoskopie erfordern, bei der ein Arzt die Schleimhäute in Augenschein nimmt und prüft, ob sie Alterszeichen wie Entzündungen oder Atrophien zeigen. Das Ganze am besten in Verbindung mit einer Gewebeprobe, um die Zellen unter dem Mikroskop auf Veränderungen zu untersuchen, die mit einer nachlassenden Regenerationsfähigkeit zusammenhängen. Schließlich bräuchte es ergänzend funktionelle Tests wie die Messung der Transitzeit der Nahrung durch den Leib, die sich mit zunehmendem Alter verlängert, und die Analyse der Enzymaktivität, die in der zweiten Lebenshälfte nachlässt. Naheliegenderweise ist dieser Aufwand zu hoch, um das biologische Alter des Verdauungsapparats zu taxieren.

ANALYSE DES MIKROBIOMS

Seit einigen Jahren bieten manche Ärzte Patienten an, die Darmflora per Stuhltest zu bestimmen.
Die Genanalyse der Bakterien verrät, wie sich das Verhältnis der unterschiedlichen Mikrobenfamilien zueinander gestaltet. Die Auswertung soll helfen, Ernährung und Lebensstil zu optimieren, um die gesundheitsförderlichen Mikroorganismen zu stärken. Es gibt auch Testkits für den Heimgebrauch, bei denen Kunden die Stuhlprobe direkt an ein Labor schicken und die Analyseergebnisse per Post erhalten.

UNGENAUE AUSSAGEN

Experten wie die Vertreter der Deutschen Gesellschaft für Gastroenterologie (DGVS) raten von solchen Untersuchungen allerdings ab: Noch ist die Mikrobiomforschung nicht so weit, anhand einer individuellen Arten-Inventur im Darm konkrete Gesundheitsaussagen zu treffen. Es fehlen schlichtweg die Normwerte für ein »junges« oder »gutes« Mikrobiom. Davon abgesehen, so die DGVS, liefert die Analytik des intestinalen Mikrobioms noch keine konsistenten Ergebnisse, die zwischen den einzelnen Laboren vergleichbar wären.

SELBSTTEST: WIE GUT KLAPPT MEINE VERDAUUNG?

Wer sich dafür interessiert, ob der Prozess der Nahrungsverwertung bei ihm prinzipiell in Ordnung ist, der greift am besten auf diesen Fragebogen der World Gastroenterology Organisation (WGO) zurück.

Der Selbsttest, den die Welt-Vereinigung der Magen-Darm-Ärzte entwickelt hat, (Quelle siehe Seite 237) verrät mithilfe von lediglich sieben Fragen, wie es um die Gesundheit des Verdauungssystems steht.

WGO-TEST ZUR VERDAUUNGS-GESUNDHEIT

1. Wie häufig haben Sie Verdauungsbeschwerden wie Völlegefühl nach dem Essen, Bauchschmerzen, Magenverstimmungen, Blähungen, Durchfall, Verstopfung oder Ähnliches?

③ Nie.
② Hin und wieder – nicht jede Woche.
① Mindestens einmal die Woche.
⓪ Jeden Tag.

2. Wie wird Ihr Alltag durch diese Beschwerden beeinflusst?

⓪ Sie stören mein tägliches Leben und meinen Arbeitsalltag deutlich.
① Manchmal mache ich mir deshalb Sorgen oder habe schlechte Laune.
② Ich spüre sie, kann aber damit umgehen.
③ Sie beeinträchtigen mich gar nicht.

3. Wie oft essen Sie die empfohlenen Portionen Obst und Gemüse? (5 Portionen am Tag)

⓪ Weniger als einmal die Woche.
① Alle 3 bis 4 Tage.
② Alle 1 bis 2 Tage.
③ Täglich.

4. Wie viel Flüssigkeit, wie Wasser, Säfte, Tee oder andere nicht alkoholische Getränke, nehmen Sie am Tag zu sich?

Frauen
② 2 Liter.
① Zwischen 0,5 und 2 Litern.
⓪ Weniger als 0,5 Liter.

Männer
② 3 Liter.
① Zwischen 1 und 3 Liter.
⓪ Weniger als 1 Liter.

5. Wie oft treiben Sie Sport (zum Beispiel Joggen, Fahrradfahren, Spazierengehen, Schwimmen)?

⓪ Weniger als einmal die Woche.
① Einmal die Woche.
② Alle 3 bis 4 Tage.
③ Alle 1 bis 2 Tage.
④ Täglich.

6. Haben Sie Übergewicht?

③ Nein, ich habe ungefähr mein Sollgewicht beziehungsweise liege darunter.
② Ja, ich wiege 6 bis 15 Kilo zu viel.
① Ja, ich wiege 16 bis 30 Kilo zu viel.
⓪ Ja, ich wiege mehr als 30 Kilo zu viel.

7. Nehmen Sie etwas ein, wie zum Beispiel Medikamente oder bestimmte Lebensmittel, um Ihr Darmwohlbefinden zu verbessern?

⓪ Nein.
① Ja.

Wenn ja, wie oft nehmen Sie etwas ein?

④ Täglich.
③ Alle 1 bis 2 Tage.
② Alle 3 bis 4 Tage.
① Einmal die Woche.
⓪ Selten.

AUSWERTUNG

15 Punkte und mehr: Sie dürfen sich laut der WGO über ein reibungslos arbeitendes Verdauungssystem freuen. Dank einem gesunden Lebensstil und einer ausgewogenen Ernährung zeigen sich Magen und Darm top in Form.

5 bis 15 Punkte: Die Verdauungsgesundheit zeigt Schwachstellen. (Welche Strategien das gastrointestinale System fit halten, lesen Sie ab Seite 115).

Weniger als 5 Punkte: Das Darmwohlbefinden ist gestört. Falls sich Ihre Verdauung nicht bessert, obwohl Sie die Ratschläge aus diesem Kapitel befolgt haben, sollten Sie mit einem Arzt sprechen.

DARMMIKROBIOM: JUNGBRUNNEN AUS DER TIEFE

Das Ökosystem aus Billionen Bakterien im Verdauungstrakt ist von zentraler Bedeutung für unsere Gesundheit. Zunehmend erkennt die Forschung, wie die Darmflora wichtige physiologische Prozesse im Körper unterstützt.

Verrucomicrobia, Actinobacteria, Prevotella, Akkermansia … Mit derart fantasievollen Namen schmücken sich die unterschiedlichen Stämme und Gattungen von Darmbakterien. Mehr als 1000 verschiedene Spezies haben Forscher in den Windungen des Verdauungsapparats gezählt. Ein gesunder Mensch beherbergt etwa 160 verschiedene Arten. Wer dieses Biotop pflegt, kann Immunabwehr, Körpergewicht und Psyche günstig beeinflussen.

GESUNDE VIELFALT

Den Großteil aller Mikroben, bis zu 90 Prozent, stellen die beiden Hauptgruppen Firmicutes und Bacteroides mit ihren verschiedenen Unterarten. Diese Vielfalt ist ein wichtiger Marker für die Gesundheit von Körper und Geist: Denn jeder Bakterienstamm besitzt unterschiedliche Aufgaben und spezifische Wirkungen.

NÜTZLICHE LAKTOBAKTERIEN

Zu den wertvollen Bakterien gehört beispielsweise die Gattung der Laktobakterien. Diese Mikroorganismen aus dem weiten Reich der Firmicutes produzieren Milchsäure, was ein saures Milieu im Darm schafft, das Krankheitserreger hindert, sich zu vermehren. Manche Lactobacillus-Stämme sind auch in der Lage, Vitamin B und K zu produzieren. Darüber hinaus verbessern die Milchsäurebakterien die Verdauung und stärken die Darmbarriere. Während die Laktobazillen hauptsächlich den Dünndarm besiedeln, machen es sich die Bifidobakterien – die viele Gemeinsamkeiten aufweisen – im Dickdarm gemütlich.

PERSÖNLICHE KENNZEICHEN

Wie sich die Bakteriengemeinschaft eines Menschen im Detail zusammensetzt, ist so individuell wie sein Fingerabdruck. Aller-

DIVERS IST TOP

Je größer die bakterielle Diversität, desto besser funktioniert das Ökosystem Darm, desto gesünder ist der Mensch. Dabei kann eine gesunde Darmflora auch pathogene Bakterienstämme beherbergen wie etwa Clostridioides difficile oder bestimmte Vertreter von Escherichia coli (E. coli). Solange die nützlichen Keime die Oberhand behalten, ist das kein Grund zur Sorge.

dings kann sich die Gewichtung der Arten im Laufe der Zeit durchaus verschieben. Zu den Faktoren, die die Zusammensetzung der Darm-WG bestimmen, zählen unter anderem:

- Genetik
- geografische Herkunft
- Alter
- Medikamente
- Krankheiten

Den größten Einfluss auf die Zusammensetzung der Bakterien im Darm hat die Ernährung – im Guten wie im Schlechten. Hier nur einige Beispiele von vielen:

- **Inulin:** Bei Übergewichtigen verändert die Einnahme des Ballaststoffs Inulin (steckt zum Beispiel in Chicorée, Artischocke, Knoblauch, Zwiebel) die Zusammensetzung der Darmbakterien auf eine Weise, die einen günstigen Einfluss auf Belohnungssignale im Gehirn hat. Damit werden gesündere Essentscheidungen getroffen, gaben Wissenschaftler der Universitätsklinik Leipzig und des Max-Planck-Instituts fürs Kognitions- und Neurowissenschaften Leipzig 2023 in einer Veröffentlichung bekannt.
- **Vollkorn und Früchte:** Eine ballaststoffreiche Kost mit Vollkorn und Früchten beugt Herz-Kreislauf-Erkrankungen vor, das ist lange bekannt. Warum das so ist, fand ein Berliner Forschungsteam vom Experimental and Clinical Research Center (ECRC) mithilfe von Mausstudien heraus. Bei dem Herzschutzmittel handelt es sich um Propionsäure, die von Darmkeimen aus Ballaststoffen produziert wird: Verfüttert man diese Fettsäure an Nager mit Bluthochdruck, bilden sich die Herzschäden zurück und die Tiere werden weniger anfällig für Herzrhythmusstörungen.
- **Fast Food:** Eine Kost, die reich an Pizza, Burgern & Co. ist, kann die Vielfalt der Darmbakterien stark reduzieren und dadurch die Entstehung von Allergien begünstigen. Das zeigt eine im Fachblatt »Respirology« veröffentlichte Studie aus dem Jahr 2018.
- **Dunkle Schokolade:** Der Verzehr von täglich 30 Gramm dunkler Schokolade mit 85 Prozent Kakaoanteil verbessert nach drei Wochen das Keimspektrum im Darm merklich. Die Besiedelung mit Blautia obeum steigt, die Werte von Faecalibacterium prausnitzii sinken. Zugleich bessert sich die Laune von Probanden, die vor Beginn der Studie über eine negative Stimmung berichteten. Ein Zusammenhang mit der Darm-Hirn-Achse (siehe Seite 104) liegt nahe, urteilten Forscher der koreanischen Seoul National University, die dieses Experiment 2022 der Fachwelt vorstellten.
- **Ergänzungsmittel:** Laut einer Studie des Allergie-Zentrums der Charité Berlin lindert ein probiotisches Nahrungsergänzungsmittel aus Lactobacillus acidophilius, Bifidobacterium lactis und dem Mehrfachzucker Oligofructose die Symptome von Heuschnupfenpatienten deutlich. Vier Monate lang nahmen die Teilnehmer täglich eine Kapsel mit dem Bakterienmix ein.

MAGEN UND DARM: DIE FITTE MITTE

Ein gesunder Darm ist ein wertvoller Verbündeter in Sachen Altersprävention. So sorgen Sie dafür, dass hinter dem Bauchnabel alles im Lot bleibt.

Wenn wir den Darm jung halten, hält er uns jung. Er optimiert die Nährstoffaufnahme, unterstützt einen effizienten Stoffwechsel, hilft beim Gewichtsmanagement und verbessert sogar das Hautbild. Selbst die geistige Gesundheit profitiert, wenn hinter dem Bauchnabel alles in Balance ist. Um in den Genuss dieser Benefits zu kommen, sind noch nicht einmal große Anstrengungen nötig. Es gilt lediglich, die Darmschleimhaut intakt zu halten, für eine artenreiche sowie ausbalancierte Mikrobiota zu sorgen und Entzündungen zu vermeiden. Und natürlich eine schwere Erkrankung wie Darmkrebs zu vermeiden, für die nach der Lebensmitte das Risiko steigt.

Das kleine Darmfit-Programm, das wir Ihnen auf den nächsten Seiten vorstellen, bildet diese Strategie ab. Sie erfahren dabei, welche Nahrungsmittelunverträglichkeiten den Darm reizen, wie Früherkennung vor einem Kolonkarzinom schützt und wie Sie das Darmmikrobiom in Höchstform bringen.

1. UNVERTRÄGLICHKEITEN BEACHTEN

Selbst gesunde Lebensmittel wie Milch, Obst oder Brot können bei manchen Menschen Verdauungsbeschwerden und chronische Reizungen im Darm auslösen. Diese Entzündungen schädigen die Darmschleimhaut und beschleunigen die Alterung des Gewebes. Kommt es nach dem Essen zu Blähungen, Durchfall oder anderen Magen-Darm-Beschwerden, stecken oft Lebensmittelunverträglichkeiten dahinter.

BESCHWERDEN ERNST NEHMEN

In jedem Fall gilt es, unerklärlichen Verdauungsbeschwerden, die sich regelmäßig nach bestimmten Mahlzeiten einstellen, auf den Grund zu gehen: zunächst per Ernährungstagebuch für erste Anhaltspunkte,

20 PROZENT SIND BETROFFEN

Jeder fünfte Deutsche reagiert empfindlich auf bestimmte Inhaltsstoffe aus der täglichen Ernährung. Weitverbreitet sind Intoleranzen auf Milchzucker, Fruktose und Histamin. Hier ist der Darm kaum in der Lage, beispielsweise Milch oder Äpfel zu verdauen. Seltener sind klassische Allergien, etwa auf Erdnüsse, bei denen bestimmte Proteine aus der Nahrung die Körperabwehr zu einer nachweisbaren immunologischen Reaktion herausfordern.

danach mithilfe eines Hausarztes oder Gastroenterologen für die sichere Diagnose. Eine Milchzuckerunverträglichkeit, die sogenannte Laktoseintoleranz, und eine Fruchtzuckerunverträglichkeit, die sogenannte Fruktoseintoleranz, zum Beispiel lassen sich durch einen einfachen Atemtest beim Arzt sicher nachweisen.

VERZEHR BESTIMMTER LEBENSMITTEL MEIDEN ODER REDUZIEREN

In der Regel gilt es dann, die entsprechenden Lebensmittel zu meiden (zum Beispiel bei Allergien, Zöliakie) oder nur in einer Dosis zu genießen, wie sie vertragen wird (zum Beispiel bei Fruktoseintoleranz). Bei Laktoseintoleranz, der häufigsten Unverträglichkeit, können Betroffene auf verschreibungsfreie Präparate zurückgreifen, die die Verdauung von Laktose unterstützen.

Einfach hinnehmen sollte man Unverträglichkeiten nicht. Denn sie wirken auf Dauer wie ein Turbo für die Alterung des empfindlichen Ökosystems im Darm:

- Die ständige Reizung schädigt die Darmschleimhaut. Das beeinträchtigt ihre Barrierefunktion und kann zum »Leaky Gut« (durchlässiger Darm) führen. Eine geschädigte Darmschleimhaut regeneriert sich schlechter.
- Entzündungen an der Darmschleimhaut beeinträchtigen die Aufnahme von Nährstoffen. Ein Mangel an wichtigen Vitaminen und Mineralstoffen vermindert wiederum die Regenerationsfähigkeit der Zellen und trägt zur vorzeitigen Alterung des Darms bei.
- Lebensmittelunverträglichkeiten können das Gleichgewicht der Darmmikrobiota stören. Eine solche Dysbiose kann die Entzündungsreaktionen im Darm verstärken, was Alterungsprozesse weiter vorantreibt.

WELCHE UNVERTRÄGLICHKEITEN GIBT ES?

FRUKTOSEINTOLERANZ (FRUCHTZUCKERUNVERTRÄGLICHKEIT)

Häufigkeit: circa 30 Prozent der Bevölkerung, oft ohne Anzeichen.

Symptome: Nach Verzehr von zu viel Fruchtzucker treten Blähungen und Durchfall auf.

Ursache: der Defekt eines Transportsystems (GLUT-5), das Fruktose aus dem Dünndarm ins Blut leiten soll. Der Fruchtzucker landet im Dickdarm, wo er zersetzt wird. Die dabei entstehenden Gärgase führen zu Blähungen und machen den Stuhl weich.

Aufpassen bei: Obst, Light-Produkten, Limo, Backwaren, Müsli, Gemüse (zum Beispiel Kohl).

Tipp: Eine Fruktoseintoleranz ist reversibel; Betroffene sollten nach einer Pause testen, wie viel Fruchtzucker okay ist, und die Menge schrittweise erhöhen.

LAKTOSEINTOLERANZ (MILCHZUCKERUNVERTRÄGLICHKEIT)

Häufigkeit: circa 5 bis 15 Prozent der Bevölkerung.

Symptome: nach Verzehr von Milch und Milchprodukten Blähbauch, Durchfall, auffälliger Stuhl, Sodbrennen, teils Müdigkeit.

Ursache: Das Enzym Laktase im Dünndarm hat die Aufgabe, Laktose (Milchzucker) in Glukose und Galaktose zu spalten. Bei manchen Menschen reicht die Menge an Laktase nicht aus, um den Milchzucker zu spalten. Der Zucker wandert in untere Darmabschnitte und wird von Bakterien verstoffwechselt.

Aufpassen bei: Kuchen, Keksen, Schokolade, Eis, Wurst.

Tipp: Ziegen- und Schafsmilch enthalten fast so viel Milchzucker wie Kuhmilch. Butter und viele Käse sind laktosefrei. Molke und Milchpulver enthalten Laktose.

HISTAMININTOLERANZ

Häufigkeit: etwa 3 Prozent der Bevölkerung (oft unentdeckt, weil schwierig zu diagnostizieren).

Symptome: Durchfall, Blähungen, Übelkeit, Hautrötung, Schlafprobleme, Blutdruckabfall, Juckreiz, Schnupfen, Schwellungen, Atemnot.

Ursache: Histamin ist ein Botenstoff, den auch der Körper bildet, zum Beispiel bei allergischen Reaktionen. Für den Abbau ist unter anderem das Enzym Diaminoxidase (DAO) zuständig. Bei einer Histaminintoleranz liegt ein DAO-Mangel vor. So bleibt bei der Verdauung zu viel Histamin erhalten und das bereitet die Probleme.

Aufpassen bei: »gereiften« Lebensmitteln (Parmesan, Rotwein, Salami, dunkler Schokolade, Fischarten mit dunklerem Fleisch wie Thunfisch). Tomaten, Erdbeeren und Nüsse setzen Histamin aus körpereigenen Speicherzellen frei.

ZÖLIAKIE (SPRUE)

Häufigkeit: etwa 0,5 bis 1 Prozent der Bevölkerung.

Symptome: Durchfall, Verstopfung, Blähungen, Kopfweh, Müdigkeit; Nährstoffmängel, Gewichtsverlust.

Ursache: Der Körper verträgt das Getreideeiweiß Gluten aufgrund einer genetischen Veranlagung nicht. Es kommt zu Entzündungen in der Dünndarmschleimhaut. Die Dünndarmzotten bilden sich zurück, wichtige Nährstoffe können nicht aufgenommen werden.

Aufpassen bei: Fertigprodukten, Wurst, Schokolade.

Tipp: Leidet ein Verwandter an Zöliakie, liegt das Risiko, zu erkranken, um 10 Prozent höher. Eine unbehandelte Zöliakie begünstigt andere Intoleranzen sowie Darm- oder Speiseröhrenkrebs.

2. DARMKREBS – VORSORGE ZÄHLT

Vorsorge rettet Leben. Wird ein Tumor frühzeitig erkannt und entfernt, kann ein aggressiver Verlauf vermieden werden.

FRÜHERKENNUNG

Stuhltests auf unsichtbares Blut stehen Versicherten zwischen 50 und 54 Jahren jährlich zu. Die Darmspiegelung wird Männern ab 50 und Frauen, die in der Regel später erkranken, ab 55 Jahren bezahlt. Wer Darmkrebs in der Familie hat oder an einer chronisch entzündlichen Darmerkrankung leidet, sollte mit dem Arzt sprechen, ob die Koloskopie schon vor dem 50. Geburtstag sinnvoll wäre.

RISIKOFAKTOREN

Die Darmkrebsgefahr steigt mit dem Alter. Mehr als die Hälfte der Patienten erkranken jenseits des 70. Lebensjahres, nur etwa 10 Prozent der Tumoren treten vor dem 55. Lebensjahr auf.

LANGSAMES WACHSTUM

Darmkrebs ist bei Männern nach Prostata- und Lungenkrebs die dritthäufigste Krebsart, bei Frauen nach Brustkrebs sogar die zweithäufigste. Jedes Jahr erkranken allein in Deutschland mehr als 60 000 Männer und Frauen an diesem Leiden. Die gute Nachricht: Kolonkarzinome wachsen langsam und entstehen aus gutartigen Vorstufen, Polypen genannt. Werden die Wucherungen bei einer Darmspiegelung rechtzeitig entdeckt und entfernt, kann sich die Erkrankung nicht ausbilden.

PROBIOTIKA – FRISCHZELLENKUR AUS NATURJOGHURT

Sauermilchprodukte zählen zur Lieblingskost des Verdauungssystems. Mit ihren lebenden Milchsäurebakterien tragen die Gesundheitsbooster zur Balance im Darm bei.

Lebensmittel wie Naturjoghurt, Dickmilch und Ayran, aber auch Sauerkraut oder eingelegtes Gemüse zeichnen sich durch eine Besonderheit aus: Sie enthalten spezielle Bakterienkulturen, die der Darmflora hilfreich zur Seite springen. Das gelingt den aktiven Mikroorganismen (zum Beispiel Lactobacillus bulgaricus, Bifidobacterium bifidum, Streptococcus thermophilus), weil sie das Säurebad des Magens überstehen. Im Darm angelangt, schaffen sie ein saures Milieu und erschweren Krankheitserregern das Dasein.

»FÜR DAS LEBEN«

Weil diese Mikroorganismen die Gesundheit aktiv fördern, werden sie als Probiotika *(lat. pro: für; griech. bios: das Leben)* bezeichnet. Ihre Benefits sind gut dokumentiert. Die hilfreichen Bakterien mildern Durchfälle nach Antibiotikaeinsatz, bessern Blähungen bei Reizdarmsyndrom und regen die Aktivierung von Abwehrzellen des Immunsystems im Darm an. Dank der verbesserten Immunantwort verringert sich das Risiko für Infekte. Außerdem fördern Probiotika die Produktion von Neurotransmittern wie Serotonin, Dopamin oder GABA – Substanzen, die dafür bekannt sind, das Wohlbefinden zu verbessern.

KÜHLREGAL ODER APOTHEKE

Für die Frischzellenkur im Darm sorgen nicht nur die erwähnten Sauermilchprodukte oder milchsauer vergorene Lebensmittel. Auch kommerzielle Joghurtdrinks aus dem Kühlregal sowie spezielle Kapseln oder Pülverchen aus der Apotheke enthalten Bakterienkulturen. Bei probiotischen Joghurtdrinks fügen die Hersteller zusätzlich größere Mengen eines Bakterienstamms, etwa Bifidobakterien, hinzu. Außerdem ist die Dosierung standardisiert. (Allerdings steckt in vielen probiotischen Joghurts auch reichlich Zucker. Achten Sie auf die Deklaration!).
Konventioneller Joghurt, der für eine längere Haltbarkeit abschließend wärmebehandelt (pasteurisiert) wird, enthält hingegen keine lebenden Kulturen mehr.

WICHTIG ZU WISSEN

Die neu hinzugekommenen bakteriellen Untermieter siedeln sich nur für einige Tage im Darm an, bevor andere Bakterien wieder Überhand gewinnen. Für einen nachhaltigen Effekt muss man also regelmäßig zu fermentierten Lebensmitteln greifen.

Crème fraîche, Sahne oder Schmand zeigen ebenfalls nur geringen Nutzen für das Mikrobiom.

AUFGABENTEILUNG NACH TALENT

Unterschiedliche probiotische Bakterienstämme haben unterschiedliche Stärken. Einige fabrizieren Bakteriozine oder Mikrozine, also natürliche Antibiotika, die schädliche Bakterien wie etwa Salmonellen abtöten. Andere Stämme wirken durch Wasserstoffperoxid, Kohlendioxid oder sogar Alkohol auf Krankmacherkeime ein – oder eben durch Milchsäure, wie die Laktobazillen. In einer 2019 veröffentlichten Studie der Abteilung Psychosomatische Medizin und Psychotherapie am Universitätsklinikum Tübingen verbesserte ein Probiotikum des Typs Bifidobacterium longum die Stressverarbeitung im Gehirn. Probanden, die das Bakterium vier Wochen lang per Kapsel schluckten, zeigten unter geistiger Belastung weniger mentale Ermüdung.

DEN RICHTIGEN STAMM WÄHLEN

Der therapeutische Einsatz der Lebendkulturen setzt demnach voraus, dass die passenden Keime zum Einsatz kommen. Die Wirkungen probiotischer Kulturen sind stammspezifisch. Positive Studien zu bestimmten Mikroorganismen sind nicht ohne Weiteres auf andere übertragbar. Wer Verdauungsprobleme wie Reizdarm, Blähungen oder Durchfall mithilfe von Probiotika gezielt bessern möchte, der sollte sich bei seinem Gastroenterologen erkundigen, welche Keimstämme sich in diesen konkreten Fällen in Studien bewährt haben. Wer hingegen einfach nur gute Stimmung unter seinen Darmbakterien schaffen möchte, der greift weiterhin zu seinem Lieblingsnaturjoghurt. Wichtig: Der muss ungesüßt sein und darf keine abschließende Wärmebehandlung genossen haben. Das macht den lebenden Kulturen den Garaus. Achten Sie auch darauf, nicht ständig die Marke – und damit den Bakterienstamm – zu wechseln. Es dauert nämlich einige Wochen, bis sich die begehrten Probiotika nachhaltig im Darm ansiedeln.

DARMBAKTERIEN REAGIEREN EMPFINDLICH AUF SALZ

Wer die freundlichen Untermieter im Darm pflegen möchte, sollte den Salzstreuer sparsam einsetzen. Schon sechs Gramm Kochsalz täglich können den Mikroben der Gattung Lactobacillus den Garaus machen. Das entdeckten Wissenschaftler am Berliner Experimental and Clinical Research Center und am Berliner Institut für Gesundheitsforschung, nachdem sie zwölf Probanden in einer kleinen Studie das Essen versalzten. 14 Tage lang erhielten die gesunden Testpersonen zusätzlich zu ihrer normalen Ernährung sechs Gramm Natriumchlorid extra, was eine Verdopplung des Salzkonsums bedeutete (sechs Gramm stecken ungefähr in einer Fertigpizza). Am Ende des Experiments hatten sich die nützlichen Darmbewohner stark reduziert.

PRÄBIOTIKA – HAPPY MEAL FÜR DIE DARMBAKTERIEN

Essen ist die beste Medizin. Das gilt für den Verdauungstrakt noch mehr als für andere Organe. Schließlich treffen Nahrung und Körper hier unmittelbar aufeinander.

Gäste müssen bewirtet werden. Das gilt auch für die Bakterien des Verdauungskanals. Ihre Lieblingsnahrung bilden spezielle lösliche Ballaststoffe, wie sie in Gemüse und Obst stecken, in geringeren Mengen auch in Getreide. Solche Lebensmittel, die den aktiven, wertvollen Mikroben im Darm als Energiequelle dienen, werden auch als Präbiotika *(lat. prä-: vor; griech. bios: Leben)* bezeichnet. Die bekanntesten Vertreter dieser Klasse sind die Zuckermoleküle Inulin und Oligofruktose. Damit ein Lebensmittel als Präbiotikum firmieren kann, muss es drei Bedingungen erfüllen:

- Es muss Magensäure, Gallensäure und anderen Verdauungssekreten widerstehen, um unverändert in den Dickdarm zu gelangen.
- Es muss von den Dickdarmbakterien verwertet werden können.
- Mindestens ein gesundheitsförderlicher Bakterienstamm muss von den Präbiotika profitieren, sei es für Aktivität oder Wachstum.

Gut genährt vermehren sich Bakterien besser. Nützliche Mikroben wie Bifidobakterien und Laktobazillen stürzen sich geradezu auf die löslichen Ballaststoffe und verwerten sie bevorzugt. Bei der Fermentation entstehen als Abbauprodukt kurzkettige Fettsäuren, die die Zellen der Darmschleimhaut nähren und die Funktion des Immunsystems verbessern. Einer dieser Metaboliten, die Propionsäure, steht aktuell im Fokus der Darmforschung, weil er die Eigenschaft besitzt, als Entzündungsbremse ein übersteuertes Immunsystem zu drosseln. Damit scheint die Propionsäure bei Darmentzündungen, Allergien oder sogar bei Multipler Sklerose wirksam zu helfen.

SUPERFOOD FÜR DEN DARM

Folgende Gemüse- und Obstarten enthalten besonders viele Präbiotika, die den wertvollen Darmbakterien durch Fermentierung als Nahrung dienen.

TOPINAMBUR

Ein Inulingehalt von 18 bis 35 Prozent macht die süßlich schmeckende Knolle zum Festessen der nützlichen Bifidobakterien. Wer das Wintergemüse noch nie probiert hat: Es schmeckt süß, nussähnlich, und passt als Beilage zu verschiedenen Gerichten.

CHICORÉE

Mit 10 bis 16 Gramm Inulin pro 100 Gramm zählt dieses Blattgemüse zu den Topstars unter den Präbiotika. Extraplus für die Verdauung: der in den Knospen enthaltene Bitterstoff Lactucopikrin. Er kurbelt die Ausschüttung von Magen- und Gallensäften an.

SCHWARZWURZEL

Mit 13 Prozent Inulin nährt der Winterspargel die Darmbakterien. Er zählt wie Topinambur zu den wiederentdeckten Gemüsen, findet sich zunehmend auf den Speisekarten von Restaurants.

ÄPFEL

In den Apfelschalen steckt Pektin, ein löslicher Ballaststoff. Er macht etwa 1 bis 1,5 Prozent am Gewicht aus und ist die bevorzugte Nahrungsquelle von Bakterien der Gattung Bacteroidetes. Diese Kulturen, die die Ausscheidung von Zucker aus dem Körper fördern, kommen bei schlanken Menschen vermehrt vor.

ZWIEBEL

Immerhin noch etwa 4 Gramm Inulin pro 100 Gramm bringt die Küchenzwiebel in rohem Zustand auf die Waage. Ihr Verwandter Knoblauch liegt bei einem ähnlichen Wert. Die beiden Pflanzen zählen allerdings auch zu den Lebensmitteln, die bei Unverträglichkeiten oder Reizdarm häufig zu Blähungen und Schmerzen führen.

PELLKARTOFFELN

Darmbakterien schwärmen für gekochte und erkaltete Kartoffeln, ebenso wie für Reis und Nudeln vom Vortag. Beim Abkühlen dieser Lebensmittel verwandelt sich ein Teil der enthaltenen Kohlenhydrate in unverdauliche, resistente Stärke. Die wird von den Dickdarmbewohnern fermentiert, also zerlegt, wobei sogar noch mehr Butyrat entsteht als bei anderen Ballaststoffen. Resistente Stärke bleibt übrigens erhalten, wenn die Kartoffeln nach dem Abkühlen erneut erhitzt werden – etwa für Bratkartoffeln.

PRÄBIOTIKA: SO VIEL SOLLTEN SIE ESSEN

Experten raten, von den täglich empfohlenen 30 Gramm Ballaststoffen mindestens 5 Gramm aus der Gruppe der Präbiotika zu wählen. Es dürfen gerne auch mehr sein: Bis zu 30 Gramm gelten bei Gesunden als nebenwirkungsfrei. Bei Menschen mit sensiblem Darm können allerdings schon weniger als 10 Gramm am Tag Blähungen und Durchfall auslösen. Bei empfindlichem Gedärm sollte man ausprobieren, wie viele Ballaststoffe noch gehen. Bei Reizdarm heißt es in vielen Fällen: auf Präbiotika lieber verzichten oder auf weniger blähende Ballaststoffe wie Flohsamen ausweichen.

DIE KUR FÜR DAS KRAFTWERK

Jeder vierte Deutsche hat eine Fettleber. Schuld ist - meist - nicht der Alkohol, sondern das süße Leben. Eine geeignete Diät bringt das zentrale Stoffwechselorgan wieder in Form.

Die Leber *(griech. Hepar)* ist der leistungsstarke Motor unseres Energiehaushalts. Aus Fetten, Kohlenhydraten und Eiweißen gewinnt sie die Energie, die der Körper für Stoffwechsel, Bewegung oder Wärmeproduktion braucht. Leider kommt dieser Motor immer öfter ins Stottern. Der Grund: zu viel Pizza, Brot, Nudeln, Reis, Softdrinks oder Kuchen, und gleichzeitig viel zu wenig körperliche Aktivität. Dieser Lebensstil hat dazu geführt, dass jeder vierte Erwachsene über 40 Jahren an einer Stoffwechselstörung namens nicht-alkoholischer Fettleber (NAFLD) leidet – Tendenz steigend. Dabei beschränkt sich das Phänomen nicht auf Dicke. Eine mit dem Metabolismus assoziierte Lebererkrankung wird auch bei etwa 15 Prozent der schlanken Frauen und Männern diagnostiziert.

ZUCKERÜBERSCHUSS WIRD ZU FETT

Dass Cola und Kuchen der Leber von Bewegungsmuffeln wenig schmecken, hängt damit zusammen, dass nach dem Genuss von Kohlenhydraten viel Glukose ins Blut strömt: eine besonders schnell verfügbare Energiequelle für intensiv arbeitende Muskeln. Wird das Superbenzin nicht genutzt, weil man den Tag zwischen Schreibtischstuhl und Couch verbringt, speichert der Körper den überschüssigen Zucker in Form von Fett ab – zunächst in der Leber. Die Folge ist die Fettleber. Bei einer leichtgradigen NAFLD sind bis zu 30 Prozent der Leberzellen verfettet, bei einer schweren sogar mehr als 60 Prozent. Es droht eine Leberentzündung (nicht-alkoholische Fettleberhepatitis, NASH).

EIN SCHLEICHENDER VORGANG

Entwickelt sich die menschliche Leber zum Pummelorgan, bemerken Betroffene dies oft erst spät. Die Symptome bleiben meist vage: etwa Müdigkeit, Erschöpfung, Verdauungsbeschwerden und Migräne. Oft ist die Diagnose Fettleber ein Zufallsbefund im Rahmen einer Routineuntersuchung.
Das Problem: Je mehr die Leber unerkannt verfettet, desto mehr leiden ihre Aufgaben als zentrale Stoffwechselbehörde des Körpers. Blutzucker- und Blutfettwerte entgleisen, Übergewicht mehrt sich, es drohen Bluthochdruck, Diabetes und Arteriosklerose. Die gute Nachricht ist jedoch, dass eine Fettleber gerade zu Beginn der Erkrankung kein unabwendbares Schicksal ist. Sie kann sich regenerieren und verjüngen!

SIEBEN SCHRITTE AUS DER LEBERFALLE

1. Bewegen Sie sich jeden Tag mindestens 30 Minuten lang (zum Beispiel flottes Gehen, Radfahren, Kraftsport im Fitnessstudio). Es schadet nicht, wenn Sie auch mal aus der Puste kommen – ganz im Gegenteil. Dabei verheizen Sie die Zuckerspeicher der Muskeln und schaffen Platz für Glukose aus der nächsten Mahlzeit.
2. Machen Sie Gemüse, Salate, Obst, Hülsenfrüchte und hochwertige Öle zu den Topstars Ihrer täglichen Ernährung. An zweiter Stelle hat Eiweiß seinen festen Platz im Speiseplan: also Milch, Käse, Fisch, Fleisch. Erst an dritter Stelle stehen Brot, Pasta und Kartoffeln. Studien zeigen, dass Low-carb-Diäten das Fett in der Leber schneller schwinden lassen als Kostformen, bei denen mit Fett geknausert wird.
3. Machen Sie einen Bogen um Fruktose. Der Fruchtzucker aus Softdrinks, Erfrischungsgetränken und Fertigprodukten erhöht die Fettproduktion in der Leber und blockiert Sättigungshormone. In puren Fruchtsäften und Obst-Smoothies ist Fruktose so konzentriert, dass Sie diese Getränke ähnlich bedachtsam genießen sollten wie alkoholische Getränke. Für frisches Obst gilt Entwarnung.
4. Genießen Sie Alkohol mit Vorsicht. Eine gesunde Leber kann ein gelegentliches Viertel Wein oder ein kühles Bier problemlos ab. Moderater Alkoholgenuss scheint das Organ sogar vor einer Verfettung zu bewahren. Anders bei größeren Mengen oder häufigem Konsum. Weil die Leber versucht, das Zellgift Alkohol so schnell wie möglich abzubauen, wird die Verbrennung aller anderen Nährstoffe eingestellt – sie landen als Fett in der Leber. Ist die Entgiftungszentrale bereits angeschlagen, besser komplett auf Alkohol verzichten.
5. Gönnen Sie der Leber gesunde Extras. Der Wirkstoffkomplex Silymarin aus der Mariendistel bewahrt Leberzellen vor dem Eindringen von Giftstoffen und stimuliert die Neubildung und Regeneration der Zellen. Artischocken schützen die Leber mit ihren Hauptwirkstoffen Cynarin und anderen Bitterstoffen sowie Flavonoiden vor zellschädigenden freien Radikalen, denen das Entgiftungsorgan intensiv ausgesetzt ist. Auch Kaffee enthält zahlreiche Wirkstoffe, die die Leber vor Entzündungen und Zellschäden bewahren. Der leberschützende Effekt zeigt sich in Studien vor allem bei klassischem Filterkaffee. Empfohlen werden mindestens drei Tassen täglich.
6. Rauchen Sie nicht! Der Griff zu Zigaretten schadet nicht nur der Gesundheit allgemein, er fördert bei einer Fettleber den Umbau der Zellen zu Bindegewebe. Eine Studie an über 1000 Fettleberpatienten mit hohem Nikotinkonsum zeigte deutlich, dass die Raucher viel öfter eine solche Fibrose entwickeln. Eine Leberfibrose wiederum erhöht das Risiko für Leberzirrhose und Leberkrebs.
7. Setzen Sie die Leber auf Diät. Erhält der Körper deutlich weniger Kalorien, als er benötigt, holt er sich die Energie aus seinen Vorratslagern – allen voran aus dem Organ unterm Rippenbogen. Etwa 800 Kilokalorien täglich sind maximal erlaubt, damit sich die Leber selbst entrümpelt. Wem klassisches Heilfasten zu anstrengend ist, der findet mit Scheinfasten (siehe Buchtipps Seite 232) eine gute Alternative. Auch Fastenkonzepte mit speziellen Formula-Getränken als Mahlzeitenersatz bringen die Fettleber zum Schmelzen.

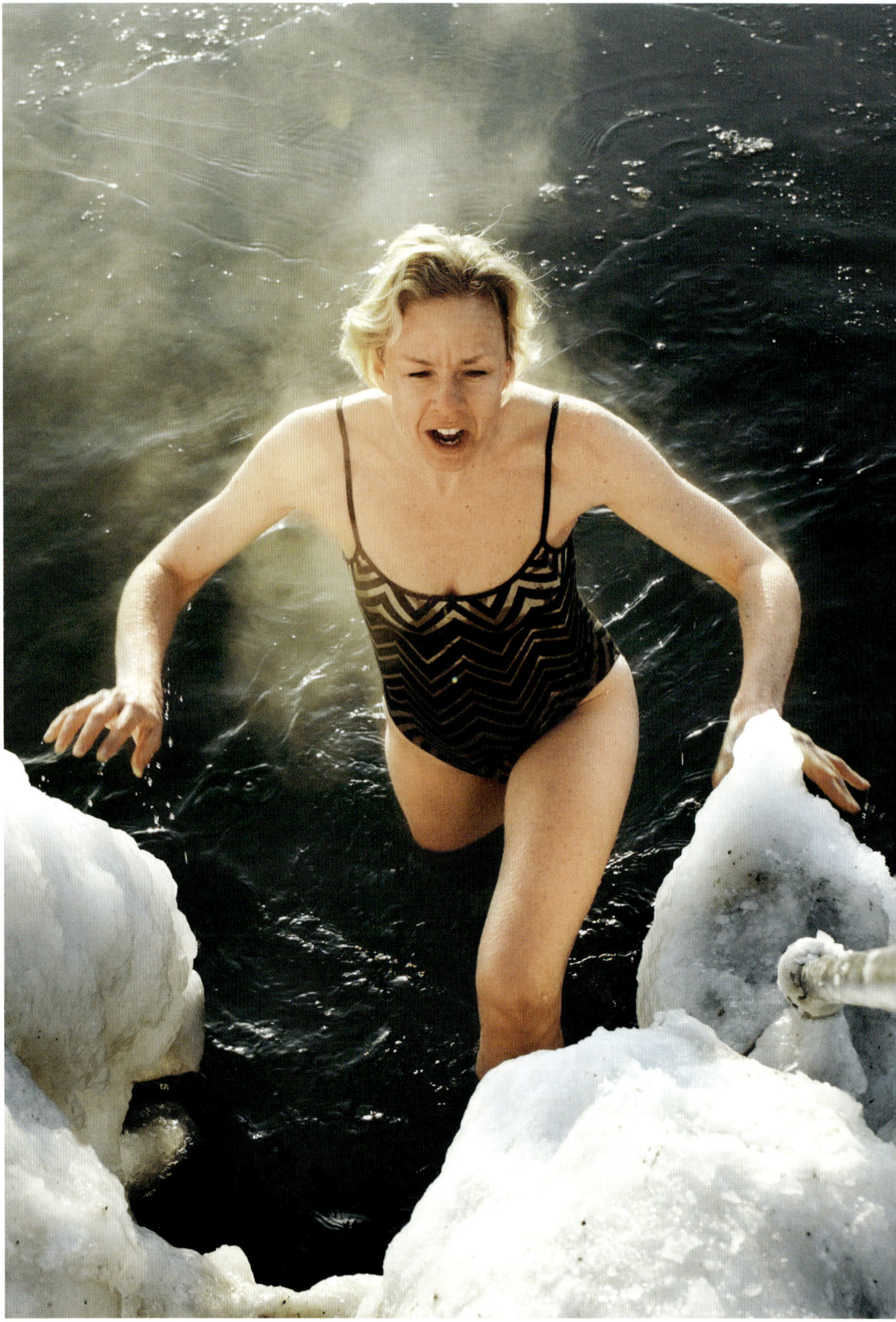

Das Immun-system

Das Immunsystem ist der Bodyguard, der jeden von uns beschützt. Ohne diesen komplexen Apparat aus Abwehrzellen, Organen und Molekülen wären wir jedem Erreger hilflos ausgeliefert.

DIE INNERE SICHERHEIT

Das Immunsystem hat die Fähigkeit, uns viele Krankheiten vom Leib zu halten. Mit den richtigen Alltagsstrategien schöpfen wir dieses Potenzial lebenslang aus.

Die Erforschung des menschlichen Immunsystems spielt eine zentrale Rolle in der Medizin. Seit Langem vermuten Wissenschaftler, dass der Schlüssel zu einem langen Leben in den Tiefen der Körperabwehr steckt. Das mobile Heer aus Milliarden von Monozyten, Granulozyten, Lymphozyten und weiteren Immunzellen, die wachsam durch Blutbahnen und Lymphgefäße kreisen, hält die Antwort auf eine entscheidende Frage bereit: Warum trotzen manche Menschen noch mit 90 Jahren jedem Krankheitserreger – während wesentlich jüngere Zeitgenossen von Coronaviren oder anderen Keimen hinweggerafft werden?

SCHLÜSSEL FÜR EIN LANGES LEBEN

Auch Alternsforscher aus Jönköping, einer Stadt in der schwedischen Provinz Småland, interessierten sich für dieses Phänomen. Ab Ende der 1980er-Jahren ergründeten Wissenschaftler der örtlichen Universität in einer berühmt gewordenen Langzeitstudie, welche Eigenschaften das Immunsystem von Super-Agern auszeichnet. Das ambitionierte Ziel der Forscher um die beiden Biomediziner Jan Strindhall und Anders Wikby: den Abwehrzellen das Geheimnis für ein langes und gesundes Leben entreißen.

Diese Schutztruppen zählen zu den wichtigsten Waffen des Körpers gegen Infekte und Tumore. Sie erkennen Krankheitserreger oder entartete Körperzellen als fremd, leiten deren Beseitigung ein und merken sich sogar, gegen welche Gegner sie schon einmal vorgegangen sind. Etwa 1,5 bis 1,8 Billionen einzelner Zellen umfasst das Immunsystem – verteilt auf unterschiedliche Organe und Gewebe. Der Löwenanteil der Abwehrzellen steckt in Lymphsystem und Knochenmark.

AUCH DAS IMMUNSYSTEM KOMMT IN DIE JAHRE

Leider kriegt dieser Schutzschild mit dem Alter Löcher. Bereits ab dem 50. Lebensjahr arbeitet die Körperabwehr weniger effektiv gegen Viren oder Bakterien. Infektionserkrankungen häufen sich und verlaufen schwerer als bei jungen Erwachsenen. Immunseneszenz heißt dieses Phänomen.

ES BRÖCKELT AN VIELEN STELLEN

Zugleich nimmt die Wahrscheinlichkeit zu, an einer Infektionskrankheit zu sterben. Acht von zehn Menschen, die von einem Grippevirus dahingerafft werden, sind älter als 65 Jahre. Mit 80 Jahren sterben zehnmal so viele Menschen an einer Infektion wie im jungen Erwachsenenalter. Auch das Krebsrisiko steigt. Mehr als die Hälfte der Patienten, die von ihrem bösartigen Tumor in Darm, Haut oder Lunge erfahren, sind über 70 Jahre alt.

Selten tödlich, aber mitunter sehr schmerzhaft ist die Gürtelrose. Herpes-Zoster-Erkrankungen häufig sich ab 50, weil das immunologische Gedächtnis nachlässt. Damit können Windpockenerreger, die seit der Kindheit in einzelnen Nervenknoten schlummern, wieder aktiv werden.

Dummerweise bröckelt das Bollwerk Immunsystem nicht nur an ein oder zwei Stellen, sondern an vielen gleichzeitig:

- Die Abwehrtruppen werden weniger und träge. Den neutrophilen Granulozyten beispielsweise, die zu den weißen Blutkörperchen gehören, gelingt es schlechter, eingedrungene Bakterien aufzunehmen und abzutöten. Antikörper können sich nicht mehr so gut an Antigene heften, also an körperfremde Strukturen.
- Auch die anatomischen Barrieren büßen an Widerstandskraft ein. Haut und Schleimhäute werden dünner und trockener, der Magen stellt weniger Säure her, die Flimmerhärchen in den Bronchien reinigen die Atemwege nicht mehr so gut. Krankheitserreger haben leichteres Spiel, von außen in den Körper einzudringen.
- Die Thymusdrüse schrumpft. In dem Organ hinter dem Brustbein reifen die T-Lymphozyten zu funktionstüchtigen Abwehrzellen heran. Bereits nach der Pubertät baut diese Immun-Schule ab und wandelt sich in Fett um. Mit 50 Jahren enthält das Organ kaum noch aktives Gewebe. Damit fehlen die frischen T-Zellen, die auf unbekannte Eindringlinge reagieren können.
- Das Immunsystem neigt im Lauf der Jahre nicht bloß zur Unterreaktion, sondern fatalerweise auch zum Übereifer. Beim »Entzündungsaltern« schüttet der Organismus entzündungsförderliche Botenstoffe dauerhaft auf niedrigem Niveau aus. Dieser chronische Schwelbrand befördert Zivilisationserkrankungen wie Arthritis, Diabetes, Arteriosklerose oder Krebs.

INDIVIDUELLE UNTERSCHIEDE

Trotzdem gibt es Leute, die selbst mit 80 Jahren scheinbar jedem Grippeerreger und jedem Durchfallkeim widerstehen. Doch welche Faktoren entscheiden darüber, ob ein Grippevirus oder ein Magen-Darm-Keim bloß lästig oder gar lebensbedrohlich wird? Diese Frage führt uns zurück nach Jönköping. Um das Rätsel zu lösen, wie Immunsystem und Sterblichkeit zusammenhängen, untersuchten die Forscher Jan Strindhall und Anders Wikby das Blut ihrer Probanden regelmäßig auf Immunzellen, Entzündungsbotenstoffe und metabolische Marker. Dabei fielen ihnen eine Reihe von Besonderheiten auf.

- Bei Probanden, die dem Altern trotzten, vermehrten sich die T-Lymphozyten rasanter – diese weißen Blutkörperchen sind wie beschrieben die Hauptakteure des Immunsystems bei der Abwehr von Virusinfekten und Tumorzellen.
- Auch ein höheres Verhältnis von T-Helferzellen zu T-Suppressorzellen, zwei spezialisierten Untergruppen der T-Zellen, wurde von den Forschern mit gesundem Altern in Verbindung gebracht.
- Nicht zuletzt wiesen Teilnehmer mit unverwüstlicher Gesundheit ein geringeres Level an entzündungsfördernden Botenstoffen auf.

HERPESVIREN NEHMEN T-ZELLEN IN BESCHLAG

Bei den Altersgenossen hingegen, die sich im Lauf der Zeit mit einer Todesanzeige im Lokalblatt aus der schwedischen Studie verabschiedeten, lagen diese Laborwerte im Argen. Mehr noch: Häufig zeigten früher

Verstorbene eine weitere Auffälligkeit: In ihrem Blut schwammen Antikörper gegen ein bestimmtes Mitglied aus der Familie der Herpesviren, das sogenannte Cytomegalie-Virus (CMV). Jeder zweite Erwachsene trägt diesen Erreger im Körper, ohne es zeitlebens zu bemerken. Das Immunsystem hält diesen Virus im Normalfall in Schach. In reiferen Jahren allerdings verlangt CMV den T-Zellen immer mehr Aufmerksamkeit ab. Damit fehlen diese weißen Blutkörperchen für die Abwehr von anderen Viren – ein weiterer Faktor, der die Immunalterung antreibt.

IMMUN-RISIKO-PROFIL

Nachdem die schwedischen Wissenschaftler die entscheidenden Veränderungen gefunden hatten, die mit einer erhöhten Mortalität (Sterberate) und Morbidität (Häufigkeit der Erkrankungen) zusammenhängen, fassten sie die charakteristischen Modifikationen zu einem Immun-Risiko-Profil zusammen, kurz IRP.

Dieser Immun-Steckbrief erweist sich als derart präzise, dass er in der Altersgruppe der 80- und 90-Jährigen verrät, wie lange ein Mensch vermutlich noch leben wird. Bei Senioren, deren Körperabwehr die Merkmale des IRP erfüllt, ist die Lebenserwartung drastisch verkürzt – , selbst wenn die Betroffenen dem Anschein nach gesund sind. Umgekehrt können ältere Damen und Herren, deren Immunsystem frei von den im IRP beschriebenen Auffälligkeiten ist, unbeschwert Pläne für die Zukunft schmieden.

Bei jüngeren, gesunden Menschen erlaubt das IRP keine Aussage über die Lebenserwartung. Als die schwedischen Forscher in einer weiteren Studie das Immunsystem von Probanden in den 60ern untersuchten, stießen sie allerdings bereits in dieser Gruppe auf Personen mit den riskanten Profilmerkmalen. Wie es Menschen gelingt, ihr IRP-Profil zu verbessern, ist von den Forschern in Jönköping nicht speziell geprüft worden. Vielleicht weil es im Grunde unnötig ist. Denn viele Aspekte, die auf das Immunsystem einwirken, sind ohnehin gut untersucht – angefangen vom Geschlecht und Alter über Impfungen, Hygiene, Stress, Medikamente, Ernährung und Sport. Wie Sie die beeinflussbaren Faktoren in die richtige Richtung steuern, erfahren Sie ab Seite 139. Sie werden feststellen, dass erfolgreiche Anti-Viren-Strategien oft erstaunlich banal sind: Abstand von Erkrankten halten, regelmäßig die Hände waschen, Impftermine wahrnehmen. Im Kampf gegen Krankheitserreger, die auf den Körper einstürmen, sind solche Maßnahmen effektiver als Globuli, Bachblüten, Wunderbeeren oder Extradosen an Vitaminen. Auch kleine Lichtblicke im Alltag, die Stress reduzieren und die gute Laune vermehren, dienen der Immunpflege. Das liegt unter anderem daran, dass das Molekül Tetrahydrobiopterin, das zur Herstellung von Glückshormonen wie Serotonin und Dopamin benötigt wird, zugleich auch die T-Helferzellen der Abwehr stimuliert. Bei chronischer Anspannung hingegen schwindet die Fähigkeit der Immunzellen, sich zu vermehren, um Krankheitserreger abzutöten. Auch die Zahl der Antikörper in unserem Speichel sinkt. Wie ein unsichtbares Sicherheitsnetz, das sich durch den Organismus zieht, ist das Immunsystem mit Nervensystem und Hormonsystem verknüpft, aber auch mit beinahe jedem anderen Organ des Körpers.

DREIFACH GESCHÜTZT

Das Immunsystem ist eines der größten Organsysteme des Körpers. Und entsprechend kompliziert. Doch es lohnt sich, seine Arbeitsweise näher kennenzulernen: Denn unsere Körperabwehr birgt das Geheimnis der Selbstheilung.

Dreifach genäht hält besser: Nach diesem Prinzip besteht die Krankheitsabwehr in unserem Körper aus mehreren Verteidigungslinien.

ÄUSSERER WALL

Die erste Barriere gegen Keime bilden Haut und Schleimhäute. Als Schutzwall wehren sie den Großteil aller Eindringlinge ab. Dabei ummanteln uns die Schleimhäute gewissermaßen von innen. Sie bekleiden die Wände von im Körper liegenden Hohlräumen wie Mund, Rachen oder Darm. Chemischen Support erhalten die mechanischen Abwehrreihen durch den Säureschutzmantel der Haut, bakterienhemmende Enzyme in der Tränenflüssigkeit oder ätzende Magensäure. Auch Reflexe wie Nies- und Hustenreize hindern Fremdkörper, sich dauerhaft im Körper festzusetzen.

ANGEBORENES IMMUNSYSTEM

Gelingt es Krankheitserregern, die erste Barriere zu überwinden, treffen sie auf das angeborene Immunsystem. Dieses grundlegende Abwehrsystem ist Sekunden nach dem Angriff einsatzbereit. Es reagiert auf alle Keime gleich. Als wichtigste Zellen in der Armee der unspezifischen Immunabwehr gelten Fresszellen (Monozyten und Granulozyten) sowie natürliche Killerzellen. Spoiler-Warnung: Ihre Namen sind Programm. Eine wichtige Rolle spielen auch körpereigene Botenstoffe, die von den Immunzellen gebildet werden. Dieses grundlegende Abwehrsystem ist Sekunden nach dem Angriff einsatzbereit. Es reagiert auf alle Keime gleich.

ERWORBENES IMMUNSYSTEM

Als Letztes tritt das erworbene Immunsystem auf den Plan. Es richtet sich gezielt gegen den Erreger, der die Infektion verursacht. Seine Träger sind die Lymphozyten, eine Untergruppe der weißen Blutkörperchen (Leukozyten). Am wichtigsten sind B- und T-Lymphozyten. Die T-Zellen erkennen infizierte Zellen und zerstören sie direkt oder regen andere Abwehrzellen dazu an. Die B-Zellen produzieren Antikörper, die die Erreger markieren und für die Fresszellen sichtbar machen. Diese spezifische Abwehr ist in der Lage, sich Angreifer für einen erneuten Kontakt zu merken.

TÄGLICHE CARE-ARBEIT

Mit dieser kompakten Aufstellung tritt das Immunsystem gegen eine Vielzahl von Bakterien, Viren, Pilzen und Parasiten an, die täglich auf den Körper einstürmen. Und die

FÜRSORGE BLEIBT OFT UNBEMERKT

Ein Splitter im Finger schiebt Horden von Keimen ins Fleisch. Ungehindert könnte eine einzelne dieser Bakterienzellen an einem Tag 280 Milliarden Nachkommen produzieren. Bei einem funktionierenden Immunsystem bleibt als einzige Folge eine leichte Rötung und eine schnell abklingende Schwellung. Meist achten wir nicht einmal auf so eine Verletzung.

sich hemmungslos vermehren können, sobald sie die erste Verteidigungsstellung überwunden haben.

Zu den häufigsten Krankheitserregern zählen Grippeviren, Durchfallerreger, Harnwegsbakterien, Fußpilze und Darmparasiten. Manche durch pathogene Keime wie Streptokokken oder Sars-CoV-2 ausgelöste Infektionen können schwere Entzündungen und Gewebeschäden verursachen. Mitunter reagiert das Immunsystem auch auf harmlose Substanzen wie Pollen, Hausstaubmilben und bestimmte Nahrungsmittel. Diese Reaktionen können zu Allergien führen.

ANGRIFF VON INNEN

Manchmal kommt der Feind allerdings auch von innen: Denn zu allem Überfluss entwickeln gesunde Körperzellen gelegentlich den Drang, sich wild zu vermehren. Auch solche Tumorzellen kann das Immunsystem grundsätzlich erkennen und eliminieren.

DIFFERENZIERTES VORGEHEN BEI DER ABWEHR

Es liegt nahe, dass der Organismus für die unterschiedlichen Krankheitserreger (Pathogene) unterschiedliche Abwehrstrategien benötigt. Und diese haben sich mit der Zeit bedarfsgerecht entwickelt: Um gezielt auf die Bedrohungen zu reagieren, bildete sich im Lauf der Evolution ein System aus verschiedenartigen Immunzellen, Antikörpern und Immunorganen heraus, die sich im Körper verteilen und miteinander – aber auch mit anderen Systemen im Organismus – in Wechselwirkung stehen. Insgesamt zählt die innere Sicherheit rund 1,8 Billionen Abwehrzellen, verteilt auf 20 unterschiedliche Zelltypen.

Mit 40 Prozent stellen die Lymphozyten die größte Fraktion. Die Abwehrtruppen patrouillieren im Blut oder sitzen in Schleimhäuten, Knochenmark, Bindegewebe, Haut oder anderen Organen.

DIE MENGE MACHT'S

Würde man alle winzigen Körperpolizisten des Immunsystems auf die Waage stellen, käme man auf ein Gewicht von 1,2 Kilogramm, wie Wissenschaftler um den Systembiologen Ron Milo vom Weizmann-Institut im israelischen Rechovot 2023 herausfanden.

Das Immunsystem ist damit schwerer als Herz und Nieren zusammen, aber leichter als Leber oder Gehirn.

DIE TRIIM-STUDIE

Zu den zentralen Organen der Körperabwehr gehört der Thymus. In einer berühmten US-Studie gelang es, diese Produktionsstätte von Abwehrzellen gezielt zu verjüngen.

Mit steigendem Alter verliert das Immunsystem an Schlagkraft. Dieser Niedergang lässt sich aber umkehren. Das bewies der US-Immunologe Gregory Fahy im Jahr 2019 mit einer berühmt gewordenen Untersuchung.

DAS IMMUNSYSTEM MIT MEDIKAMENTEN VERJÜNGEN

Das Ziel seiner Studie bestand darin, den Thymus der freiwilligen Teilnehmer mithilfe bestimmter Hormone zu verjüngen. In dem Immunorgan hinter dem Brustbein bilden sich jene T-Zellen, die als Killerzellen virusinfizierte oder entartete Zellen erkennen und vernichten. Leider schrumpft das Organ bei Erwachsenen, was den Abwehrapparat schwächt. Steigert man die Aktivität des Thymus, so Fahys Hoffnung, stoppt das den Niedergang der Körperabwehr und Infektionen werden seltener.

HORMON- UND VITAMINCOCKTAIL

Im Rahmen dieser »TRIIM«-Studie (»Thymus Regeneration, Immunorestoration and Insulin Mitigation«) verabreichte der Biogerontologe neun gesunden Männern im Alter von 51 bis 65 Jahren ein Jahr lang einen Cocktail aus fünf Hormonen und Vitaminen: das Wachstumshormon (HGH), Metformin, Vitamin D, Zink und das Steroid Dehydroepiandrosteron (DHEA). HGH reguliert unter anderem die Zellerneuerung und Regeneration des Körpers. Die Hormonvorstufe DHEA und das Diabetesmittel Metformin zeigen positive Effekte auf Alterungsprozesse und sollten in der Untersuchung vor allem eine bekannte Nebenwirkung von HGH – zu hohe Insulinspiegel – lindern. Vitamin D und Zink wurden hinzugefugt, weil sie die Immunfunktion verbessern. Gregory Fahys Hoffnung war, den Thymus der Teilnehmer derart zu regenerieren, dass ihr Immunsystem mit frischen T-Helferzellen versorgt wird. Als der Wissenschaftler seine Probanden nach einem Jahr in einen Magnetresonanztomografen legte, zeigte sich tatsächlich, dass ihre Thymusdrüse gewachsen war. Einer der wichtigsten Player der Körperabwehr hatte sich verjüngt!

Zugleich verbesserten sich wichtige Parameter des Immunsystems, wie zum Beispiel das C-reaktive Protein oder das Verhältnis von Monozyten zu Lymphozyten im Blut. Je höher deren Relation, desto kleiner das Krebsrisiko.

BIOLOGISCHES ALTER VORVERLEGT

Der Medikamentenmix hatte aber nicht nur den Altersticker im Thymus rückwärtslaufen lassen. Wie sich nach Abschluss des Experiments zeigte, war der gesamte Organismus der Probanden unter dem Einfluss der Anti-Aging-Arzneien verjüngt worden. Die epigenetische Altersuhr in ihren Zellen hatte sich um eineinhalb Jahre verjüngt.

HIER IST DAS IMMUNSYSTEM ZU HAUSE

Um die Körperabwehr zu organisieren, arbeiten unterschiedliche Organe im Netzwerk zusammen.

Hier ein Überblick über die wichtigsten Player in unserem Security-Team:

Haut: Knapp zwei Quadratmeter misst der erste Verteidigungsring (siehe Seite 129), der unverletzt für die meisten Erreger kaum zu überwinden ist. Auf der Haut liegt ein dünner Säuremantel aus Schweiß und Talg, der die Vermehrung von Bakterien und Pilzen bremst.

Schleimhäute: Auf den inneren Oberflächen von Atemwegen, Geschlechtsorganen und Verdauungstrakt verhindert diese Schutzschicht, dass Bakterien oder Viren in den Körper gelangen.

Mandeln: Als Türsteher an Rachen und Gaumen halten die Tonsillen infektiöse Keime davon ab, tiefer in die Atemwege vorzudringen. Dazu beherbergen sie eine große Anzahl Abwehrzellen, die Antikörper bilden.

Lymphknoten: Die knotenartigen Verdickungen der Lymphbahnen filtern Bakterien oder Fremdkörper aus der Lymphe und zerstören sie. Mehr als 600 dieser kleinen Gewebeknötchen verteilen sich über den gesamten Körper.

Lymphgefäße: In diesem weitverzweigten Netz werden überschüssige Gewebeflüssigkeit und Proteine aus den Körpergeweben zurück in den Blutkreislauf geführt. Die Lymphknoten, die auf diesem Weg passiert werden, filtern Zelltrümmer, Krankheitserreger und Schadstoffe aus der Lymphflüssigkeit heraus.

Thymus: In dem Organ hinter dem Brustbein reifen die T-Lymphozyten. Die weißen Blutkörperchen sind entscheidend für die Abwehr von Infektionen. Die Thymusdrüse ist nur in der Kindheit und Jugend aktiv.

Milz: Dieses faustgroße Organ im linken Oberbauch übernimmt mehrere Aufgaben. Es baut alte rote Blutkörperchen ab, filtert Krankheitserreger aus dem Blut und dient als Speicherort für die Monozyten. Überdies produziert die Milz Antikörper und bildet Lymphozyten aus.

Knochenmark: Das Gewebe im Inneren von größeren Knochen ist die Geburtsstätte der meisten Abwehrzellen. Es bildet einige reife Immunzellen aus sowie die meisten Vorstufen, die sich anderswo im Körper zu spezialisierten Immunzellen entwickeln – etwa zu B-Lymphozyten und T-Lymphozyten.

Darm: Wegen seiner großen Grenzflächen beherbergt das Verdauungsorgan rund 80 Prozent der Abwehrzellen des Körpers. Das sogenannte Darm-assoziierte Immunsystem (GALT) sitzt in der Bindegewebsschicht unterhalb der Darmschleimhaut.

Blut: Die weißen Blutkörperchen (Leukozyten) verteidigen den Organismus gegen Infektionserreger. Es gibt verschiedene Arten. Lymphozyten können gezielt Krankheitserreger erkennen und beseitigen. Monozyten wandern aus der Blutbahn ins Gewebe und entwickeln sich zu Fresszellen, die Bakterien in sich aufnehmen und entsorgen.

DAS IMMUNSYSTEM

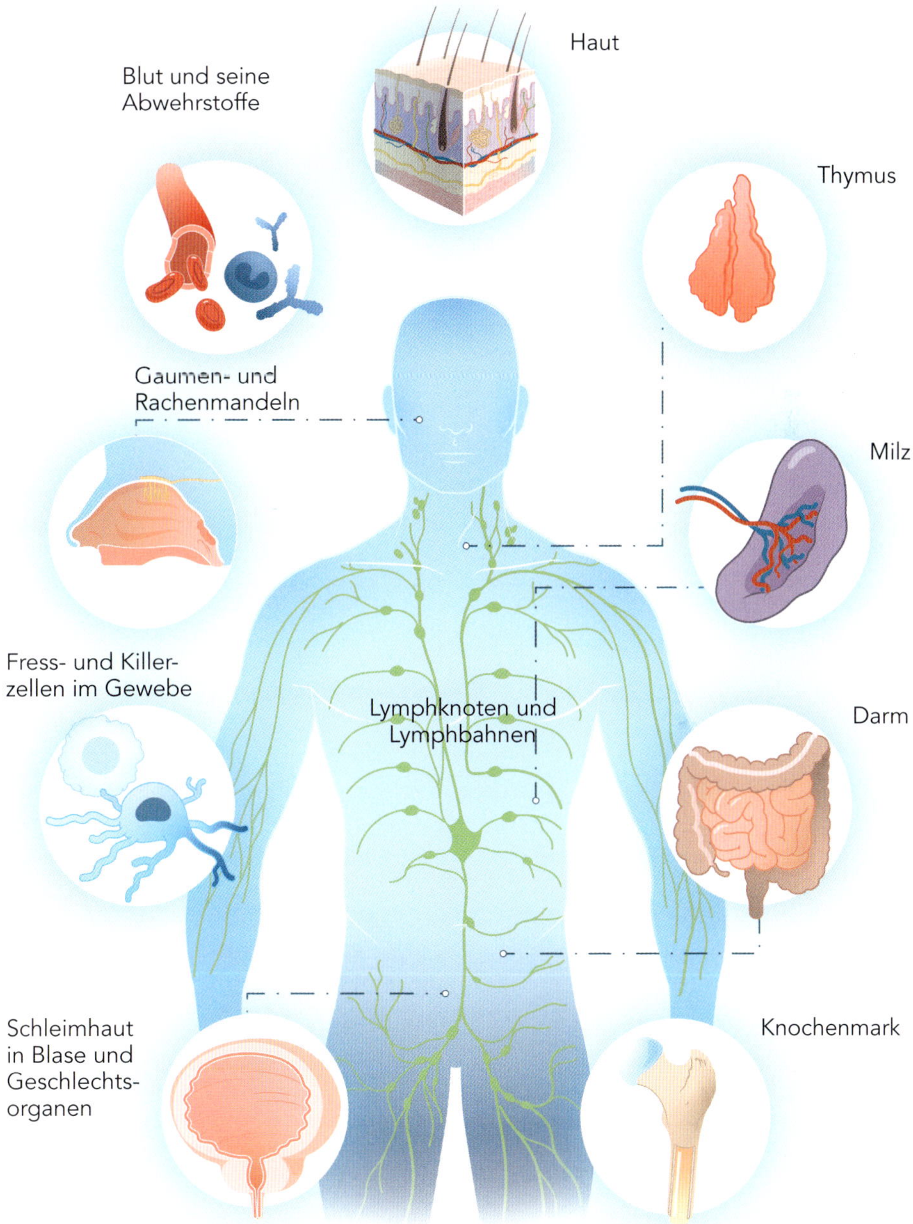

EIN DRAMA IN 5 AKTEN

Der Hals schmerzt, das Schlucken fällt schwer, die Kehle ist rot. Invasoren-Alarm – eine Rachenentzündung macht sich breit! Mit diesen Strategien wehrt sich unser Immunsystem gegen den Angriff von Bakterien

Gerade im Winter kommt das schon mal vor: In den oberen Atemwegen nisten sich Streptokokken ein. Dieser artenreiche Bakterienstamm ist weitverbreitet, manche seiner Vertreter besiedeln sogar friedlich die Haut. Doch bestimmte Keime aus dieser Familie, die sogenannten A-Streptokokken, lösen eine unangenehme Entzündung aus, wenn sie die Schleimhäute des Rachens befallen. So wehrt sich das Immunsystem gegen eine bakterielle Rachenentzündung (Pharyngitis):

AKT 1 – DER ANGRIFF BEGINNT

Vermutlich war die Fahrt in der vollen U-Bahn schuld. Der hustende Sitznachbar verteilte seine Streptokokken im Abteil. Über die Atemluft gelangten die Keime auf die Schleimhäute des Rachens. Eigentlich verhindert diese Barriere das Eindringen von Erregern. Doch in der kalten Jahreszeit ist ihre Funktion durch Heizungsluft und gedrosselte Durchblutung geschwächt. Die feuchte Schutzschicht trocknet aus, das Flimmerepithel erfüllt seine Reinigungsfunktion schlechter. Dieser Teppich aus Millionen von beweglichen Härchen befreit normalerweise die Atemwege von Krankheitserregern, Staub und Pollen, indem er Fremdkörper wellenartig in Richtung Mundöffnung bewegt. Können Viren oder Bakterien diesen ersten Schutzwall aus Schleim und Flimmerepithel überwinden, dringen die Keime bis ins Körpergewebe vor.

AKT 2 – DIE ERSTE ABWEHR

Um die Streptokoken zu stoppen, arbeiten unterschiedliche Zelltypen des Immunsystems im Team zusammen. Als Erstes werden die Makrophagen aktiv. Wie Wachposten lauern diese Fresszellen in fast allen Körpergeweben, auch im Rachen. Sie erkennen die eingedrungenen Streptokokken anhand bestimmter Molekülstrukturen auf deren Oberfläche. Zielstrebig beginnen sie die Bakterien mit ihren Zellmembranen zu umschließen, mit Verdauungsenzymen zu traktieren und aufzulösen. Gleichzeitig senden die Makrophagen Botenstoffe aus, um weitere Abwehrzellen herbeizulocken. Dazu zählen die Granulozyten, die spezielle Gifte gespeichert haben, mit denen sie eingedrungene Keime zerstören, sowie die dendritischen Zellen. Der wichtigste Job dieses Zelltyps besteht darin, die Kämpfer der erworbenen Immunabwehr zu Hilfe zu holen. Nachdem die dendritischen Zellen die Streptokokken gefressen haben, präsentieren sie Bruchstücke der Bakterien (Antigene) auf ihrer Oberfläche wie eine Art Fahndungsfoto. Auf diese Weise fühlen sich nun die hochspezialisierten T-Zellen als Teil des erworbenen Immunsystems animiert, den Eindringling zielgerichtet zu eliminieren.

AKT 3 – DIE SCHLACHT ESKALIERT

Als Betroffener spürt man: Der Rachen rötet sich und schmerzt, das Schlucken fällt schwer, die Körpertemperatur steigt. Schuld an den Krankheitssymptomen sind lokale Veränderungen im Gewebe, ausgelöst durch entzündungsfördernde Botenstoffe der Makrophagen, beispielsweise sogenannte Prostaglandine. Diese Substanzen fördern den lokalen Blutfluss, erweitern Gefäße und lösen damit eine Rötung der Entzündungsstelle aus. Das erleichtert den Abwehrkampf, weil die Wände der Blutgefäße durchlässiger werden. So können Abwehrzellen, die im Blut zirkulieren, durch die Aderwände schlüpfen und zu Streptokokken vordringen. Andere Stoffe lösen einen Anstieg der Körpertemperatur aus. Das erschwert es Bakterien, sich zu vermehren.

AKT 4 – DIE STUNDE DER SPEZIALISTEN

Gelingt es den Abwehrzellen nicht, innerhalb einiger Tage alle Streptokokken auszuschalten, tritt das von den dendritischen Zellen alarmierte erworbene Immunsystem in Aktion. Dazu wandern die dendritischen Zellen, die Streptokokken-Bakterien aufgeschnappt haben, zum nächsten Lymphknoten. Dort treffen sie auf sogenannte T-Helferzellen. Anders als die Zellen der ersten Abwehrreihe sind diese Immunhelfer hoch spezialisiert. Die dendritischen Zellen präsentieren den T-Zellen den Steckbrief des Erregers (das heißt: dessen Antigene) auf ihrer Oberfläche. Sobald eine T-Zelle das genau zu ihr passende Molekül berührt, wird sie aktiviert und beginnt, sich durch Zellteilung zu vermehren. Schließlich stehen Tausende identische T-Zellen bereit, die auf das Merkmal der Streptokokken spezialisiert sind. Parallel zur Aktivierung der T-Helferzellen werden B-Zellen aktiviert. Diese Abwehrrecken bekämpfen die Streptokokken mit maßgeschneiderten Waffen: den Antikörpern.

AKT 5 – TRIUMPH DER ABWEHR

Im letzten Akt treten die B-Zellen auf den Plan. Auch diese erkennen das Streptokokken-Antigen. Sie wandeln sich zu Plasmazellen um, einer Art von Minifabriken für Antikörper (Immunglobuline). Das sind y-förmige Eiweiße, die sich gezielt an Streptokokken heften können, weil sie an zwei Enden jene Struktur aufweisen, die zu spezifischen Merkmalen auf der Oberfläche der Erreger passt. Indem sich die Antikörper an die Bakterien binden, markieren sie die Erreger als Feind, die für Fresszellen noch leichter zu erkennen sind. Nach der erfolgreichen Bekämpfung der Streptokokken bleiben einige der aktivierten T- und B-Zellen als Gedächtniszellen im Körper. Sie bilden eine Art Immunarchiv, indem sie sich das spezifische Streptokokken-Antigen merken. Beim nächsten Kontakt mit denselben Bakterien ist die Körperabwehr rasch auf der Hut und hat die Infektion meist schon erfolgreich bekämpft, bevor sie ernsthafte Symptome verursacht. Das führt zu einer lang anhaltenden Immunität gegen diesen Typ von Streptokokken. Leider nur gegen diesen Typ: Bei anderen Varianten muss die Abwehr den Kampf aufs Neue ausfechten.

SELBSTTEST: SO FIT IST IHRE ABWEHR

Dieser von holländischen Forschern entwickelte Immun-Fragebogen verrät, wie gut es um Ihr Antiviren-Schutzschild steht.

Ein Immunsystem, das auf dem Damm ist, zeichnet sich durch mehrere Fähigkeiten aus: Es erkennt, was schädlich für den Körper ist, bekämpft Erreger mit einer angemessenen Reaktion, beherrscht auftretende Infektionen und erinnert sich anschließend an die Pathogene, um bei einer erneuten Infektion schneller einzugreifen. Wie gut das alles funktioniert, merkt man in der Regel am eigenen Leib. Wer laufend mit Gesundheitsproblemen wie Erkältungen, Blasenentzündungen, Herpes oder schlechter Wundheilung kämpft oder sich trotz ausreichend Erholung ständig müde fühlt, hat womöglich eine löchrige Abwehr.

ZEICHEN EINES SCHWACHEN IMMUNSYSTEMS

Allerdings können viele dieser Symptome auch auf andere Probleme zurückgehen. Forscher der holländischen Universität Utrecht machten sich deshalb auf die Suche nach denjenigen Beschwerden, die wirklich verraten, wie es um den körpereigenen Schutzschild steht. Als die wenig glorreichen Sieben identifizierten sie:
plötzlich hohes Fieber, Durchfall, Kopfschmerzen, Hautprobleme (zum Beispiel Akne und Ekzeme), Muskel- und Gelenkschmerzen, Erkältung und Husten.
Verknüpft mit einer fünfstufigen Bewertungsskala, die abfragt, wie oft die einzelnen Beschwerden in den vergangenen zwölf Monaten auftraten, gibt der sogenannte Immune Status Questionnaire (ISQ, Quelle siehe Seite 237) eine fundierte Auskunft, wie fit die Körperabwehr ist.
Wer im ISQ weniger als sechs Finalpunkte (siehe Tabelle auf Seite 137) erzielt, sollte sich intensiver mit seinem Immunsystem befassen. Dabei helfen die Strategien, die wir im dritten Teil dieses Kapitels ab Seite 139 vorstellen. Möglicherweise macht auch ein entsprechender Check-up beim Hausarzt oder einem Spezialisten Sinn.

DER IMMUN-FRAGEBOGEN

Der 2019 im Fachblatt »International Journal of Environmental Research and Public Health« vorgestellte ISQ ist ein in Studien überprüfter Fragebogen, mit dem Sie selbst testen können, wie es um Ihr Immunsystem steht. Beantworten Sie dafür folgende Fragen im Bezug auf die letzten zwölf Monate:

Wie oft hatte ich plötzlich hohes Fieber?

- ◯ nie
- ◯ manchmal
- ◯ regelmäßig
- ◯ oft
- ◯ fast ständig

Wie oft hatte ich Durchfall?

- ◯ nie
- ◯ manchmal
- ◯ regelmäßig
- ◯ oft
- ◯ fast ständig

Wie oft hatte ich Kopfschmerzen?

- ◯ nie
- ◯ manchmal
- ◯ regelmäßig
- ◯ oft
- ◯ fast ständig

Wie oft hatte ich Hautprobleme (Akne und Ekzeme)?

- ◯ nie
- ◯ manchmal
- ◯ regelmäßig
- ◯ oft
- ◯ fast ständig

Wie oft hatte ich Muskel- und Gelenkschmerzen?

- ◯ nie
- ◯ manchmal
- ◯ regelmäßig
- ◯ oft
- ◯ fast ständig

Wie oft hatte ich eine Erkältung?

- ◯ nie
- ◯ manchmal
- ◯ regelmäßig
- ◯ oft
- ◯ fast ständig

Wie oft hatte ich Husten?

- ◯ nie
- ◯ manchmal
- ◯ regelmäßig
- ◯ oft
- ◯ fast ständig

AUSWERTUNG

Zählen Sie zum Schluss zusammen:

nie = 0 Punkte
manchmal = 1 Punkt
regelmäßig = 2 Punkte
oft = 3 Punkte
fast ständig = 4 Punkte.

Um auf den finalen ISQ-Score zu kommen, übersetzen Sie diese »Rohzahlen« anhand der untenstehenden Tabelle in die endgültigen Werte.

Gezähltes Ergebnis	Endergebnis
≥ 15	0
14	1
13	2
11, 12	3
10	4
8, 9	5
7	6
6	7
5	8
3, 4	9
≤ 2	10

Interpretation: 0 Punkte entspricht einem sehr schlechten Immunstatus, 10 Punkte entsprechen einer exzellenten Abwehr. Ab einem Wert von weniger als 6 Finalpunkten ist die Immunfunktion eingeschränkt.

DER IMMUN-CHECK AUS DEM LABOR

Bei Anzeichen für ein schwaches Immunsystem kann ein Arzt per Blutbild den Zustand unserer Schutztruppen überprüfen.

Häufen sich Infekte oder dauern sie besonders lange an, ist unser innerer Bodyguard womöglich nicht mehr in der Lage, sich Krankheiten vom Leib zu halten. In diesem Fall kann es sinnvoll sein, den Arzt um die Untersuchung bestimmter Laborwerte zu bitten. Zu den aussagekräftigsten Verfahren zählt das große Blutbild, kombiniert mit einer Bestimmung des zellulären Immunstatus und der Überprüfung der Immunglobuline.

GROSSES BLUTBILD

Während das kleine Blutbild in erster Linie die Zahl und die Gestalt der roten Blutkörperchen erfasst, werden beim Differenzialblutbild ergänzend die verschiedenen Unterarten der weißen Blutkörperchen (Leukozyten) untersucht: also zum Beispiel Lymphozyten, dendritische Zellen, Granulozyten, Makrophagen. Diese wehren Krankheitserreger ab und spielen damit eine wichtige Rolle bei der Immunabwehr. Haben sich die Leukozyten im Blut stark vermehrt, spricht das für eine Infektion oder Entzündung.

ZELLULÄRER IMMUNSTATUS

Bei dieser Untersuchung werden vor allem die Immunzellen im Blut überprüft. Dazu gehören unter anderem die B- und T-Lymphozyten sowie die natürlichen Killerzellen. Die B- und T-Lymphozyten sind für die Abwehr von Krankheiten zuständig, während die natürlichen Killerzellen (NK-Zellen) beispielsweise Tumorzellen bekämpfen. Der zelluläre Immunstatus erfasst sowohl eine Immunschwäche als auch eine Überstimulation der Körperabwehr.

ANALYSE DER IMMUNGLOBULINE

Die Antikörper zählen zu den wichtigsten Abwehrstoffen im Blut. Diese Eiweiße binden sich nach dem Schlüssel-Schloss-Prinzip an ein bestimmtes Antigen, das bekämpft werden soll. Es gibt verschiedene Untergruppen von Antikörpern (zum Beispiel Immunglobulin A, abgekürzt IgA). Ein Mangel an Immunglobulinen im Serum geht häufig mit erhöhter Infektanfälligkeit einher.

DAS PRAXISPROGRAMM FÜR STARKE ABWEHRKRÄFTE

Das Immunsystem ist ein Dienstleister, der uns 24/7 dabei hilft, in einer Welt voller Krankheitserreger zu überleben. Von der richtigen Lebensweise wird unsere Innenverteidigung wirkungsvoll unterstützt.

Hygiene und Impfungen sind wichtige Maßnahmen, um das Immunsystem zu entlasten. Sie ersparen ihm unnötige Auseinandersetzungen mit Angreifern von außen. Auch die richtige Ernährung unterstützt den Körper bei der Infektabwehr.

STRATEGIE NR. 1: HYGIENE

Wie wirkungsvoll Präventionsschutz ist, zeigte sich 2020 mit dem Auftauchen des neuen Erregers Sars-CoV-2. Kollektiv übte Deutschland den Schutz vor Viren ein: mit Abstand halten, Maske tragen, Hände regelmäßig waschen, lüften. Diese einfachen Benimmregeln halfen, zusammen mit den Impfungen, den per Tröpfchen und Aerosolen übertragenen Erreger besser in Schach zu halten.

SIMPEL UND EFFEKTIV: HÄNDE WASCHEN

Gegen Infekte, die über die Finger weitergegeben werden – was laut der WHO auf 80 Prozent der Infektionskrankheiten zutrifft – ist Händewaschen die wichtigste Vorbeugungsmaßnahme. Es reduziert die Keimzahl um mehr als 99 Prozent und schützt vor Erkältungen und Durchfallerkrankungen. Allerdings nur, wenn man es richtig macht: Hände unter fließendes Wasser halten und anschließend die Handinnenflächen, Handrücken, die Fingerspitzen und auch die Fingerzwischenräume sowie die Fingernägel gründlich einseifen. Für das gründliche Händewaschen nicht stark verschmutzter Hände benötigt man 20 bis 30 Sekunden.

STRATEGIE NR. 2: IMPFUNGEN

Impfungen bewahren nicht bloß Kinder vor vielen Infektionskrankheiten, sie schließen auch Lücken in der alternden Abwehr. Die Vakzine enthalten entweder nicht infektiöse Bestandteile von Bakterien und Viren oder abgeschwächte Erreger, die keine Krankheit mehr auslösen können. Nach dem Kontakt mit dem Impfstoff produziert das Immunsystem Antikörper, die beim erneuten Eindringen von Erregern diese Infektion verhindern. Der Präventivschutz wirkt zwar bei Senioren weniger effektiv als bei Jungen – wegen der nachlassenden Antikörperproduktion –, doch die Vorteile überwiegen klar. Diese vier Immunisierungen sind ab 60 Jahren besonders wichtig:

INFLUENZA

Bei älteren Leuten und bei Menschen mit chronischen Erkrankungen wie Diabetes kann eine Grippe ernste Komplikationen auslösen. Für Ü-60-Jährige gibt es einen Hochdosis-Impfstoff mit vierfacher Antigenmenge zum Schutz vor Influenza. Die Impfung muss jährlich aufgefrischt werden.

PNEUMOKOKKEN

Die meisten bakteriellen Lungenentzündungen gehen auf eine Infektion mit Pneumokoken zurück. Eine zumeist einmalige Impfung wappnet Ältere gegen diese Bakterien, die zur Familie der Streptokokken zählen. Das Ü-60-Vakzin schützt vor 20 verschiedenen Pneumokokken-Typen (PCV20).

GÜRTELROSE

Seit 2018 rät die Ständige Impfkommission (STIKO) Menschen ab 60 Jahren zur Impfung gegen Herpes Zoster. Bei Personen mit geschwächtem Immunsystem gilt die Empfehlung bereits ab 50. Gürtelrose ist eine schmerzhafte Nervenerkrankung, die durch im Körper schlummernde Windpocken-Viren verursacht wird. Schwächelt das Immunsystem in der zweiten Lebenshälfte, werden die Zoster-Viren wieder aktiv. Der Impfstoff reduziert das Risiko für einen Herpes-Zoster-Ausbruch um etwa 90 Prozent.

PERTUSSIS

Bei Keuchhusten handelt es sich um eine hoch ansteckende Infektionskrankheit der Atemwege. Der Haupterreger ist das Bakterium Bordetella pertussis. Alle Erwachsenen sollten einmalig gegen Keuchhusten geimpft werden. Die STIKO wirbt dafür, die nächste Auffrischung gegen Tetanus und Diphtherie mit der Keuchhusten-Impfung zu kombinieren.

IMPFKALENDER FÜR ERWACHSENE – NACH EMPFEHLUNGEN DER STÄNDIGEN IMPFKOMMISSION (STIKO)

Impfung	Ab 18	Ab 60
Tetanus	A (Auffrischung alle 10 Jahre)	
Diphtherie	A (Auffrischung alle 10 Jahre)	
Pertussis (Keuchhusten)	A (Auffrischung Teil 3)	N (Nachimpfung bei unvollständigem Impfschutz)
Poliomyelitis (Kinderlähmung)	N (Nachimpfung bei unvollständigem Impfschutz)	
Pneumokokken		S (Standardimpfung)
Herpes Zoster (Gürtelrose)		Grundimmunisierung Teil 1 + 2 (zweimalige Impfung mit Totimpfstoff im Abstand von mindestens 2 und maximal 6 Monaten)
Influenza		S (Standardimpfung, jährlich, vorzugsweise im Herbst)
Covid-19	G 1 – 3 (Grundimmunisierung Teil 1 – 3)	A (Auffrischung jährlich)

STRATEGIE NR. 3: ERNÄHRUNG

Von allen Organsystemen ist die Körperabwehr vermutlich am fleißigsten. Allein die B-Zellen, die Antikörperfabriken des Organismus, stoßen pro Sekunde mehrere Millionen Eiweißmoleküle aus. Es liegt nahe, dass diese Neuankömmlinge Energie und Aufbaustoffe benötigen, um zu funktionieren. Bei Mangelernährung verliert das Immunsystem die Fähigkeit, Attacken von Viren und Bakterien schlagkräftig zu parieren. Akute Infektionen können länger andauern und schwerer verlaufen als nötig.

Um die Abwehr mit den richtigen Nährstoffen zu füttern, braucht es keine Spezialdiät. Die wichtigste Regel lautet: Viel Gemüse, etwas Obst, Vollkorngetreide, Hülsenfrüchte und Nüsse gehören regelmäßig auf den Speiseplan. Eine abwechslungsreiche Pflanzenkost liefert alle nötigen Vitamine, Mineralstoffe, Spurenelemente und sekundären Pflanzenstoffe.

MAKRONÄHRSTOFFE FÜR DIE KÖRPERABWEHR

In den Einkaufskorb gehört aber auch hochwertiges Eiweiß. Geflügel, Eier, Fisch, Käse oder – in Maßen – Fleisch liefern die Proteine, aus denen der Körper seine Abwehrzellen und Immunfaktoren bastelt. Vegetarier holen sich das Eiweiß beispielsweise aus Hülsenfrüchten wie Kichererbsen oder Linsen, aber auch aus Samen oder Nüssen. Die empfohlene tägliche Eiweißaufnahme beträgt 0,8 bis 1,2 Gramm pro Kilogramm Körpergewicht. Da dieser Nährstoff nicht speicherbar ist, sollte er idealerweise über den Tag verteilt aufgenommen werden.

Auch Fette sind für die Gesundheit unerlässlich. Sie sind wichtige Energiequellen und Bausteine für unsere Zellen. Vor allem mehrfach ungesättigte Omega-3- und Omega-6-Fettsäuren üben einen positiven Einfluss auf die Infektabwehr aus, indem sie beispielsweise den Informationsaustausch im Immunsystem verbessern. Die Omega-3-Fettsäuren aus Pflanzenölen und fettreichem Seefisch liefern überdies die Grundbausteine für entzündungsauflösende Substanzen – sogenannte Resolvine –, die das Abklingen von Entzündungsreaktionen fördern.

Als wichtigste Energiequelle des Körpers sind auch Kohlenhydrate bedeutende Helfer des Immunsystems. Mit ballaststoffarmen Kohlenyhdratquellen wie Weißbrot, Tost, Kuchen oder Keksen sollten Sie dennoch geizen. Wird die schnell verwertbare Energie aus Stärke und Zucker nicht durch Muskelaktivität verbrannt, wird sie umstandslos in Körperfett verwandelt. Übergewicht wiederum fördert chronische Entzündungen im Organismus.

Wer hingegen zu Vollkornprodukten, Naturreis oder Hülsenfrüchten greift, der stärkt die Abwehr über den Verdauungstrakt. Die Ballaststoffe dienen den wertvollen Darmbakterien als Futter: Die günstigen Mikroben vermehren sich und verdrängen die ungesunden Darmbakterien. Außerdem wird das Faserfutter von den Bakterien zu Substanzen abgebaut, die die Darmschleimhaut nähren – das stärkt eine wichtige Barriere der Körperabwehr.

DIE WICHTIGSTEN MIKRONÄHRSTOFFE

VITAMIN A

Der fettlösliche Vitalstoff, der unter anderem in Eiern, Fisch, Milch, Butter, Rahm und Käse steckt, unterstützt die Barrierefunktion von Haut und Schleimhaut. So können diese Grenzschichten Krankheitserreger besser abwehren.

VITAMIN C

Das Promi-Vitamin kurbelt die Produktion von Antikörpern an und sorgt für die Vermehrung von Makrophagen und neutrophilen Granulozyten. Größere Mengen stecken in Obst und Gemüse. Besonders viel Vitamin C enthalten Brokkoli, rote Paprika und Sanddorn.

VITAMIN D

Nur wenn es in ausreichender Menge vorhanden ist, werden die natürlichen Killerzellen der körpereigenen Abwehr mobilisiert. Vitamin D steckt unter anderem in Matjes und Makrelen und wird bei Sonnenlicht in der Haut gebildet.

VITAMIN E

Bei einem massiven Angriff durch Krankheitserreger setzen die Fresszellen Botenstoffe frei, die Antikörper herstellen. Das klappt mithilfe von Vitamin E, das in Olivenöl und Avocados reichlich enthalten ist.

ZINK

Dieses Spurenelement ist zentral im Kampf gegen Viren und Bakterien. So gut wie alle Immunzellen benötigen Zink, um sich zu vermehren. Spätestens nach einer Woche ohne Zink fährt die Körperabwehr ihre Aktivitäten herab. Der Mineralstoff ist zum Beispiel in Milch, Vollkornprodukten, Mandeln, Kürbiskernen und Tomaten enthalten.

EISEN

Das Spurenelement unterstützt den Sauerstofftransport im Blut. Der Körper braucht es zudem für ein schlagkräftiges Immunsystem. Der Mineralstoff steckt zum Beispiel in Schalentieren, Fleisch, Eigelb, Kohl und Linsen sowie in Blattspinat, Kürbiskernen, Haferflocken und Trockenobst.

TAGESBEDARF

Zink: 10–14 Milligramm
Vitamin: B6 1,6–1,8 Milligramm
Vitamin C: 75 Milligramm
Vitamin E: 12 Milligramm
Selen: 60–70 Mikrogramm
Beta-Carotin: circa 2 Milligramm

DER IMMUN-KNIGGE

Das Richtige tun, das Falsche lassen. Wer dieses Motto beherzigt, kann wesentlich dazu beitragen, sein Schutzschild gegen Krankheitserreger zu stärken.

Unsere Krankheitsabwehr arbeitet nicht autonom. Sie ist mit dem Nervensystem vernetzt, dem Blutkreislauf und vielen weiteren Systemen. Deshalb wirken so viele Faktoren auf das Immungeschehen ein. Hier die wichtigsten Dos and Dont's für ein starkes Immunsystem:

DO: STRESS ABBAUEN

Anhaltende psychische Belastungen erhöhen die Anfälligkeit für Krankheitserreger. Hält sich innerliche Anspannung über Wochen oder Monate, treibt das Stresshormon Cortisol die Alterung des Immunsystems voran. Die Zahl der Abwehrzellen im Blut nimmt ab, die NK-Zellen sind weniger aktiv und die Produktion von Antikörpern reduziert sich. Gezielte Entspannung hilft dem Immunsystem, sich zu regenerieren.

DON'T: ZU WENIG SCHLAFEN

Leidet die Nachtruhe, gelingt es den im Blut zirkulierenden T-Zellen weniger gut, an infizierte Zellen anzudocken, um sie zu beseitigen. Der Effekt tritt bereits ein, wenn das Schlafkonto drei Stunden in die Miesen rutscht, berichteten Wissenschaftler der Uni Tübingen und der Uni Lübeck 2019 im Fachblatt »Journal of Experimental Medicine«. Sieben bis acht Stunden Schlaf gelten für die meisten Menschen als Optimum.

DO: MEHR BEWEGEN

Menschen, die regelmäßig ihre Muskeln in Gang setzen, leiden nachweislich seltener an Infektionskrankheiten. Sport aktiviert das angeborene Immunsystem: also die Breitbandabwehr, die Bakterien und Viren anhand bekannter Muster erkennt. Bereits eine halbe Stunde zügiges Spazierengehen bringt Antikörper und Immunzellen nachweislich in Fahrt. Der Effekt ist bis zu zwei Stunden lang nachweisbar. Artet eine körperliche Aktivität in Stress aus, wie bei einem Marathon, kehrt sich der positive Effekt um. Dann steigt die Anfälligkeit für Infekte.

DO: FASTEN

Der vorübergehende Nahrungsverzicht wirkt wie ein Jungbrunnen auf das Immunsystem, fand ein Forscherteam der University of Southern California heraus. Ältere oder beschädigte Abwehrzellen werden abgebaut – offenbar, um in Zeiten des Nahrungsmangels Energie zu sparen. Das aktiviert wiederum die Stammzellen, neue Leukozyten zu produzieren. Der positive Effekt einer freiwilligen Kalorienrestriktion ist für verschiedene Fastenarten nachgewiesen: vor allem für Heilfasten, aber auch für Intervallfasten und Scheinfasten.

DON'T: NEGATIVE GEDANKEN WÄLZEN

Jeder schiebt mal Frust und Ärger. Doch auf Dauer schwächen Wut, Angst, Trauer oder Scham das Immunsystem. Das liegt daran, dass das Stresshormon Kortisol die Immunzellen veranlasst, weniger von dem Botenstoff Interleukin-1-beta zu produzieren, der die Immunzellen zur Vermehrung anregt. Mit dem sinkenden IL-1-Spiegel reduziert sich die Schlagkraft der Körperabwehr.
In einer Untersuchung der Universität von Wisconsin in Madison entwickelten Probanden nach einer Grippe-Impfung weniger Antikörper, wenn sie während der Vakzinierung negative Emotionen hegten.

DO: SAUNIEREN

Viele Saunagänger berichten, dass sie im Winter von den üblichen Erkältungen verschont werden. Tatsächlich zeigen Langzeitstudien, dass die Schwitzkur die Anfälligkeit für Infekte reduziert. Ein Grund dafür ist, dass der Wechsel zwischen heiß und kalt die Durchblutungsregulation von Haut und Schleimhäuten verbessert. So kann das Flimmerepithel, das die Atemwege wie ein Teppich auskleidet, Bakterien besser abtransportieren. Zugleich regt der fieberähnliche Zustand im Schwitzbad den Körper an, die Immunzellen zu aktivieren.

DON'T: RAUCHEN

Tabakkonsum gehört zu den schädlichsten Dingen, die man seinem Immunsystem antun kann. Bei einer Studie stach das Rauchen besonders hervor, weil es sowohl die angeborene als auch die adaptive Immunantwort beeinträchtigte. Rauchen schwächt die Abwehr auf mehreren Ebenen. Unter anderem lähmt der blaue Dunst die Flimmerhärchen der Bronchien und blockiert das lokale Abwehrsystem der Lunge.

DO: AUSREICHEND TRINKEN

Achten Sie darauf, zwei bis drei Liter Wasser oder ungesüßten Tee über den Tag verteilt zu trinken. Das hält die Schleimhäute feucht und schützt sie vor dem Austrocknen. Wichtig ist die Flüssigkeitszufuhr gerade im Winter, wenn Kälte und Heizungsluft die Schutzbarrieren strapazieren. In geschlossenen Räumen können Luftbefeuchter helfen, ein gesundes Raumklima zu schaffen. Die optimale Luftfeuchtigkeit in der Wohnung liegt zwischen 40 und 60 Prozent.

DON'T: ZU FAST FOOD GREIFEN

Auf Burger, Pizza & Co. reagiert das Immunsystem ähnlich wie auf eine bakterielle Infektion und löst eine Art Alarmzustand aus. Das zeigte eine 2018 veröffentlichte Studie unter Federführung der Uni Bonn, in der Mäuse auf eine Diät mit viel Zucker, Fett und Kohlenhydraten gesetzt wurden. Das Fast Food führte dazu, dass die Tiere eine massive Entzündung entwickelten – als ob sie gefährliche Keime bekämpfen müssten. Der Alarmzustand blieb sogar erhalten, nachdem die Nager wieder auf normale Kost umgestellt wurden. Die akute Entzündung bildete sich zwar zurück, nicht aber die genetische Reprogrammierung der Immunzellen, wie die Forscher berichten.

SUPPLEMENTE: WEM DIE EXTRADOSIS AN VITAMINEN HILFT

Vor allem in der Erkältungssaison ist der Griff zu Immunboostern aus der Apotheke beliebt. In bestimmten Fällen kann die Extradosis an Vitaminen oder Mineralstoffen die Abwehr tatsächlich unterstützen.

Wer sich ausgewogen ernährt und auch sonst auf seine Gesundheit achtet, kann in der Regel auf zusätzliche Supplemente verzichten. Ein fittes Immunsystem arbeitet durch extra Vitamine nicht besser.

ERHÖHTER BEDARF

Doch es gibt einige Faktoren, die den Bedarf an Immunstimulanzien gegen Atemwegsinfekte erhöhen. Dazu zählen:

- anhaltender Stress
- längere Erkrankungen
- Operationen
- ein hohes Alter

COCHRANE REVIEWS

Cochrane Reviews sind wissenschaftliche Übersichtsarbeiten, in denen bewertet wird, ob medizinische Therapien Erfolg versprechend sind. Jeder Review fasst die bisherigen Forschungsergebnisse systematisch zusammen. Die Reviews sind international anerkannt. Sie werden online in der Cochrane Library veröffentlicht.

NATURHEILMITTEL

Zu den Präparaten, die das Immunsystem gegen Erkältungen stählen sollen, zählen auch verschiedene Naturheilmittel. Sie bestehen aus getrockneten Teilen, Extrakten oder Saft von bestimmten Pflanzen wie Echinacea (Sonnenhut), Kapland-Pelargonie, Kapuzinerkresse oder Meerrettich. In Präventionsstudien zeigte sich eine vorbeugende Wirkung von Echinacea auf Erkältungskrankheiten.

VITAMIN C

Bei Sportlern und körperlich schwer arbeitenden Menschen halbiert sich das Erkältungsrisiko laut einem älteren Cochrane-Review, wenn sie täglich mehr als 200 Milligramm Vitamin C zu sich nehmen.

ZINK

Ein neues Cochrane-Review aus dem Jahr 2024 kommt zu dem Schluss, dass Zink die Erkältungsdauer um etwa zwei Tage verkürzen kann. Das Spurenelement hemmt die Produktion von entzündungsförderlichen Botenstoffen wie TNF-alpha oder Interleukin-1-beta, das schwächt den Infekt ab.

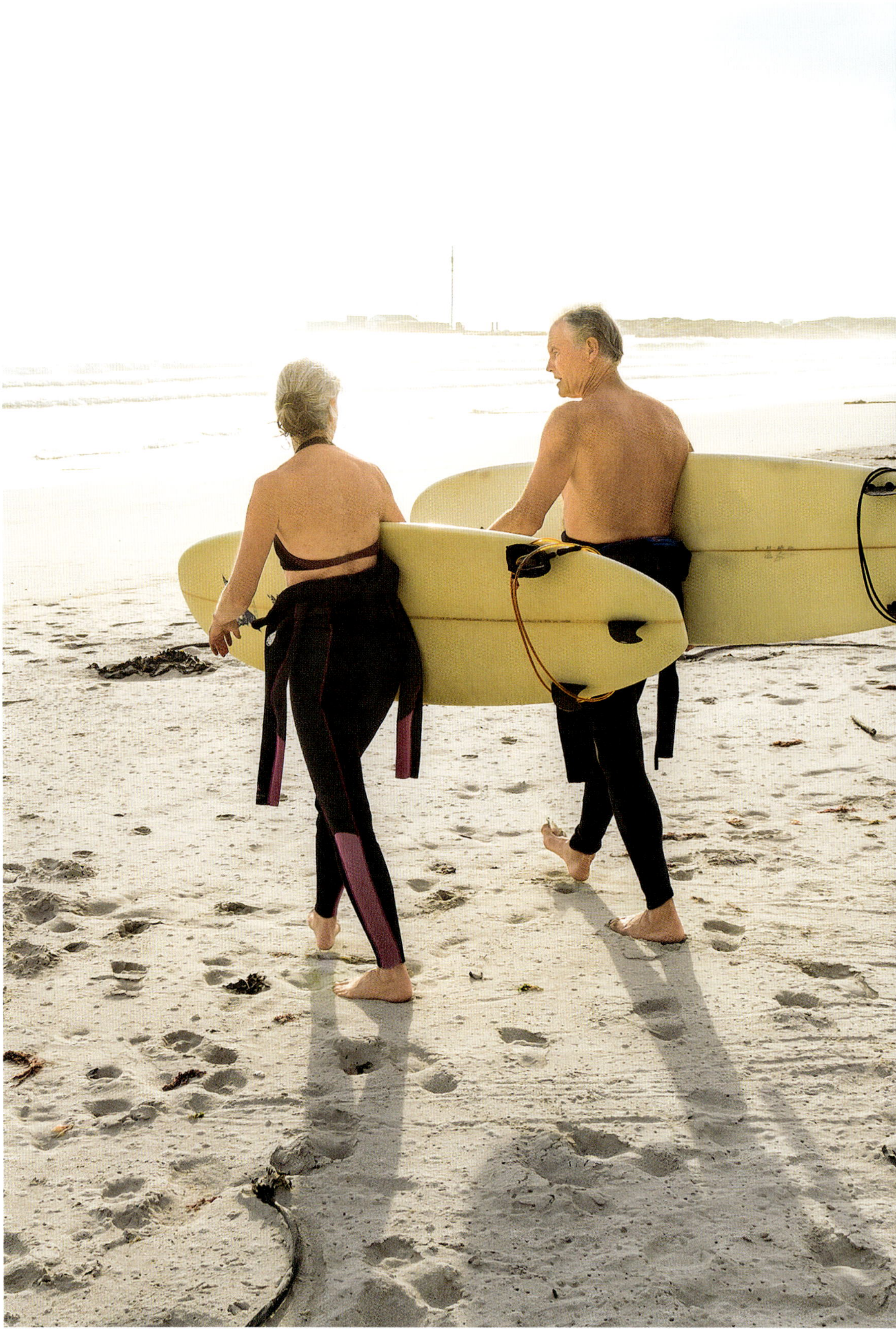

Das Bewegungs-system

Die Treppe hochsausen, in der Hocke werkeln, die Schnürsenkel binden. Hinter jeder körperlichen Aktivität steckt ein faszinierendes Zusammenspiel von Gelenken, Muskeln und Knochen. Damit die Glieder jung bleiben, müssen sie regelmäßig aktiviert werden.

DIE STÜTZEN UND MOTOREN DES KÖRPERS

Ein Leben lang Kraft und Haltung bewahren: Das klappt, wenn wir das Bewegungssystem vielseitig fordern. Wer Muskeln und Knochen stärkt, kann sich im Alter den Treppenlift sparen.

»Vogel fliegt, Fisch schwimmt, Mensch läuft.« Unser Dasein dreht sich um Fortbewegung: Der tschechoslowakische Leichtathlet Emil Zátopek (1922–2000) hat das genial formuliert. Mit gesunden Gliedern wird der Alltag leichtfüßig bewältigt. Körperliche Verrichtungen jeder Art lassen sich souverän und schmerzfrei meistern: ob Gartenarbeit, Gipfelwanderung oder Geigenspiel.

STABILES SYSTEM

Verantwortlich dafür sind 656 Muskeln, etwa 206 Knochen, 140 Gelenke sowie Hunderte von Sehnen und Bändern. Zusammen ergeben sie ein Organsystem, das dafür sorgt, dass der Körper in einer festgelegten Form bleibt und sich dennoch zielgerichtet bewegt. Ohne den sogenannten muskuloskelettalen Apparat wäre der Mensch ein Gewebehaufen, der nicht von der Stelle kommt. Kein Auge ließe sich öffnen, kein Bissen würde verdaut und das Herz stünde sowieso still.

BEWEGUNGSALLROUNDER

Während andere Lebewesen in Spezialdisziplinen wie Schnelligkeit, Sprungweite oder Kraft brillieren, ist der Homo sapiens der König im Mehrkampf. Wir können gehen, laufen, schwimmen, klettern, tauchen, hüpfen, balancieren – kein anderes Geschöpf ist in Sachen Bewegung so vielseitig begabt wie unsereins.

KÖNIGSDISZIPLIN GEHEN

Am besten und ausdauerndsten klappt Gehen. Achten Sie beim nächsten Spaziergang doch einmal darauf, wie der Bewegungsapparat dahinsurrt, sobald er einmal in Aktion gesetzt wird! Beim Auftreten speichern die elastischen Sehnen einen Teil der Bewegungsenergie, um diese mit dem Abrollen und Abheben des Fußes fast verlustfrei in Vortrieb zurückzuverwandeln. Auch das Fußgewölbe absorbiert beim sanften Auf und Ab des Körpers elastische Energie und gibt diese anschließend wieder frei.

JEDER SCHRITT MACHT FIT

Weil wir von der Ferse bis zu den Zehen abrollen, müssen wir beim Gehen kaum die Knie beugen. Die Beine schwingen wie ein physikalisches Pendel unter dem Rumpf hindurch; so wird ihre kinetische Energie für die Vorwärtsbewegung genutzt. Selbst das begleitende Armschwingen, versetzt zur Beinbewegung, trägt zum Kraftsparen bei, indem es den Körperhub verringert und auf diese Weise die Beinmuskeln entlastet. Die Dynamik der Pendelbewegung ist das Geheimnis des aufrechten Gangs. Bei leichtem

Gefälle läuft man quasi von selbst. Die Sehnen arbeiten wie Federwippen, die Knorpelflächen in Knien und Hüften gleiten sanfter als Industrielager.

ANPASSUNG DURCH TRAINING

Was die verschiedenen Komponenten des Bewegungssystems eint, ist ihre Anpassungsfähigkeit. Werden Muskeln mindestens zweimal pro Woche über ihre Grenzen hinaus beansprucht, verschiebt sich ihre Belastungsgrenze. Die vorhandenen Muskelfasern verdicken, der Muskelquerschnitt nimmt zu. Der Fachmann spricht von Hypertrophie. Diese Veränderungen stellen sich relativ schnell ein: Bereits nach sechs Wochen wächst das Muskelvolumen um fünf bis acht Prozent, bis zur vierzehnten Woche um zehn Prozent. Das gleiche Prinzip beim Skelettsystem: Ziehen sich Muskeln, die an den Knochen fixiert sind, zusammen, übertragen sich die Kräfte in den Knochen weiter. Das stimuliert die knochenaufbauenden Osteoblasten-Zellen, neues Gebeinmaterial zu produzieren. Aus diesem Grund besitzen Tennisspieler im Spielarm stärkere Knochen als auf der Gegenseite.

Selbst der Knorpel, also der druckelastische Überzug der Knochenenden im Gelenk, passt sich an Belastungen an. Bei Turnern und Weitspringern saugt der Stoßdämpfer nach jahrelangem Training mehr Wasser auf: Das schützt Knie oder Hüfte vermutlich besser vor abrupten Stößen.

Im Gegensatz zu den hochadaptiven Skelettmuskeln stellen sich Knochen, aber auch Bänder und Sehnen langsamer auf neue Anforderungen ein. Je nach Alter und Konstitution kann es mehrere Monate dauern, bis sich diese Teile des Bewegungsapparats (siehe Seite 152) an ein neues Belastungsmuster angepasst haben.

VERLUST DER LEISTUNGSFÄHIGKEIT

Auch die Fähigkeit, ein Gelenk in seinem vollen Bewegungsumfang zu betreiben, geht ab etwa 30 ein Stück weit zurück. Sehnen und Bänder verlieren an Elastizität, wenn sie nicht gepflegt werden. Rechnet man alle Veränderungen zusammen, ergibt sich folgende Formel: Pro Jahrzehnt nimmt die körperliche Leistungsfähigkeit um 10 bis 15 Prozent ab.

MIT ETWA 25 AUF DEM HÖHEPUNKT

Die maximale Fitness erreicht der Bewegungsapparat ungefähr mit Mitte 20. Das zeigt sich, wenn das muskuloskelettale System Spitzenleistung abrufen soll. Bei den Olympischen Sommerspielen 2020 lag das Durchschnittsalter bei 27 Jahren. (Knapp 20 Jahre zuvor lag es bei 25 Jahren.) Ab Mitte 20 nehmen bei untrainierten Menschen Zahl und Querschnitt der Muskelfasern ab. Die Knochenmasse erreicht mit etwa 30 Jahren ihren höchsten Wert, den sogenannten Peak Bone Mass.

DIE BIOLOGISCHE UHR BREMSEN

Allerdings sind diese Einbußen, wie bei anderen Organsystemen auch, kein unabänderliches Naturgesetz. Mit dem entsprechenden Lebensstil können wir unsere körperliche Leistungsfähigkeit viele Jahre auf hohem Niveau halten. Wie sehr sich die biologische Uhr bremsen lässt, zeigt sich beispielsweise, wenn es um Ausdauerleistungen geht. Untersuchungen mit Marathonläufern belegen, dass mehr als ein Viertel der 60- bis 70-jährigen Athleten die 42,2 Kilometer lange Strecke schneller absolviert als die Hälfte der 20- bis 50-Jährigen. Und auch Muskeln schlägt keine Stunde. Selbst ein 70-jähriger Mensch verbucht dank Krafttraining substanzielle Muskelzuwächse, auch wenn er bislang kaum Sport gemacht hat. Binnen drei Monaten vergrößert das Training den Muskelquerschnitt um zehn Prozent.

AKTIVITÄT SCHÜTZT VOR BESCHWERDEN

Dabei geht es im Grunde gar nicht um Spitzenleistungen. Ein aktiver Bewegungsapparat ist schlichtweg eine Notwendigkeit, um die Nebenwirkungen des modernen Berufsalltags zu kompensieren: häufiges und langes Sitzen, hohe Stressbelastung, Bildschirmarbeit, dazu oft noch Übergewicht. Dieser passive Lebensstil schadet nicht bloß der kardiometabolischen und psychischen Gesundheit, sondern logischerweise auch dem muskuloskelettalen System. In Verbindung mit einer schwachen und häufig verkürzten Muskulatur sind Schulterverspannungen, Rückenschmerzen und Verschleißerscheinungen von Hüften und Knien vorprogrammiert. Jede dritte Arbeitsunfähigkeit bei Ü55-Bundesbürgern geht auf Muskel-Skelett-Erkrankungen zurück.

HEILKRAFT DER BEWEGUNG

Wer hingegen Freude am Radeln, Schwimmen, Wandern oder an anderen körperlichen Aktivitäten hat, schöpft aus einem Jungbrunnen für Körper, Geist und Seele. Eine der spannendsten Entdeckungen der vergangenen zwei Jahrzehnte in diesem Zusammenhang ist die Funktion der Skelettmuskulatur als endokrines Organ. Ähnlich wie Drüsen, die Hormone produzieren, erzeugen aktive Muskeln bestimmte Botenstoffe, genannt Myokine *(griech. mys: Muskeln und kinesis: Bewegung)*. Diesen Begriff prägte 2003 die dänische Gesundheitsforscherin Bente Klarlund Pedersen von der Universität Kopenhagen, die die Funktion dieser Moleküle in ihrem Aufsatz »Searching for the exercise factor: Is IL-6 a candidate?« als Erstes beschrieb. Seitdem haben Forscher weltweit Hunderte von Myokinen identifiziert. Die Substanzen tragen Bezeichnungen wie Interleukin-6, Interleukin-8, Irisin oder BDNF (Brain-Derived Neurotrophic Factor) und reisen über die Blutbahn in Leber, Bauchspeicheldrüse, Gehirn und weitere Organe. An den Zielorten angekommen, verbessern sie die Aufnahme von Glukose in den Zellen, fördern den Fettstoffwechsel oder regen Nervenzellen zum Wachsen an. Der Körper besitzt quasi seine eigene Apotheke, die verborgen im Bewegungsapparat liegt. Wer an diese Arzneien gelangen will, muss lediglich die Beine in die Hand nehmen.

STARK IM TEAM

Damit wir laufen oder auch nur aufrecht stehen können, müssen unterschiedliche Körperstrukturen reibungslos zusammenarbeiten. Gemeinsam bilden Gelenke, Sehnen, Muskeln und Knochen ein faszinierendes Hochleistungsteam.

Der Bewegungsapparat ist das Organsystem des Körpers, das für Körperhaltung und Bewegung verantwortlich ist. Unterschieden werden passive und aktive Elemente. Der passive Teil, auch Stützapparat genannt, umfasst Knochen, Gelenke, Bänder und Bandscheiben. Zum aktiven Bewegungsapparat zählen Muskeln, Sehnen und Faszien. Die Grundsubstanz all dieser einzelnen Bestandteile bildet das Kollagen. Als sogenanntes Struktureiweiß festigt das faserbildende Protein Knochen, Knorpel & Co.

MUSKELN

Der Körper besitzt mehr als 650 Muskeln. Unter dem Mikroskop erscheinen sie entweder glatt oder quergestreift. Glatte Muskeln (zum Beispiel Darmmuskulatur) kann man nicht bewusst ansteuern. Quergestreifte Muskeln wie der Bizeps lassen sich gezielt anspannen. Sie sitzen größtenteils direkt am Skelett und sind über Sehnen mit den Knochen verbunden. Ein Muskel besteht aus Bündchen von Muskelfasern, die von einer starken Kollagenhülle umgeben sind. Jede dieser Myofibrillen *(griech. mys: Muskel, lat. fibra: Faser)* ist wiederum aus ineinandergreifenden Strukturen aufgebaut, die aus den Proteinen Aktin und Myosin bestehen. Wenn sich diese fadenförmigen Eiweiße aneinander vorbeibewegen, verkürzen sich die Muskelfasern, der Muskel kontrahiert. Belastet man Muskeln regelmäßig, verdicken sich die Fibrillen und damit auch die Muskelfasern.

Muskeln sind der aktivste Teil des Bewegungsapparats. Die Skelettmuskulatur macht beim Mann etwa 40 Prozent des Körpergewichts aus, bei der Frau etwa 35 Prozent. Wenn wir kompliziertere Bewegungen ausführen, werden stets mehrere Biomotoren gleichzeitig aktiv: Etwa 40 davon heben ein Bein und bewegen es vorwärts.

DER LÄNGSTE …

Der längste Muskel, Sartorius oder Schneidermuskel genannt, verläuft im Oberschenkel vom Becken bis zum Schienbein. Er kann Hüft- und Kniegelenk beugen und ist maßgeblich am Schneidersitz beteiligt – daher sein Name.

DER GRÖSSTE …

Der flächenmäßig größte Muskel ist der Latissimus dorsi, der große Rückenmuskel. Er reicht vom Schulterblatt bis zum Rücken und wird durch Klimmzüge oder Rudern trainiert.

DIE FLEISSIGSTEN …

Am fleißigsten sind die Augenmuskeln. Die sechs Müskelchen, die jedes Sehorgan besitzt, kontrahieren und entspannen sich rund 100 000-mal am Tag.

KNOCHEN

206 Knochen *(lat.os)* geben dem Körper Halt und Form. Sie bestehen aus einer von Osteoblasten gebildeten Grundsubstanz, in die sich Kalzium und Phosphat einlagern. Diese Mineralstoffe verdicken den Knochen, er wird hart und stabil. Wird der Knochen nicht belastet, lösen Osteoklasten diese verkalkte Matrix wieder auf. Die Grundsubstanz besteht zu 90 Prozent aus Kollagen. Jeder Knochen weist vier Strukturen auf: die Knochenhaut (Periost) außen, die kompakte Knochenrinde (Kortikalis), die etwa 80 Prozent der Knochenmasse ausmacht, den inneren Kern der zarten Knochenbälkchen (Trabekel) und schließlich das Knochenmark, das Weichgewebe, das die Hohlräume der Knochen füllt.

In jeder Konstruktion muss es Elemente geben, die unter Spannung stehen, und Elemente, die Druck aushalten. Sonst fällt das Gebilde entweder auseinander oder es zerbricht. Der Druck ist Sache der Knochen. Unser Skelett ist hart wie Stahl, aber leicht wie Aluminium. Die Knochen eines 75 Kilogramm schweren Menschen wiegen gerade mal um die 9 Kilogramm. Dafür geschaffen, Gewichte zu tragen, halten sie enormen Druck stand.

DER STÄRKSTE ...

Als längster und stärkster Knochen des Körpers ist der Femur (Os femoris) im Oberschenkel einer Belastung von anderthalb Tonnen gewachsen.

GELENKE

Ungefähr 140 dieser Knochenverbindungen besitzt der Mensch, sie sind Dreh- und Angelpunkt jeder komplizierteren Bewegung. Generell setzt sich jedes Gelenk aus den Gelenkflächen der beteiligten Knochen (den Gelenkkörpern), einem Gelenkspalt und einer Gelenkkapsel zusammen, die das Ganze luftdicht umschließt. Die Gelenkkörper sind mit einer Knorpelschicht überzogen, die zwischen 0,5 und 5 Millimeter misst. Die Gelenkkapsel (Capsula articularis) besteht aus einer straffen, äußeren Schicht aus kollagenem Bindegewebe und einer inneren Schicht mit Blutgefäßen. In der Gelenkinnenhaut liegen Zellen, die Gelenkflüssigkeit (Synovia) produzieren. Diese zähe Schmiere ernährt den Knorpel und verhindert, dass die Gelenkpartner schmerzhaft aneinanderreiben. Gelenke bestimmen die Bahnen, in denen sich Knochen bewegen. Außerdem wirken sie als Stoßdämpfer, indem sie starke Bewegungen abfedern und die Knochen vor Schäden bewahren. Allein die Hand besitzt 36 dieser Konstrukte.

DAS GRÖSSTE ...

Größtes Scharnier ist das Kniegelenk, das Oberschenkelknochen, Kniescheibe und Schienbein verbindet.

DAS BEWEGLICHSTE ...

Als beweglichste und komplexeste Verbindung gilt die Schulter, die den Armen einen 360-Grad-Aktionsradius verschafft.

DAS BELASTBARSTE ...

Am meisten zu tragen hat das Sprunggelenk, also die Verbindung zwischen Unterschenkel und Fuß: Es federt pro Tag rund tausend Tonnen Belastung ab.

SEHNEN

Sehnen sind Muskelendstücke aus straffem parallelfaserigem Bindegewebe, mit denen die Muskeln am Knochen befestigt sind. Sie übertragen die Muskelkraft auf das starre

SO FUNKTIONIERT DER BEWEGUNGSAPPARAT

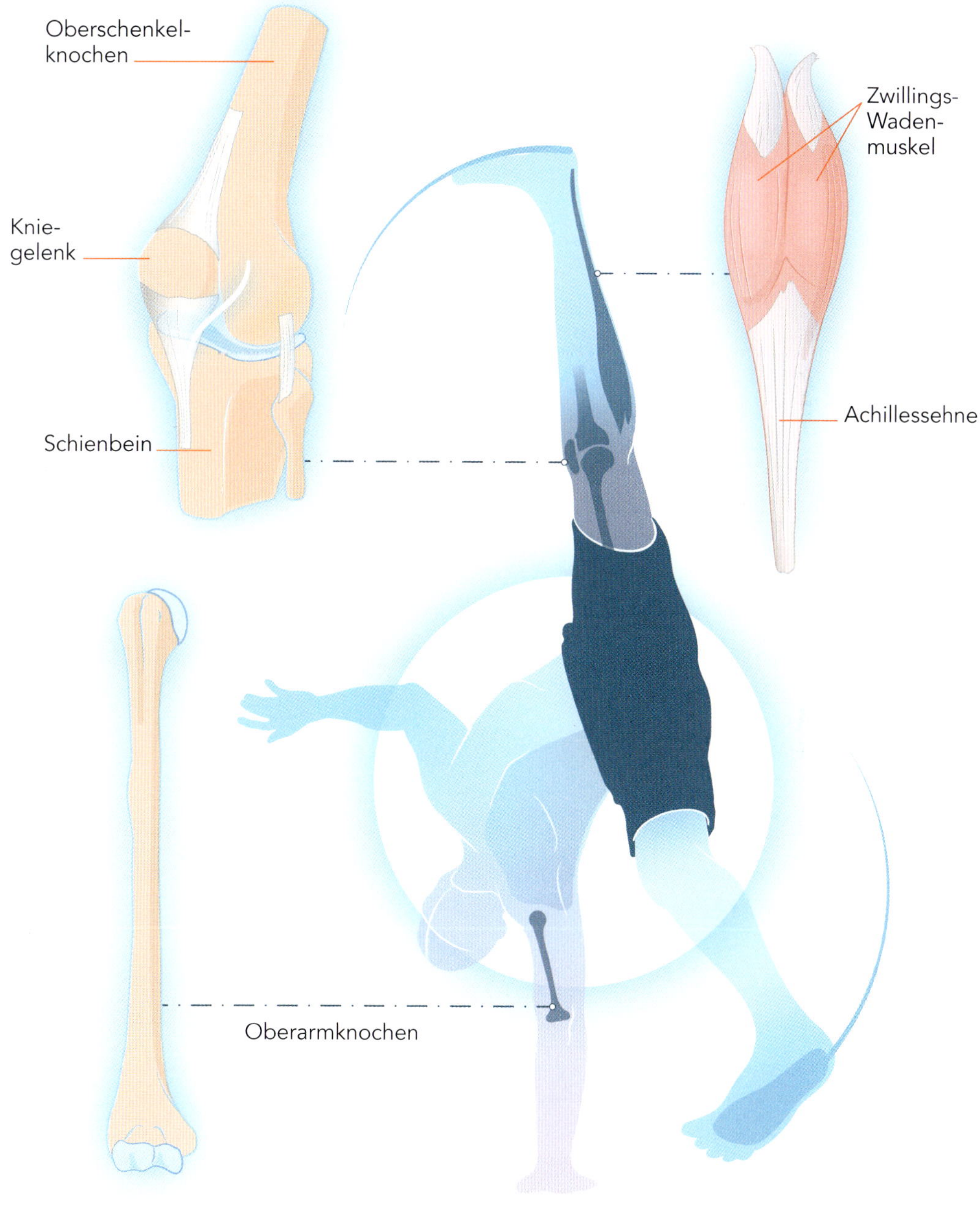

Skelett. Ihre festen, zu Bündeln angeordneten Kollagenfasern ermöglichen es den Sehnen, Spannung aufzunehmen, ohne zu reißen. Weil die filigranen Zugseile kaum Blutgefäße enthalten und einen entsprechend schwachen Stoffwechsel haben, ist ihre Regenerationsfähigkeit nur gering ausgeprägt.
Sehnen ermöglichen Bewegungen, indem sie die Muskelkraft auf die Knochen übertragen. Spannt man beispielsweise den Bizeps an, kontrahiert der vordere Oberarmmuskel. Diese Verkürzung bewirkt einen Zug an der distalen Bizepssehne, die an der Speiche des Unterarms am Ellenbogen verankert ist. Die Folge: Der Unterarm beugt sich im Ellenbogengelenk.

DIE STÄRKSTE ...

Die stärkste Sehne des Menschen ist die Achillessehne, die das Fersenbein mit dem dreiköpfigen Wadenmuskel verbindet.

BÄNDER

Bänder *(lat. ligamentum)* verbinden zwei Knochen eines Gelenks. Wie die Sehnen bestehen sie hauptsächlich aus parallel angeordneten kollagenen Fasern. Die derben Faserstränge dienen gemeinsam mit der gelenkübergreifenden Muskulatur zur Stabilisierung von Gelenken. Außerdem schränken sie den Bewegungsspielraum der Knochenverbindungen auf ein sinnvolles Maß ein. So verhindern sie, dass sich die Knochen im Gelenk zu stark verdrehen oder ausrenken.

FASZIEN

Diese flächigen Bindegewebsschichten umhüllen Muskeln und Organe wie ein eng sitzender Bodysuit. Sie bestehen zum größten Teil aus geflechtartig verwobenen Kollagenfasern und Elastin. Faszien *(lat. fascia: Band, Bündel)* geben dem Muskel Halt, verbinden zusammengehörende Teile des muskuloskelettalen Systems und unterstützen die Kraftübertragung bei Bewegungen.
Daneben ist dieses Gewebe auch wichtig für die Körperwahrnehmung, wie erst in den vergangenen Jahren entdeckt wurde. Faszien enthalten sensorische Nervenendigungen, die auch in Muskeln oder Gelenkkapseln vorkommen. Diese Fühler geben dem Gehirn fortlaufend Feedback über Bewegungen, Körperhaltung oder Gleichgewicht. Propriozeption nennen Experten diese Eigenschaft. Die Eigenwahrnehmung sorgt dafür, dass wir uns in unserem Körper zu Hause fühlen. Darüber hinaus verhindert sie Fehlhaltungen und chronische Schmerzen. Je elastischer und geschmeidiger Faszien sind, desto besser steht es um Körperwahrnehmung und Bewegungskoordination.

SELBSTTEST: WIE FIT BIN ICH WIRKLICH?

Es gibt eine Reihe von Möglichkeiten, die eigene körperliche Verfassung einzuschätzen. Je nach Verfahren werden Kraft, Ausdauer, Beweglichkeit sowie Geschicklichkeit bewertet.

Experten und Gremien wie das American College of Sports Medicine (ACSM) oder der Deutsche Olympische Sportbund haben in den vergangenen Jahren unterschiedliche Selbsttests entwickelt, die Menschen dabei helfen, ihre Fitness zu überprüfen. Wir stellen Ihnen an dieser Stelle zwei ausgeklügelte Verfahren vor, die sich in der Literatur etabliert haben (Quellen siehe Seite 237): Der erste Test misst Ihre Kraft, der zweite die Ausdauer. Detaillierte Tabellen mit Soll-Werten verraten Ihnen, ob Ihre Ergebnisse im Rahmen dessen liegen, was nach Geschlecht und Alter zu erwarten sein sollte.

Wichtig zu wissen: Beide Tests richten sich an gesunde Menschen. Wer Übergewicht hat oder körperlich nicht aktiv ist, spricht am besten vorher mit dem Arzt.

PUSH-UP-TEST FÜR DIE MUSKELKRAFT

Liegestütze sind ein erstklassiger Indikator für die körperliche Grundfitness. Die Eigengewichtübungen zeigen nicht nur, wie viel Kraft im Oberkörper steckt, sondern auch, wie viel maximale Kraft ein Mensch im Verhältnis zum Körpergewicht erzeugen kann. Der Test misst die Zahl der Push-ups, die Sie in einer Minute schaffen.

Benötigte Ausrüstung: Eine Stoppuhr oder eine normale Uhr. Eventuell ein Partner, der beim Zählen hilft.

Ziel: Machen Sie in einer Minute so viele Liegestütze wie möglich.

Ausführung: Männer nehmen eine traditionelle Liegestützposition ein. Frauen setzen die Knie auf dem Boden ab, weil sie die Übung wegen der schmaleren Schultern und dem breiteren Becken mehr Kraft kostet. Sobald Sie mit der ersten Liegestütze beginnen, läuft die Zeit!

Drücken Sie sich mit vollständig ausgestreckten Armen nach oben und senken Sie sich nach unten, bis die Brust knapp zehn Zentimeter über dem Boden ist. Die Erde darf nicht berührt werden. Wiederholen Sie die Übung so oft wie möglich in einer Minute. Bei Bedarf dürfen Sie sich nur in der »Oben«-Position ausruhen.

Bewertung: Den Tabellen auf Seite 156 entnehmen Sie die altersbereinigten Standardwerte für die Anzahl der geschafften Liegestütze, basierend auf den Richtlinien des American College of Sports Medicine.

AUSWERTUNG PUSH-UP-TEST

Männer	Altersabhängige Bewertung				
Alter	**20 - 29**	**30 - 39**	**40 - 49**	**50 - 59**	**60+**
hervorragend	>54	>44	>39	>34	>29
gut	45 - 54	35 - 44	30 - 39	25 - 34	20 - 29
durchschnittlich	35 - 44	24 - 34	20 - 29	15 - 24	10 - 19
schlecht	20 - 34	15 - 24	12 - 19	8 - 14	5 - 9
sehr schlecht	< 20	< 15	< 12	< 8	< 5
Frauen	**Altersabhängige Bewertung (einfache Form, Knie am Boden)**				
Alter	**20 - 29**	**30 - 39**	**40 - 49**	**40 - 49**	**60+**
hervorragend	>48	>39	>34	>34	>19
gut	34 - 48	25 - 39	20 - 34	20 - 34	5 - 19
durchschnittlich	17 - 33	12 - 24	8 - 19	8 - 19	3 - 4
schlecht	6 - 16	4 - 11	3 - 7	3 - 7	1 - 2
sehr schlecht	< 6	< 4	< 3	< 3	< 1

DER 3-MINUTEN-STUFEN-TEST FÜR DIE AUSDAUER

Dieser Test misst die allgemeine aerobe Ausdauerfähigkeit anhand der Herzfrequenz nach der Übung. Ob jemand gut bei Puste ist, lässt sich daran festmachen, wie rasch der Puls nach einer Belastung sinkt. Ist die Herzfrequenz nachhaltig erhöht, deutet das auf einen schlechten Trainingszustand hin. Der Stufen-Test wurde bereits 1943 an der Harvard University entwickelt.

Benötigte Ausrüstung: eine Stoppuhr oder Uhr mit Sekundenzeiger; ein Partner, der Ihnen beim Zählen hilft; eine 30 Zentimeter hohe (Tritt-)Stufe (es können auch zwei 15 Zentimeter hohe Stufen auf einmal genommen werden), ein Metronom (falls Sie keins haben, nutzen Sie die kostenlose Online-Version unter www.MetronomeOnline.com)

Ausführung: Stellen Sie das (Online-)Metronom auf 96 Schläge pro Minute ein, sodass Sie den Beat gut hören. Stehen Sie mit dem Gesicht zur Stufe. Wenn Sie bereit sind zu beginnen, starten Sie die Uhr oder Stoppuhr und marschieren Sie drei Minuten lang im Takt des Metronoms die Stufe auf und ab. Dies geschieht im Rhythmus auf-auf-ab-ab. Das Bein, das als Erstes hoch- beziehungsweise runtersteigt, darf frei gewählt werden, sollte dann aber nach 90 Sekunden getauscht werden. Sie können sich bei Bedarf ausruhen, aber bleiben Sie bitte stehen. Sind drei Minuten vergangen, halten Sie sofort an, setzen Sie sich auf die Stufe und zählen Sie eine Minute lang ihren Puls am Handgelenk oder Hals.

Was dies misst: Dieser Test beurteilt Ihr Fitnessniveau danach, wie hoch Ihr Puls nach dem Training ist. Je fitter Sie sind, desto schneller sinkt Ihre Herzfrequenz nach einer Belastung.

AUSWERTUNG STUFEN-TEST

	Alter	**Anzahl der Pulsschläge**		
		gut bis hervorragend	**überdurchschnittlich bis durchschnittlich**	**ausreichend bis schlecht**
Männer	18–25	84 oder weniger	85–100	101 oder mehr
	26–35	86 oder weniger	87–103	104 oder mehr
	36–45	90 oder weniger	91–106	107 oder mehr
	46–55	93 oder weniger	94–112	113 oder mehr
	56–65	96 oder weniger	97–115	116 oder mehr
	über 65	102 oder weniger	103–118	119 oder mehr
Frauen	18–25	93 oder weniger	94–110	111 oder mehr
	26–35	94 oder weniger	95-111	112 oder mehr
	36–45	96 oder weniger	97-119	120 oder mehr
	46–55	101 oder weniger	102-124	125 oder mehr
	56–65	103 oder weniger	104-126	127 oder mehr
	über 65	105 oder weniger	106-130	131 oder mehr

TEST BEIM ARZT: WIE GESUND SIND KNOCHEN & GELENKE?

Im Laufe des Lebens nehmen degenerative Veränderungen des Bewegungsapparats zu. Ob es sich um behandlungsbedürftige Erkrankungen handelt, stellt der Arzt mithilfe unterschiedlicher Untersuchungsmethoden fest.

So stabil und flexibel das muskuloskelettale System auch ist: Ab dem 45. Lebensjahr machen sich zunehmend altersbedingte Veränderungen bemerkbar, sofern man nicht rechtzeitig gegensteuert. Diese Veränderungen können sich an unterschiedlichen Stellen zeigen:

- Der Mineralgehalt der Knochen verringert sich: Ein gewisser Verlust an Knochensubstanz ist mit zunehmendem Alter zwar normal. Bei Osteoporose beschleunigt sich dieser Prozess jedoch. Betroffen sind vor allem Frauen nach den Wechseljahren, denen die knochenschützenden Östrogene fehlen.
- Die Knorpelschicht, die die Gelenkinnenflächen schützt, wird dünner: Die Belastbarkeit des Gelenks nimmt ab. Häufig endet der Verschleiß in einer Arthrose.
- Nach dem 50. Lebensjahr steigt das Risiko, eine rheumatoide Arthritis zu entwickeln, das ist die häufigste entzündliche Gelenkerkrankung. Dabei greifen Abwehrzellen des Immunsystems aufgrund einer Fehlsteuerung die Innenhaut der Gelenke an.
- Auch das Gichtrisiko steigt. Meist tritt der erste Anfall zwischen 40 und 60 Jahren auf. Die erbliche bedingte Stoffwechselerkrankung, bei der eine erhöhte Harnsäurekonzentration im Blut die Gelenke peinigt, betrifft ein bis zwei Prozent der Bevölkerung. Acht von zehn Patienten sind Männer.

SO STELLT DER ARZT OSTEOPOROSE FEST

Goldstandard für die Knochendichtemessung ist die DXA-Methode (Dual-Röntgen-Apsorptiometrie), bei der der Mineralsalzgehalt der Knochen an Hüfte und Lendenwirbelsäule mithilfe von sehr niedrigen Röntgenstrahlen ermittelt wird. Das Ergebnis, der T-Score, gibt als Minuswert an, wie stark die gemessene Knochendichte (in Gramm pro Quadratzentimeter) von der Knochendichte eines jüngeren Erwachsenen abweicht.

- T-Score höher oder gleich –1:
  normale Knochendichte.
- T-Score –1 bis –2,5:
  verminderte Knochendichte. Je nach Umständen kann es nötig sein, diese Vorstufe von Osteoporose mit Medikamenten zu behandeln.

- T-Score von –2,5 oder tiefer: Osteoporose mit erhöhter Gefahr von Knochenbrüchen. Je höher die Minusabweichung, desto größer das Risiko für Frakturen.

SO STELLT DER ARZT GICHT FEST

Harnsäure lässt sich im Blut gut messen. Als normal gelten bei Männern bis 7,2 Milligramm Harnsäure pro Deziliter Blut, bei Frauen bis 6 Milligramm pro Deziliter. Je höher der Wert steigt, desto größer das Risiko für einen Gichtanfall. Mehr als 90 Prozent der Patienten erleiden die erste Attacke bei 9 Milligramm Harnsäure pro Deziliter und darüber. In etwa fünf Prozent der Fälle tritt Gicht auch bei normalen Werten auf. Die Behandlung zielt darauf ab, die Harnsäure auf etwa 5,5 Milligramm pro Deziliter zu senken. Oft pendeln sich die Werte mit gesunder Ernährung, weniger Alkohol, Bewegung und Figurhalten im grünen Bereich ein. Gelingt das nicht, kann der Arzt zusätzlich Medikamente verschreiben, vor allem Urikostatika, die den Abbau von Purinen zu Harnsäure hemmen.

SO STELLT DER ARZT ARTHROSE FEST

Anlaufschmerzen am Morgen oder nach längerem Sitzen, die sich bei gleichmäßiger Bewegung spätestens nach 30 Minuten bessern: Dieses Gelenksymptom lässt jeden Spezialisten an Arthrose denken. Ebenfalls typisch: Bei längerer Belastung nehmen die Schmerzen wieder zu. Eine schwere Ausprägung der Erkrankung verrät das Röntgenbild. Es gibt Aufschluss über eine Verkleinerung des Gelenkspalts und zeigt Veränderungen an den Knochen, vor allem die typischen Knochensporne (Osteophyten). Entzündungen als Ausschlussdiagnose erkennt der Arzt im Ultraschall. Die Kernspintomografie (MRT) kommt eher selten zum Einsatz, etwa um zu prüfen, wie stark das Knorpelgewebe verletzt ist.

DIE 4 SCHWEREGRADE DER ARTHROSE

1. Die Oberfläche des Knorpels fasert leicht aus. Der Knochen darunter verdichtet sich etwas als erste Reaktion auf die Belastung, weil Knochenmaterial aufgebaut und Kalzium abgelagert wird.

2. Der Knorpel weist Risse auf, am Knochen bilden sich erste Unebenheiten aus. Der Gelenkspalt verschmälert sich. Die meisten Patienten spüren davon noch nichts.

3. Die Risse im Knorpel gehen tiefer. Es kommt zu deutlichen Knochenreaktionen und Knochenzysten unter dem geschädigten Knorpel. Der Gelenkspalt minimiert sich weiter.

4. Beim Vollbild der Arthrose ist der Knorpel schwer geschädigt oder aufgebraucht. Der Knochen liegt an vielen Stellen ohne Schutz frei und reibt an seinem Gelenkpartner. Um den Druck auszugleichen, bilden sich am Knochen Randwülste, sogenannte Osteophyten. Die Betroffenen haben Schmerzen.

SO STELLT DER ARZT RHEUMA FEST

Die Verdachtsdiagnose auf Rheumatoide Arthritis liegt nahe, wenn weiche Gelenkschwellungen in mehr als zwei Gelenken auftreten und die befallenen Gelenke sich symmetrisch auf beide Körperhälften verteilen. Ein weiterer Hinweis ist anhaltende Morgensteifigkeit der Gelenke. Für eine sichere Diagnose wird der Facharzt – am besten ein internistischer Rheumatologe – das Blut analysieren. Die Blutkörperchensenkungsgeschwindigkeit (BSG) und das C-reaktive Protein (CRP) verraten, ob eine Entzündung im Körper vorliegt. Ein wichtiger, wenn auch nicht eindeutiger Blutwert ist der klassische Rheumafaktor. Aussagekräftiger sind Antikörper gegen sogenannte cyclische citrullinierte Peptide (ACPA). Die Kombination dieser Puzzlestücke erlaubt dem Arzt eine sichere Diagnose. Wichtige Erkenntnisse über den Zustand der Gelenke liefern auch Ultraschall oder Röntgenbilder.

SO MACHEN SICH ERKRANKUNGEN DES BEWEGUNGSAPPARATS BEMERKBAR

	Arthrose	**Rheumatoide Arthritis**	**Gicht**	**Fibromyalgie**
Ein Gelenk schmerzt	+++	++	+++	+
Mehrere Gelenke schmerzen	+	+++	–	++
Anlaufschmerz	++	–	++	++
Morgensteife	++	+++	–	++
Gelenkschwellung	+	+++	+++	++
Belastungsschmerz	+++	+++	+++	++
Fiebergefühl/Schlappheit	–	++	++	–
Ruhe- und Nachtschmerz	++	+++	++	++
Stärke der Beschwerden: – keine, + leicht, ++ mittel, +++ stark				

TRAININGSPLAN FÜRS LEBEN

Das Gefühl, morgens durch den kühlen Stadtpark zu joggen. Die Freude über den perfekt platzierten Schlag beim Tennis. Die Erregung, beim Tanzen die Musik zu spüren und sich in ihrem Takt zu bewegen. Für diese lustvollen Momente spielt das Alter keine Rolle.

Körperliche Aktivität ist eine Wohltat – in jedem Alter. Dabei bringen die verschiedenen Dekaden unterschiedliche Herausforderungen für Ausdauer, Kraft, Beweglichkeit und Koordination mit sich. Auf den nächsten Seiten erfahren Sie, wie Sie Ihr Bewegungssystem zeitlebens jung halten!

AUF GEHT'S, ALTER!

In jungen und mittleren Jahren gilt es vor allem, das Herz-Kreislauf-System leistungsfähig zu halten. Ab der Lebensmitte wächst die gesundheitliche Bedeutung von Übungen, die die Muskulatur kräftigen und die Koordination schulen. Kurz gesagt: Um alt zu werden, braucht man Ausdauer. Um das Alter zu genießen, Kraft.

30 BIS 40 JAHRE: JE VIELSEITIGER, DESTO BESSER

Wenn Sie zeitlebens Sport getrieben haben, spüren Sie in puncto Fitness vermutlich nicht viel Unterschied zu den Jahren davor. Das Tempo lässt etwas nach, die Regenerationsphasen dauern länger, aber Ausdauer, Gelenkflexibilität und Koordination sind noch auf hohem Niveau. In Ball- und Mannschaftssportarten sind unter günstigen Bedingungen sogar noch Spitzenleistungen möglich, das zeigten berühmte Ü30-Athleten wie Tennisspieler Roger Federer (gewann mit 37 Jahren die Miami Masters) oder Fußballer Zlatan Ibrahimovic (wurde mit 41 Jahren ältester Torschütze der italienischen Serie A). Normalsportlern fehlt zwischen Karriere, Familie und Freunden in den Dreißigern leider oft die Zeit, sich in Form zu halten. Ein Ausweg: Intervalltraining. Dabei wechseln sich

EINSTIEG IN DEN 30ERN

In den Dreißigern will das Bewegungssystem vielseitig gefordert werden. Warum nicht mal Erlebnissportarten wie Klettern, Windsurfen oder Kajakfahren ausprobieren, die dem Körper immer wieder neue Reize setzen? Wettkampforientierung kann die Motivation fördern. Bei technisch anspruchsvollen Workouts ist Geduld ein Erfolgsfaktor.

Gut für die Kraft: Crossfit, Kettlebell, Functional Training, EMS-Training

Gut für die Koordination: Klettern, Freeriden, Windsurfen

Gut für die Ausdauer: Bergsteigen, Skitouren, Rennrad, Mountainbike, Nordic Inlineskating

schnelle, intensive Abschnitte mit langsamen Phasen ab. Besonders gut eignen sich Joggen, Walken, Schwimmen und Radfahren. Der wiederholte Wechsel zwischen Spurt und langsameren Phasen ist kräftezehrend, aber effektiver als ein langes Training im Schongang. Beim Biken bolzt man Kondition und entdeckt zugleich reizvolle Landschaften. Fahrradfahren verbessert die kardiovaskuläre Fitness ähnlich wie Joggen: Bereits eine halbstündige Joggingrunde bringt für das Herz-Kreislauf-System so viel wie ein mehrstündiger Spaziergang.

40 BIS 50 JAHRE: KONTROLLIERTER EINSTIEG

Sie sporteln seit Jahren? Dann sind die Leistungsansprüche vermutlich noch hoch – und das zu Recht. Aber Obacht: Der Zenit der Kraft ist seit einigen Jahren überschritten. Außerdem reagieren Gelenke, Bänder und Sehnen nicht mehr so flexibel und die Erholungsphasen dauern länger. Wer dies ins Kalkül zieht, sich vor dem Workout aufwärmt und nach einem schweißtreibenden Training ein bis zwei Tage pausiert, schützt sich vor Problemen wie Sehnenentzündungen, Schleimbeutelentzündungen oder Sehnenrissen. Auch in anderen Bereichen zeigt das muskuloskelettale System Alterserscheinungen, die durch regelmäßiges Training hinausgezögert werden können. Rückenprobleme, die sich in dieser Dekade häufen, lassen sich durch ein maschinengestütztes Krafttraining lindern oder sogar beseitigen. Wichtig dabei: die Rumpfstabilität. Wenn Sie Probleme mit Arthrose in Knie oder Hüfte haben, fördern Aktivitäten wie Yoga und Pilates Ihre Beweglichkeit. In den Vierzigern verschiebt sich das Verhältnis von Skelettmuskulatur und Körperfett zu Ungunsten der Kraftpakete, sofern man nicht gezielt gegensteuert. Manchen Frauen machen bereits die Wechseljahre zu schaffen: Meditative Übungen wie Yoga und Tai-Chi gleichen die Achterbahnfahrt der Hormone aus.

EINSTIEG IN DEN 40ERN

Der Einstieg in eine neue Sportart sollte nun sanfter und kontrolliert geschehen. Professionelle Anleitung hilft dabei, von Beginn an Erfolgserlebnisse mit dem Workout zu haben. Wer mehrere Jahre keine anstrengende körperliche Aktivität betrieben hat oder Übergewicht auf die Waage bringt, spricht am besten mit dem Hausarzt, bevor er in die Turnschuhe schlüpft.

Gut für die Kraft: Freihanteltraining, Gerätetraining, Zirkeltraining, Fitnesskurse, Medizinball

Gut für die Koordination: Klettern, Golf, Badminton, Tischtennis, Frisbee

Gut für die Ausdauer: Rennrad, Marathon, Mountainbike, Skilanglauf, Wandern, Schwimmen

50 BIS 60 JAHRE: TRAINING MIT GENUSSFAKTOR

Die Phase der höchsten Leistungsansprüche ist vorbei. Das bietet die Chance, Sport und die eigene Bewegung entspannter zu genießen. Ohnehin sinkt die physische Intensität, weil die Anteile der Muskulatur, die für Maximalkraft verantwortlich sind, weiter abnehmen. Dafür rücken die ermüdungsresistenten Ausdauerfasern in den Mittelpunkt. Ob Laufen, Radeln, Skitourengehen oder Wandern: Je länger die Strecke, desto besser. Im sportlichen Fokus steht überdies, wie schon die Jahre zuvor, die Funktionstüchtigkeit des Herz-Kreislauf-Systems. Oftmals tauchen ab 50 Probleme mit der Körpersta-

EINSTIEG IN DEN 50ERN

Sie sind seit Jahren nicht mehr in Turnschuhe geschlüpft? Dann sind flotte Spaziergänge oder Radausflüge eine gute Basis, um die Ausdauer zu verbessern. Ein Schrittzähler motiviert zusätzlich, sich mehr zu bewegen. Es gibt auch mit 50 keinen Grund, vor neuen sportlichen Hobbys zurückzuschrecken. Wer sich für technisch anspruchsvolle Beschäftigungen wie Golf, Tennis oder Skifahren entscheidet, sollte lediglich etwas Geduld mitbringen.

Gut für die Kraft: Freihanteltraining, Gerätetraining, Fitnesskurse, Pilates

Gut für die Koordination: Golf, Tischtennis, Jonglieren

Gut für die Ausdauer: Skilanglauf, Schwimmen, Minitrampolin, Rudern

tik auf. Die Jahrzehnte am Schreibtisch haben Faszien verklebt, Muskeln verkürzt und Bandscheiben schrumpfen lassen. Schlechte Haltung begünstigt nicht nur schmerzhafte Verspannungen, sie lässt uns auch um Jahre älter wirken. Gegenmittel: Tanzen, Schwimmen, Yoga oder Pilates. Diese Workouts sprechen Bauch- und Rückenmuskulatur an – die wichtigsten Muskeln für die aufrechte Haltung – und bringen die Wirbelsäule langfristig wieder ins Lot. Mehr noch als andere Trainingsmethoden fördern Yoga und Pilates nicht nur das körperliche, sondern auch das seelische Wohl.

60 BIS 70 JAHRE (+): VOLLE KRAFT VORAUS

Eine solide muskuläre Basis wird in dieser Dekade zunehmend wichtiger, weil sich die Muskeln sonst auf den Rückzug machen. Ohne Krafttraining reduziert sich beispielsweise der Querschnitt des Quadrizeps – das ist der Oberschenkelmuskel, der das Knie streckt – in den Jahren vor und nach dem 65. Geburtstag um 16 Prozent. Seine Maximalkraft nimmt sogar um 24 Prozent ab. Umgekehrt genügt bereits ein zwölfwöchiges Widerstandstraining, um denselben Muskel zu ertüchtigen: plus 11 Prozent mehr Querschnitt, plus 16 Prozent mehr Kraft. Oft lassen in fortgeschrittenem Alter Koordinationsfähigkeit und Beweglichkeit nach, damit steigt das Sturzrisiko. Prima Gegenmittel: Tanzen. Speziell beim Paartanz müssen Partner, Musik sowie Arm- und Beinbewegungen koordiniert werden. Das schult die Fähigkeit, Bewegungen präzise zu steuern. Überdies kräftigt der Reigen die Rumpfmuskulatur – das verleiht Stabilität und schützt vor Stürzen.

EINSTIEGIN DEN 60ERN

Wer Leibesübungen lange vernachlässigt hat, findet mit Gymnastikkursen oder beim Rehasport einen sanften Einstieg. Oft von Physiotherapeuten angeleitet, ist das Training auf bestimmte Handicaps wie Osteoporose oder Arthrose ausgerichtet. Tipp für Neulinge in Sachen Kraftsport: Gerätegestütztes Training im Fitnessstudio schützt Gelenke und Sehnen vor Verletzungen. Arbeiten Sie zunächst mit wenig Gewicht, aber vielen Wiederholungen.

Gut für die Kraft: Fitnesskurse, Theraband, Pilates, Yoga, Gymnastik

Gut für die Koordination: Tanzen, Golf

Gut für die Ausdauer: Nordic Walking, Aqua Fitness, Wandern, Schwimmen, Fahrradergometer

BEWEGUNG ALS MEDIZIN: WELCHER SPORT HILFT MIR BEI ...

Wenn Knie oder Hüfte bei jedem Schritt schmerzen, ist die Lust auf körperliche Aktivität gedämpft. Trotzdem ist das Sofa bei Erkrankungen des Bewegungsapparats der falsche Platz.

Wenn wir uns zu wenig bewegen, stoppen die Gelenke die Produktion von Synovialflüssigkeit, Muskeln und Knochen bauen sich ab und das Risiko für Übergewicht steigt. Bewegung hingegen ist die beste Medizin. Selbst wer bereits Arzneien gegen sein Gesundheitsproblem nehmen muss, profitiert in aller Regel von gezielten Körperübungen. Welche Sportarten und Übungen bei welchen Beschwerden empfehlenswert sind, lesen Sie hier.

DIE RICHTIGE DOSIS

Täglich Sport – oder genügt einmal in der Woche? Wer die Muskeln kräftig, die Gelenke geschmeidig und die Gefäße jung halten will, sollte mehrmals pro Woche ins Turndress schlüpfen. Die moderne Empfehlung lautet: dreimal wöchentlich 30 bis 45 Minuten Ausdauertraining, plus zweimal wöchentlich 20 bis 30 Minuten Kraftübungen. Beide Programme lassen sich gut in einer Session kombinieren, gerade wenn man im Fitnessstudio sportelt. Für Einsteiger gilt die Devise: Training langsam steigern. Vor allem Sehnen, Bänder und Gelenke benötigen Zeit, sich an die neuen Anforderungen zu gewöhnen.

... KNIEARTHROSE?

Sanftes Biken in der Ebene ist Kniesport Nummer eins. Die kreisförmige Bewegung transportiert Nährstoffe in den lädierten Knorpel, ohne dass Druck auf das Gelenk ausgeübt wird. Anders als etwa beim Joggen ist die Gefahr einer Fehlbelastung weitgehend ausgeschlossen. Überdies trainiert Pedalieren die Knie stabilisierenden Muskeln, allen voran die innere Oberschenkelmuskulatur. Dreimal wöchentliche eine halbe Stunde Radeln kann selbst chronische Gelenkschmerzen abklingen lassen. Wichtig: kleine Gänge wählen und den Sattel ausreichend hoch einstellen.

... OSTEOPOROSE?

Auch schwache Knochen müssen gefordert werden. Wiederholte Bewegungsimpulse auf das Skelett regen die knochenbildenden Zellen an, neue Substanz aufzubauen. Das klappt mit Aktivitäten, bei denen die Knochen durch das eigene Körpergewicht belastet werden – etwa Aerobic, Joggen, Bergwandern oder Treppensteigen. Am besten sind Aktivitäten im Freien. Dann produziert die Haut unter der Sonneneinstrahlung zugleich Vitamin D, das für den Knochenstoffwechsel unerlässlich ist. Bei fortgeschrittener Osteoporose kein Sturzrisiko eingehen!

... RÜCKENSCHMERZEN?

Bei wiederkehrender Kreuzpein senkt regelmäßige Bewegung die Häufigkeit der Schmerzattacken fast um die Hälfte. Orthopäden empfehlen Workouts wie Nordic Walking, Fahrradfahren, Rückenschwimmen, Tanzen oder Yoga. Dabei wird die schwache oder verkrampfte Rumpfmuskulatur – eine Hauptursache für die Beschwerden – gleichermaßen gekräftigt wie gelockert. Wichtig: Bei akuten und starken Rückenschmerzen lieber erst mal pausieren.

... RHEUMA?

Menschen mit Rheuma dürfen ihre Gelenke nicht zu sehr belasten. Zugleich gilt es, die chronisch entzündeten Körperscharniere beweglich zu halten und einer Versteifung vorzubeugen. Welcher Sport am besten ist, hängt von Beschwerden und Erkrankungsstadium ab. Gelenkschonende Workouts wie Schwimmen, Nordic Walking, Radfahren oder Tanzen verbessern die Lebensqualität und tragen dazu bei, Schmerzen zu lindern. Sanfte Bewegungsformen wie Yoga, Tai-Chi, Chigong oder auch Pilates lassen sich gut an die Tagesform anpassen. Kräftigungsübungen mit der eigenen Körperschwere oder leichten Gewichten stärken die angegriffenen Gelenke.

... HALTUNGSSCHÄDEN?

Yoga, aber auch Faszientraining oder Feldenkrais bringen die Wirbelsäule bei Beckenschiefstand, hängenden Schultern und ähnlichen Problemen wieder ins Lot. Die Übungen machen den Körper geschmeidiger und lösen die hartnäckigen und häufig schmerzhaften Verspannungen. Auch die Körperwahrnehmung bessert sich. Auslöser für die Fehlhaltungen sind zumeist einseitige Belastungen, etwa durch langjährige Schreibtischarbeit ohne sportlichen Ausgleich.

PROFESSIONELLE UNTERSTÜTZUNG

Welche Übungen in der persönlichen Krankheitssituation am besten helfen, wissen Orthopäden und Physiotherapeuten. Patienten mit einer rheumatischen oder muskuloskelettalen Erkrankung können sich von ihrem Arzt auch ein sogenanntes Funktionstraining verschreiben lassen. Dabei handelt es sich um Kurse in Gymnastik- oder Wassergymnastik, die von bewegungstherapeutisch geschulten Trainern geleitet werden. Die Übungen gehen speziell auf die Belange von Personen mit Osteoporose, rheumatoider Arthritis, Fibromyalgie, Morbus Bechterew und ähnlichen Erkrankungen ein. Funktionstraining wird meist für einen Zeitraum von zwölf Monaten mit wöchentlich ein bis zwei Übungseinheiten verordnet. Damit die Krankenkasse die Kosten übernimmt, muss der Veranstalter von der Kasse anerkannt sein.

FRAGEN SIE IHREN ARZT ODER APOTHEKER

So wichtig Leibesertüchtigungen sind: Bei bestehender Osteoporose oder bei Rheuma muss die Gesundheit von Knochen und Gelenken mit Medikamenten geschützt werden.

DIE WICHTIGSTEN ARZNEIEN BEI RHEUMA

Ohne Medikamente kriegt man rheumatoide Arthritis (RA) leider nicht in den Griff. Gerade zu Beginn der Erkrankung verträgt die RA keinen Aufschub. Dann ist die Entzündungsaktivität am höchsten, die Gelenkzerstörung schreitet am stärksten fort.

Basistherapeutika: Zu Beginn der Behandlung setzen Ärzte meist Methotrexat ein. Der Rheumaklassiker dämpft die körpereigene Abwehr und damit die überschießende Immunreaktion. Oft wird Methotrexat anfangs kurzzeitig mit bis zu 30 Milligramm Prednisolon oder einem anderen Kortisonpräparat kombiniert.

Biologika: Gentechnisch hergestellte Eiweiße fangen gezielt bestimmte entzündungsfördernde Substanzen im Körper ab oder blockieren deren Wirkung. Substanzen wie Adalimumab, Rituximab, Abatacept oder Tocilizumab werden gespritzt oder als Infusion verabreicht.

Januskinase-Hemmer (JAK-Inhibitoren): Als Alternative zu Biologika nutzen Rheumatologen seit 2017 vermehrt sogenannte JAK-Hemmer. Sie wirken im Inneren von Immunzellen und blockieren dort einen Signalweg, der für die Bildung von entzündungsfördernden Botenstoffen benötigt wird.

DIE WICHTIGSTEN ARZNEIEN BEI OSTEOPOROSE

Basistherapie: Die Grundpfeiler der Behandlung bilden eine Vitamin-D-Ergänzung sowie die Aufnahme von täglich 1000 bis 1500 mg Kalzium. Kalzium sollte bevorzugt über die Nahrung aufgenommen werden, zum Beispiel über Milchprodukte, grünes Gemüse, Mineralwasser. Vitamin D (800 bis 2000 Internationale Einheiten (IE) täglich) fördert den Einbau von Kalzium in den Knochen.

Arzneitherapie: Bei hohem Knochenbruchrisiko genügt die Basistherapie mit Kalzium und Vitamin D nicht. Es braucht zusätzlich Medikamente wie Bisphosponate – die Standardbehandlung – oder Parathormon, das den Knochenaufbau ankurbelt. Eine relativ neue Therapieoption bilden die Osteoporose-Antikörper Denosumab und Romosozumab, die Patienten halbjährlich als Spritze erhalten.

Hormonbehandlung: Eine Hormonersatztherapie (HRT), die den Östrogenmangel ausgleicht, beugt dem Knochenmasseverlust nach den Wechseljahren vor und verhindert Knochenbrüche. Zur Primärprävention der Osteoporose empfohlen ist die HRT, wenn alle anderen Medikamente nicht vertragen werden oder nicht helfen.

SUPPLEMENTE: MEHR POWER FÜR KNOCHEN & CO.

Der Bewegungsapparat ist besonderen Anforderungen ausgesetzt. Das macht es in manchen Fällen sinnvoll, zu Nahrungsergänzungsmitteln zu greifen.

VITAMIN D

Als Partner-Nährstoff von Kalzium unterstützt das fettlösliche Vitamin den Knochenstoffwechsel. Ein Mangel an 25-Hydroxyvitamin-D macht anfälliger für Osteoporose und rheumatische Schmerzen. In Lebensmitteln steckt kaum Vitamin D (Ausnahme: Fettfische), dafür wird das Sonnenvitamin vom Körper selbst gebildet, wenn ausreichend UV-B-Strahlung auf die Haut trifft. Der Körper speichert Vitamin D jedoch nur begrenzt, was im Winter zu einem Mangel führen kann. Blutwerte von mehr als 30 Nanogramm pro Milliliter gelten als optimal.
Dosierung: Wer Vitamin D ergänzen möchte, kann auf Nahrungsergänzungsmittel mit bis zu 20 Mikrogramm Vitamin D (entspricht 800 Internationalen Einheiten) pro Tagesdosis zurückgreifen. Höhere Dosierungen lieber mit dem Arzt absprechen.

GLUCOSAMINSULFAT

Glucosamin ist ein körpereigener Eiweißzucker, der in stark strapazierten Geweben wie Knorpel, Gelenkkapseln und Sehnen vorkommt. Auch die Gelenkschmiere enthält diesen komplexen Baustein. Der Organismus stellt Glucosamin aus Glukose selbst her, doch diese Fähigkeit kann ab 30 Jahren schwinden. In Nahrungsergänzungsmitteln liegt es häufig als Glucosaminsulfat vor. Bei Arthrose kann das Supplement Schmerzen und Schwellungen im Gelenk ähnlich gut reduzieren wie ein Schmerzmittel.
Dosierung: Die wirksame Dosierung bei Arthrose oder rheumatoider Arthritis liegt bei täglich 1500 Milligramm Glucosaminsulfat. Die Anwendung sollte mindestens sechs Monate lang dauern.

CHONDROITINSULFAT

Chondroitin ist ein weiterer Bestandteil des Gelenkknorpels. Das Makromolekül wird von den Knorpelzellen selbst gebildet. Es speichert Wasser, verleiht dem Knorpel Struktur und macht ihn widerstandsfähig gegen Druck und Belastung. In Studien wurde bewiesen, dass Chondroitin die Gelenke stärkt. Es besitzt das Potenzial, die Gelenkbeweglichkeit zu verbessern und den Knorpelverlust bei Arthrose zu bremsen. Überdies hat sich gezeigt, dass Chondroitin Schmerzen bei rheumatoider Arthritis lindert.
Dosierung: In erfolgreichen Chondroitin-Studien lag die Dosierung zwischen 800 und 1500 Milligramm täglich.
Nimmt man Chondroitin und Glucosamin gemeinsam ein, wirken sie besser als die Einzelsubstanzen.

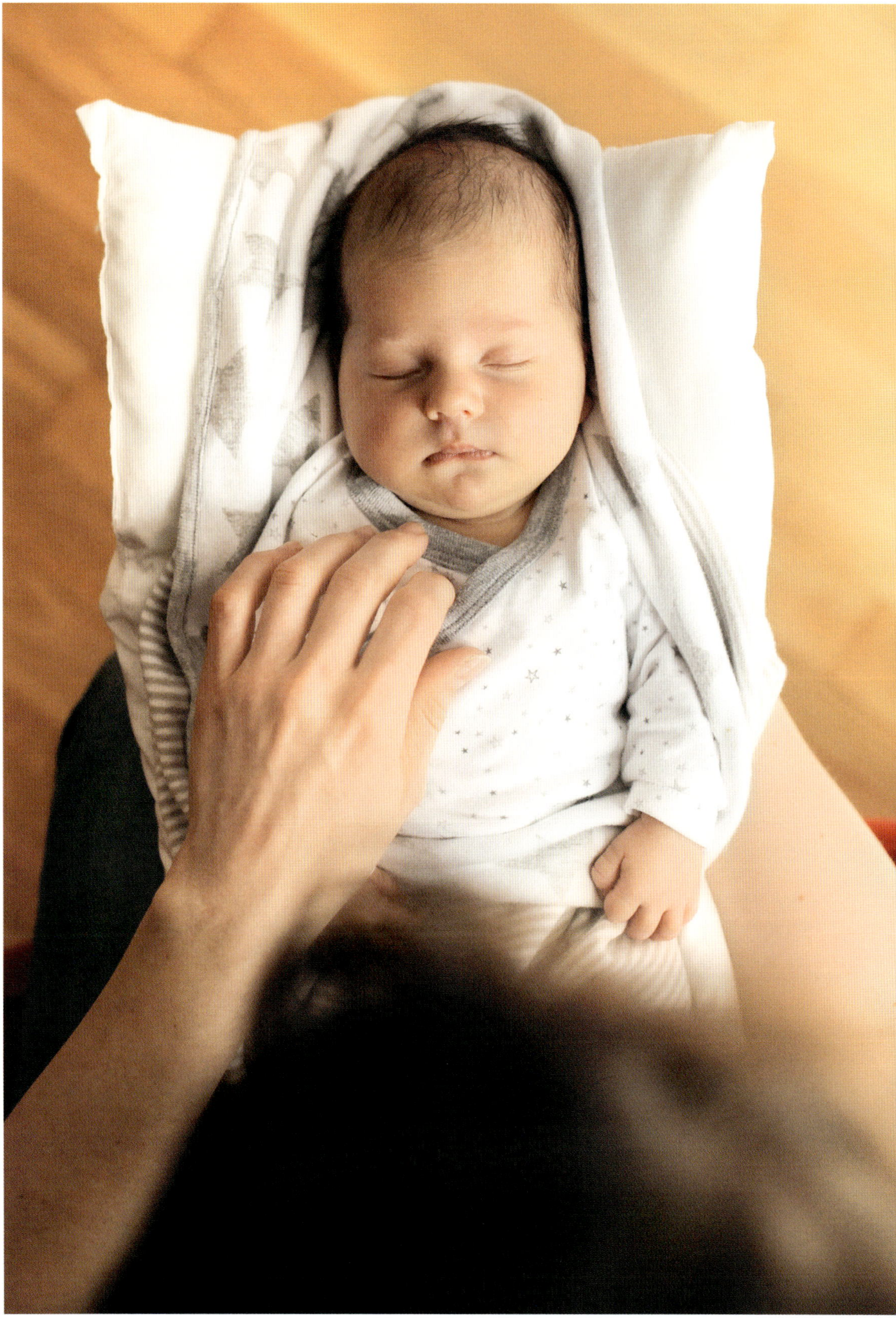

Das Hormon-system

Hunderte Botenstoffe steuern Wachstum, Energie, Lust oder Schlaf. Jede Körperfunktion ist auf die kleinsten Moleküle angewiesen. Gerade in der zweiten Lebenshälfte gilt es, dieses fein austarierte endokrine System in Balance zu halten: Davon profitieren Lebensqualität und Lebenserwartung.

DIE MACHT DER STILLEN BOTEN

Hormone lenken uns ein Leben lang. Leider macht die Produktion vieler Impulsgeber ab 40 schlapp. Und wir mit ihnen. Besserung bringen Hormon-Hacks, Gelassenheit – und manchmal hilft auch ein Rezept vom Arzt.

Sie denken, Sie sind der Bestimmer in Ihrem Leben? Falsch gedacht. Die Hormone *(griech.: antreiben, in Bewegung setzen)* haben das Sagen. Als heimliche Dirigenten steuern die Signalmoleküle zahlreiche Körperfunktionen, indem sie wichtige Informationen von einem Organ oder Gewebe zum nächsten übermitteln. Dabei ist ihr Aufgabenfeld breit aufgestellt.

DIRIGENTEN UNSERES DASEINS

Die Schilddrüsenhormone Trijodthyronin und Tetrajodthyronin etwa lassen das Herz kräftiger schlagen, kurbeln den Energieumsatz der Zellen an, aktivieren Schweißdrüsen, machen dem Darm Tempo, erhöhen den Blutdruck, unterstützen das Wachstum von Haut und Nägeln – und das ist nur ein kleiner Teil ihrer umfangreichen Jobbeschreibung. Auch Melatonin, das vor allem in der Zirbeldrüse gebildet wird, ist ein Allrounder: Es wirkt im Gehirn, Immunsystem, Verdauungstrakt, Herz-Kreislauf-System und in der Haut.

SINKENDE SPIEGEL

Doch der Quell des Lebens und Gefühls ist endlich. Mit den Jahren verringert sich die Produktion der meisten Hormone. Das betrifft nicht nur Testosteron und Östrogen. Der Spiegel des muskelaufbauenden Wachstumshormons Somatropin etwa sinkt alle zehn Jahre um etwa 15 Prozent. Das Steroidhormon DHEA, das den Körper vor Vitalitätsstörungen durch Stress und Altern schützt, halbiert sich bis zum 50. Lebensjahr. Die zentralen Fragen in der Hormonfor-

DOCTOR HORMONE

In den 1940er-Jahren erblickte in den USA eine Comicfigur namens *Doctor Hormone* das Licht der Welt. Der fiktive Wissenschaftler verwandelt sich mithilfe eines von ihm erfundenen Jugendhormons vom Greis zum Twen. Ausgestattet mit den Superkräften seiner chemischen Formeln kämpft er gemeinsam mit seiner Enkelin Jane für das Gute. Im Universum der Superhelden blieb Doctor Hormone (die Comicreihe wurde nach wenigen Ausgaben eingestellt) eine Randfigur. Doch die Storys um den Hormon-Arzt verweisen darauf, wie fasziniert die Welt Mitte des 20. Jahrhunderts von den gerade entdeckten Botenstoffen war.

schung lauten deshalb: Wann wird ein Mangel zum Leiden? Wie können Betroffene ihren Lebensstil ändern, um sich Vitalität, Gesundheit und Lebensfreude zu erhalten? Und wann sollten Ärzte den Rezeptblock zücken, um ein Defizit auszugleichen? Bevor es um diese Fragen geht, ein kurzer Blick zurück.

HORMONFORSCHUNG

Offiziell beginnt das Goldene Zeitalter der Hormonforschung 1901, als der japanische Chemiker Takamine Jokichi aus wässrigen Substanzen der Nebenniere eine Substanz extrahiert, die wenig später Adrenalin getauft wird *(lat. ad: zu; renes: Nieren)*. 1914 gelingt der Nachweis des Schilddrüsenhormons Thyroxin, 1921 die Isolierung von Insulin. In den darauffolgenden Jahren geht es Schlag auf Schlag: Es folgen Östrogene, Progesteron, Testosteron, das Stresshormon Cortisol und eine Fülle weiterer Botenstoffe. Bereits einige Jahrzehnte vor der Synthese von Testosteron hatte der französische Physiologe Charles-Édouard Brown Séquard (1817–1894) erkannt, dass in den Hoden ein Jugendelixier steckt. Im Alter von 72 Jahren spritzte er sich ein flüssiges Extrakt aus den Testikeln von Meerschweinchen und Hunden. Ohne übertriebene Scham verkündete er 1889 vor der ehrenwerten französischen Biologischen Gesellschaft, er fühle sich körperlich fitter, geistig frischer – und er könne wieder in hohem Bogen pinkeln.

DIE ENTDECKUNG DES INSULINS

Ein Meilenstein der Medizingeschichte ist die Entschlüsselung des Insulins und seiner Aufgabe bei der Umwandlung von Zucker in Energie. Bis zu dieser Entdeckung im Jahr 1921 durch den kanadischen Chirurgen Frederick Banting (1891–1941) forderte Typ-1-Diabetes, bei dem die Bauchspeicheldrüse der Betroffenen kein Insulin produziert, einen tödlichen Tribut.

ANDROSTERON UND TESTOSTERON

Im Wettlauf um Entdeckerruhm und Nobelpreise scheuen die Forscher im 20. Jahrhundert kaum einen Aufwand. Der Biochemiker Adolf Butenandt (1903–1995), der bereits weiß, dass das männliche Sexualhormon Androsteron mit dem Harn ausgeschieden wird, organisiert sich zu Beginn der 1930er-Jahre rund 15 000 Liter Urin aus Berliner Polizeikasernen, um daraus 15 Milligramm des Steroidhormons zu extrahieren. Ein paar Jahre später gelingt es, das vielfach potentere Testosteron aus Stierhoden zu isolieren.

DIE FORSCHUNG GEHT WEITER

Heute sind um die 150 verschiedene Hormone bekannt. (Mitunter werden auch die Neurotransmitter zum Hormonsystem gezählt, also Botenstoffe wie Dopamin und Serotonin, die Signale von einer Nervenzelle auf die nächste übertragen.) Darüber hinaus dürfte es mehr als 1000 weitere Substanzen geben, die noch ihrer Entdeckung harren. Regelmäßig entdecken Forscher neue Signalgeber. Zu den Neuzugängen aus jüngerer Zeit zählt das 2021 im Fachblatt »Nature« vorgestellte Fabkin, ein Botenstoff, der von den Fettzellen produziert wird und auf die Zellen der Bauchspeicheldrüse einwirkt.

JEDEM SCHLOSS SEINEN SCHLÜSSEL

Chemisch gesehen sind Hormone sehr kleine Moleküle, die oft bereits in niedriger Konzentration wirken und mitunter nur eine biologische Halbwertszeit von wenigen Minuten besitzen.

Die meisten Messenger werden von endokrinen Drüsen gebildet, diese heißen so, weil sie ihre Stoffe direkt ins Blut abgeben. Dazu zählen beispielsweise die erbsengroße Hirnanhangdrüse (Hypophyse), die Schilddrüse, die Nebennieren, die Bauchspeicheldrüse und die Keimdrüsen, also Eierstöcke und Hoden.

HORMONE SIND ALLGEGENWÄRTIG

Ausgeschüttet ins Blut, treiben die Hormone durch die Gefäße, sickern ins Gewebe und durch Zellmembranen. So erreichen sie jede einzelne Zelle des Körpers und können an unterschiedlichen Regionen zur selben Zeit wirken. Voraussetzung ist jeweils, dass sie dort mit spezialisierten Empfängermolekülen in Verbindung treten – den Rezeptoren. Dieses von der Evolution ausgetüftelte System beruht auf dem Schlüssel-Schloss-Prinzip. Nach der Bindung des Hormons an den Rezeptor wird in der Zelle eine Signalkaskade ausgelöst, die in die typische Antwort der Zielzelle mündet.

STEUERUNG ÜBER REGELKREISE

Angesichts von Hunderten von Botenstoffen, die durchs Blut kreisen, könnte dieses System leicht aus dem Gleichgewicht geraten. Doch das verhindern sogenannte Regelkreise, mit denen sich die Hormondrüsen gegenseitig bremsen oder stimulieren. Schwimmen beispielsweise ausreichend Schilddrüsenhormone im Blut, wird unter anderem die Bildung von TSH (Thyreoidea-stimulierendes Hormon) in der Hirnanhangsdrüse gebremst und die Aktivität des Systems reduziert – wie bei einem Thermostat, der für eine gleichbleibende Temperatur sorgt.

EINFLUSS AUF DAS ALTERN

Logisch, dass diese genialen Strippenzieher auch den Alterungsprozess mitbestimmen.

DER MANN AB 40

Die Produktion von Testosteron sinkt ab dem 40. Lebensjahr um ein bis zwei Prozent jährlich. Der Rückgang ist schleichend – verglichen mit der hormonellen Vollbremsung, die Frauen in den Wechseljahren hinlegen. Den meisten Männern bereitet der Niedergang kaum Probleme. Doch manche kämpfen mit fehlender Energie oder Potenz, verringerter Lust auf Sex oder Reizbarkeit. Weitere mögliche Anzeichen sind vermehrtes Bauchfett, Rückbildung der Muskulatur, verringerte Körperbehaarung und Verlust der Knochendichte.

STRESS FÜR DEN STOFFWECHSEL – HILFE BEI DIABETES

Testosteron ist ein Hormon, das eben nicht nur für den Sex wichtig ist, sondern den Stoffwechsel breit beeinflusst. Zu niedrige Testosteronspiegel im Blut können Übergewicht und Fettsucht begünstigen. Umgekehrt bietet das Molekül einen gewissen Schutz vor Diabetes. Wie die 2021 publizierte, groß angelegte »T4DM«-Studie (Testosterone for Diabetes Mellitus) demonstrierte, kann eine Testosterontherapie übergewichtige Männer mit neu diagnostiziertem Typ-2-Diabetes von der Stoffwechselstörung befreien.

DAS KERLE-HORMON

Was macht das Testosteron beim Mann? Ein Überblick:

Beeinflusst Leistungsfähigkeit, Stimmung und Libido positiv.

Wirkt positiv auf Gedächtnis und räumliches Vorstellungsvermögen.

Wirkt auf die Talgproduktion, was zu Akne führen kann.

Kurbelt Körper- und Gesichtsbehaarung an.

Kann bei genetischer Veranlagung Haarausfall am Kopf verursachen.

Fördert Muskelwachstum.

Stärkt die Knochenmineraldichte.

Steuert die Ausbildung der primären und sekundären Geschlechtsmerkmale.

Stimuliert die Spermatogenese in den Hoden.

Kann die Produktion von roten Blutkörperchen anregen und damit die Sauerstofftransportkapazität des Blutes erhöhen.

DAS EVA-HORMON

Was machen die Östrogene bei der Frau? Ein Überblick:

Wirken stimmungsaufhellend und können Symptome von Depressionen und Angst lindern.

Haben eventuell eine schützende Rolle auf kognitive Funktionen wie Gedächtnis und Lernen.

Fördern die Kollagenproduktion und unterstützen Hautelastizität und Hautfeuchte.

Kurbeln das Haarwachstum an.

Fördern das Wachstum der Gebärmutterschleimhaut und unterstützen die Sekretion in der Vagina.

Verbessern das Lipidprofil, indem sie das HDL-Cholesterin erhöhen und das LDL-Cholesterin senken.

Erweitern die Blutgefäße und senken damit den Blutdruck.

Steuern die Entwicklung der primären und sekundären Geschlechtsmerkmale, einschließlich der Körperfettverteilung.

Regulieren den Menstruationszyklus.

Hemmen die Aktivität der Osteoklasten, die hinter dem Knochenabbau stecken, und stimulieren gleichzeitig die für den Knochenaufbau zuständigen Osteoblasten.

DER ALTERSBEDINGTE MANGEL

Reißt Testosteron den unteren Normwert, also die 12-Nanomol-pro-Liter-Grenze, kann ein altersbedingter Mangel entstehen. Gerade bei Männern, die in jungen Jahren über große Mengen an Brunftbenzin verfügten, führt ein starker Rückgang häufig zu Problemen, selbst wenn ihr Hormonspiegel auf dem Papier noch im Normbereich liegt.

DIE FRAU IN DEN WECHSELJAHREN

Die weiblichen Sexualhormone legen mit Beginn der Wechseljahre eine Vollbremsung hin. Von 30 bis 400 Nanogramm pro Liter – je nach Zeitpunkt im Menstruationszyklus – bricht das Östradiol nach der Menopause auf weniger als 20 Nanogramm ein. Östradiol, oder ganz genau: 17-Beta-Östradiol, ist das wichtigste und stärkste weibliche Geschlechtshormon. Wer generell von Östrogenen spricht, meint fast immer Östradiol. Noch bevor die Östrogene ihre Talfahrt absolvieren, sinkt der Spiegel des Sexualhormons Progesteron, das ebenfalls in den Eierstöcken hergestellt wird. Die Normwerte für das Gelbkörperhormon im Blutserum liegen bei Frauen je nach Zyklusphase zwischen unter 1 und mehr als 10 Nanogramm pro Milliliter. Nach der Menopause fällt der Wert auf weniger als 0,3 Nanogramm pro Milliliter ab.

Zwei Drittel der Frauen haben Beschwerden

Der Abfall der Geschlechtshormone bleibt nicht ohne Folgen für den weiblichen Organismus. Die hormonelle Umstellung beschert zwei von drei Frauen leichte bis schwere Beschwerden in Form von Hitzewallungen, Schlafstörungen, Depressionen oder Gewichtszunahme.

ER UND SIE: GEMEINSAMKEITEN

Bei beiden Geschlechtern lässt im Laufe der Jahre die Produktion der Anti-Aging-Substanzen Melatonin, Dehydroepiandrosteron (DHEA) und Wachstumshormon nach. Sinkende Spiegel werden auch beim Insulin gemessen: Um rund 0,5 Prozent geht die Herstellung in den Betazellen der Bauchspeicheldrüse zurück. Gleichzeitig lässt die Wirkung von Insulin auf die Körperzellen nach – der Blutzuckerspiegel steigt. Parallel mit dem Rückgang des Wachstumshormons und dem von ihm gesteuerten Folgehormon Insulin-like-Growth factor 1 (IGF1) nehmen in höherem Alter Kraft und Knochenmasse ab.

ANSTIEG DER STRESSHORMONE

Umgekehrt gibt es auch Hormone, die der Körper in der zweiten Lebenshälfte großzügiger verteilt – was aber nicht heißt, dass dies die Gesundheit fördert. In Stresssituationen etwa wird weit mehr Adrenalin und Cortisol ins Blut ausgeschüttet als in jüngeren Jahren. »Gleichzeitig kann die Wirkung von Cortisol in verschiedenen Geweben (…) zunehmen, ohne dass die Cortisolspiegel im Blut ansteigen«, schreibt der Endokrinologe Harald Schneider in seinem lesenswerten Sachbuch »Hormone – Ihr Einfluss auf mein Leben«. Schuld ist der Umstand, dass die Aktivität eines Enzyms erlahmt, das im Gewebe Cortisol abbaut. Die Empfindsamkeit gegenüber andauernden psychischen Belastungen steigt also mit den Jahren.

WECHSELJAHRE: DIE ZWEITE PUBERTÄT

Aufsteigende Hitze, Nebel im Kopf, unerklärliche Pfunde und die Stimmung so schwankend wie zuletzt als Teenagerin? In den Wechseljahren fahren Körper und Gefühle häufig Achterbahn.

Frauen haben ihr ganzes Leben mit dem Auf und Ab der Hormone zu tun: Pubertät, Menstruationszyklus, Schwangerschaft. Auch im Wechsel geht es noch einmal rund mit Östrogenen, Progesteron & Co. Erst in der letzten Phase des Klimakteriums kommt der Hormonspiegel zur Ruhe und viele der damit verbundenen Beschwerden flauen ab.

VON DER PRÄMENOPAUSE ...

Während der fruchtbaren Jahre einer Frau reifen in den Follikeln der Eierstöcke (das sind bläschenartige Gebilde) jeden Monat eine oder mehrere Eizellen heran. Ab einem Alter von 40 Jahren etwa neigt sich der Vorrat an Eibläschen schleichend dem Ende zu. Gynäkologen sprechen von der Prämenopause, die im Schnitt ab Mitte 40 beginnt und ungefähr vier bis fünf Jahre dauert.

... ÜBER DIE MENOPAUSE ...

Weil die heranreifenden Follikel auch das weibliche Geschlechtshormon Östrogen produzieren, verändern sich ab nun die hormonellen Regelkreise. Der Eisprung bleibt zunehmend aus; damit ebbt auch die Produktion des Gelbkörperhormons ab, das in der zweiten Zyklushälfte gebildet wird. Mit durchschnittlich 51 Jahren kommt es schließlich zur Menopause, dem Ausbleiben der letzten Regelblutung. Der genaue Zeitpunkt kann jedoch stark variieren.

WILDER TANZ DER HORMONE

Bis es so weit ist, fahren die Hormone aber noch mal Achterbahn. Um in den Jahren vor der Menopause das Letzte aus den verbleibenden Follikeln herauszuquetschen, steigert der Organismus die Produktion des follikelstimulierenden Hormons FSH bis zum 15-Fachen. Auch die Spiegel von Östrogen und Progesteron schwanken – mal ist zu viel da, mal zu wenig. Diese Turbulenzen begünstigen Hitzewellungen und Schlafstörungen, Gelenkschmerzen und andere lästige Begleiterscheinungen der Wechseljahre. In der Regel machen sich diese Beschwerden in den Jahren unmittelbar vor der Menopause am heftigsten bemerkbar. Es gibt aber auch Frauen, die davon verschont bleiben und von dieser hormonellen Achterbahnfahrt fast nichts spüren.

... IN DIE POSTMENOPAUSE

Ein Jahr nach der Menopause beginnt dann die Postmenopause. Der Östrogenspiegel sinkt auf null und der Körper gewöhnt sich an das Hormontief – bei manchen Frauen geht das schneller, bei anderen langsamer.

HORMONSTATUS UND LEBENSDAUER

Ersetzt man Botenstoffe, die sich im Alter rar machen, tickt die biologische Uhr langsamer. Diese Vorstellung fasziniert die Medizin seit Jahrzehnten.

Weniger Hormone im Alter, mehr leidige Beschwerden? Da liegt der Gedanke nahe, die fehlenden Substanzen auszugleichen, um das Wohlbefinden zu erhöhen. Das gilt umso mehr, wenn der Rückgang der Botenstoffe das Risiko für Krankheit oder gar das Ableben erhöht.

EINFLUSS DES TESTOSTERON-SPIEGELS AUF DIE GESUNDHEIT

Während hodenlose Männer oder kastrierte Kater Studien zufolge länger leben, scheint ein altersbedingt zu niedriger Testosteronspiegel das Dasein zu verkürzen. Das zeigte eine im Frühjahr 2024 im Fachblatt »Annals of Internal Medicine« veröffentlichte Metaanalyse aus Australien, für die unterschiedliche hochwertige Studien mit insgesamt 27 000 Probanden zusammengefasst wurden. Die Kernaussage der Veröffentlichung: Männer über 70, deren Testosteronwerte unter 7,4 Nanomol pro Liter Blut sinken, weisen ein erhöhtes Risiko auf, früher zu sterben. (Die Normalwerte liegen zwischen 12 und 35 Nanomol.) Rutschen die Werte unter 5,3 Nanomol pro Liter, sind also sehr niedrig, steigt das Risiko, einen Herz-Kreislauf-Tod zu erleiden. Ob hier eine Ursache-Wirkungs-Beziehung besteht oder ob der Zusammenhang Zufall ist, hat die Metastudie zwar nicht untersucht. Bekannt ist aber, dass Patienten mit Prostatakrebs, deren Testosteronspiegel stark gesenkt wird, eher einen Herzinfarkt oder Schlaganfall erleiden – die beiden Erkrankungen stellen zusammen mit Krebs die häufigsten Todesursachen.

EINFLUSS DES ÖSTROGEN-SPIEGELS AUF DIE GESUNDHEIT

Auch bei Frauen tragen die Sexualhormone dazu bei, das Leben zu verlängern. Das liegt unter anderem an der Eigenschaft der Östrogene, die Blutgefäße zu erweitern. Das verbessert den Blutfluss, hält den Blutdruck in Schach und die Arterien fit. Je länger die Eierstöcke Östrogen bilden, also je später die letzte Menstruation, desto geringer ist das Risiko von Frauen, einen Herzinfarkt zu bekommen. Beginnt ihre Menopause hingegen früh, also vor dem 45. Geburtstag, steigt die Wahrscheinlichkeit, dass sich ein Herzkranzgefäß verengt oder gar verschließt, um bedenkliche 50 Prozent. Östrogene lösen noch eine Reihe weiterer biochemischer Veränderungen in den Gefäßen aus, die Arteriosklerose bremsen können.

ÖSTROGENTHERAPIE – JA ODER NEIN?

Bis vor einigen Jahren empfahlen Kardiologen Frauen nach den Wechseljahren deshalb, zur Vorbeugung von Herzkrankheiten auch auf diese Eva-Hormone zu setzen. Dieser Rat gilt heute nicht mehr: Es hat sich nämlich gezeigt, dass eine Hormonersatztherapie bei Frauen über 60 Jahren, deren Gefäße sich bereits merklich durch arteriosklerotische Plaque verengt haben, die Entstehung von Thrombosen eher fördern kann. Verantwortlich dafür scheint der Umstand, dass das Östrogen, wenn es geschluckt wird, in hoher Konzentration in die Leber gelangt, wo es die Synthese von Gerinnungsfaktoren stimuliert. Laut der sogenannten Timing-Hypothese funktioniert der Herzschutz am besten, wenn die fehlenden Botenstoffe Östrogen und Gestagen gleich um die letzte Monatsblutung herum ausgeglichen werden.

VERLANGSAMTE ZELLALTERUNG

Neu ist die Erkenntnis, dass der Hormonersatz als erfreuliche Nebenwirkung den allgemeinen Alterungsprozess in den Zellen bremst. Die Östrogene lassen die biologische Uhr des Körpers buchstäblich langsamer ticken. Das entdeckten Wissenschaftler der Uni Innsbruck um den Gynäkologen Martin Widschwendter 2022, als sie bei Frauen nach der Menopause das Epithel des Gebärmutterhalses untersuchten. Diese Art von Zellen kleiden innere und äußere Körperoberflächen sowie Drüsen aus. Sie sind für die Funktion der meisten Organe essenziell. Wie bei anderen Körperzellen auch lässt sich das biologische Alter dieses Gewebes mithilfe der epigenetischen Uhr (siehe Seite 9) bestimmen: Dieser Marker beruht auf der Auswertung von molekularbiologischen Mustern an den Genen, die sich mit den Jahren, aber auch mit dem Lebensstil auf charakteristische Weise verändern. Weltweit nutzen Forscher dieses Instrument, um herauszufinden, ob Fasten, Sport oder andere Gesundheitsstrategien verjüngende Effekte auf den Organismus haben. Bei den Probandinnen, die aufgrund ihrer Wechseljahresbeschwerden eine kombinierte Substitutionstherapie mit Progesteron und Östrogen erhielten, war das der Fall: Die Alterung der Epithelzellen – und damit auch des restlichen Körpers – schritt merklich langsamer voran.

INDIVIDUELLE UNTERSCHIEDE

Wie stark und schnell der Rückgang der Hormone im Alter ist, schwankt von Mensch zu Mensch, so wie auch bei jungen Leuten die Konzentration von Hormonen im Körper unterschiedlich ist. Es kommt vor, dass ein gesunder 30-jähriger Mann einen niedrigeren Testosteronwert besitzt als ein gleichfalls gesunder 80-Jähriger.

ANTI-AGING-EFFEKT? …

Ersetzt man bestimmte Signalstoffe, die sich im Lauf der Zeit rar machen, kann das körperliche Einbußen bremsen oder sogar rückgängig machen. Hormone sind allerdings kein Jungbrunnen, den man nur aus dem Blister zu drücken braucht. Das lässt sich am Beispiel von DHEA, dem Anti-Aging-Mittel schlechthin, sehr gut darstellen. Dehydroepiandrosteron, wie dieser Stoff mit Familiennamen heißt, ist ein Hormon der Nebennierenrinde, aus dem der Körper sowohl Testosteron als auch Östrogen bildet. Es sorgt für Energie, lässt einen mühelos Treppen erklimmen, baut Muskeln auf, stärkt das Gedächtnis und lockt die Libido. Von allen Steroidhormonen des Menschen zeigt DHEA die höchste Konzentration, aber leider auch den stärksten Rückgang im Laufe des Lebens. Mit 65 Jahren stellt der Organismus nur mehr 10 bis 20 Prozent der einstigen Mengen her. Bringt man die Laborwerte dieser Schlüsselsubstanz durch Supplementierung wieder auf ein jugendliches Level, müsste die Fitness bei älteren Männern und Frauen deutlich zunehmen, so zumindest die Hoffnung der Anti-Aging-Medizin.

… LEIDER NUR BEDINGT

Tatsächlich aber hat sich diese Annahme nur zu einem kleinen Teil erfüllt. Manche DHEA-Studien zeigten zwar bei weiblichen Probanden Verbesserungen bei Libido, Haut und Knochendichte. Die Untersuchungen waren allerdings klein und die Ergebnisse uneinheitlich. Bei Männern offenbarte sich keine Wirkung. Die Deutsche Gesellschaft für Endokrinologie kommt jedenfalls zu dem Fazit, dass »hochwertige Studien (…) keine signifikanten Effekte auf wichtige metabolische Parameter oder das Wohlbefinden ergeben« haben. Was die Risiken und Nebenwirkungen betrifft, so fielen im Beobachtungszeitraum von maximal zwei Jahren keine besorgniserregenden Ergebnisse auf. Das schließt aber nicht aus, dass eine längere Gabe möglicherweise auch negative Seiten hat. Theoretisch könnte DHEA das Wachstum hormonabhängiger Tumoren von Brust oder Prostata beeinflussen.

UNKLARE STUDIENLAGE

Ähnlich zwiespältig fallen Studien zu den verjüngenden Effekten des Zirbeldrüsenhormons Melatonin oder des Wachstumshormons aus. Bei Letzterem führte die künstliche Steigerung nicht zu besseren Knochen und stärkeren Muskeln. Es gibt unterschiedliche Erklärungen für diese enttäuschenden Ergebnisse. Zum einen sind nicht alle Probleme, die nach der Lebensmitte auftreten, hormonell bedingt. Das Schlappheits-Syndrom beispielsweise muss nichts mit dem Rückgang bestimmter Hormonspiegel zu tun haben, es gibt viele mögliche Ursachen: Medikamente, Krankheiten, Übergewicht, Burnout, fehlende Bewegung …

WELCHE SUPPLEMENTE SIND SINNVOLL?

Damit beispielsweise das in der Studie verabreichte DHEA die Vitalität boostern kann, muss es in der Leber zu Testosteron umgebaut werden. Das setzt voraus, dass die Stoffwechselzentrale im Oberbauch ausreichend fit ist. Bei übergewichtigen Männern, die sich wenig bewegen und oft zu viel Alkohol trinken, ist dieses Organ dazu kaum mehr in der Lage. Das mag den Ausschlag gegeben haben, dass dieses Jugendhormon in den Studien bei männlichen Probanden kaum positive Effekte zeigte.

VERJÜNGUNGSEFFEKTE

Zur Gesundheitsprävention in der Lebensmitte sind Extragaben von Anti-Aging-Botenstoffen nach derzeitigem Wissensstand deshalb wenig geeignet. Aus diesem Grund gehen wir in diesem Kapitel nicht näher auf die Substitution von DHAE, Melatonin und Wachstumshormon ein. Anders verhält es sich, wenn es um das Ausgleichen der abnehmenden Spiegel von Testosteron sowie Östrogen und Progesteron geht. Im Gegensatz zu DHEA & Co. haben das Kerle-Hormon und die Eva-Botenstoffe, wenn sie nach modernen Therapieprinzipien verabreicht werden, nachgewiesene Verjüngungseffekte auf den Organismus. Wer für die pharmakologische Ersatztherapie infrage kommt, kann den Zeiger der Altersuhr deshalb ein Stück zurückdrehen – hin zu einem vitalen Körpergefühl, frischem Aussehen und seelischem Wohlbefinden.

VERSTECKTE STÖRENFRIEDE

In Alltagsprodukten stecken zahlreiche Substanzen, die den Hormonhaushalt stören können. So können Sie sich als Verbraucher schützen.

Plastikflaschen, Tapeten, Lebensmittelverpackungen – in Produkten des Alltags verbergen sich eine Reihe von chemischen Substanzen, die im Verdacht stehen, den Hormonhaushalt durcheinanderzubringen. Auf schlau werden diese Stoffe als »endokrine Disruptoren« (ED) bezeichnet. Manche blockieren Rezeptoren im Körper und verhindern so, dass die natürlichen Hormone richtig arbeiten. Andere Umwelthormone ähneln den körpereigenen Botenstoffen so sehr, dass sie genau wie diese wirken.

UMSTRITTEN: BPA

Der bekannteste Disruptor ist Bisphenol A (BPA). Die Substanz ist die Basis für den Kunststoff Polycarbonat, der beispielsweise zur Herstellung von Vorratsbehältern und Mehrweg-Getränkeflaschen verwendet wird. BPA wirkt ähnlich wie Östrogen. Untersuchungen zeigen, dass es die Wirkung weiblicher Sexualhormone verstärkt und die männlicher Sexualhormone sowie der Schilddrüsenhormone hemmt. Die Europäische Lebensmittelbehörde EFSA geht davon aus, dass Bisphenol A keine gesundheitlichen Risiken in sich birgt, weil die tägliche Aufnahme weit unter der tolerierbaren Dosis von 50 Mikrogramm pro Tag und Kilogramm Körpergewicht bleibt. Kritiker halten dagegen, dass bereits weit geringere Mengen der Reproduktionsgesundheit schaden. In ähnlicher Weise verläuft die Diskussion bei Weichmachern, Pestiziden und weiteren endokrinen Disruptoren. Einerseits ist das Quantum, mit dem der Mensch normalerweise in Kontakt kommt, wohl zu gering, um die Gesundheit zu beeinträchtigen. Andererseits nimmt man täglich oft eine Mischung dieser Substanzen auf.

MÖGLICHE RISIKEN

Derzeit stehen eine Reihe endokriner Disruptoren im Verdacht, Fettleibigkeit zu fördern, die Samenqualität zu beeinträchtigen und das Risiko für Brustkrebs und Prostatakrebs zu erhöhen. Zwar sind diese Zusammenhänge längst nicht bewiesen, doch mit den im Folgenden genannten Vorsichtsmaßnahmen reduzieren Sie Ihr Risiko, eine möglicherweise schädliche Dosis dieser Substanzen abzukriegen:

- In der Wohnung lieber einen Holzboden oder Naturfaserteppich verlegen als einen Vinylboden.
- Saure und ölige Lebensmittel wie Essig, Öl, Pesto und Fruchtsäfte in Glasbehältnissen kaufen und aufbewahren.
- Auf Take-away-Essen in Kunststoffverpackungen möglichst verzichten.
- Wasserkocher aus Edelstahl statt aus Kunststoff nutzen. Hitze führt bei Plastik dazu, dass mehr Inhaltsstoffe austreten können.

WO HORMONE ENTSTEHEN

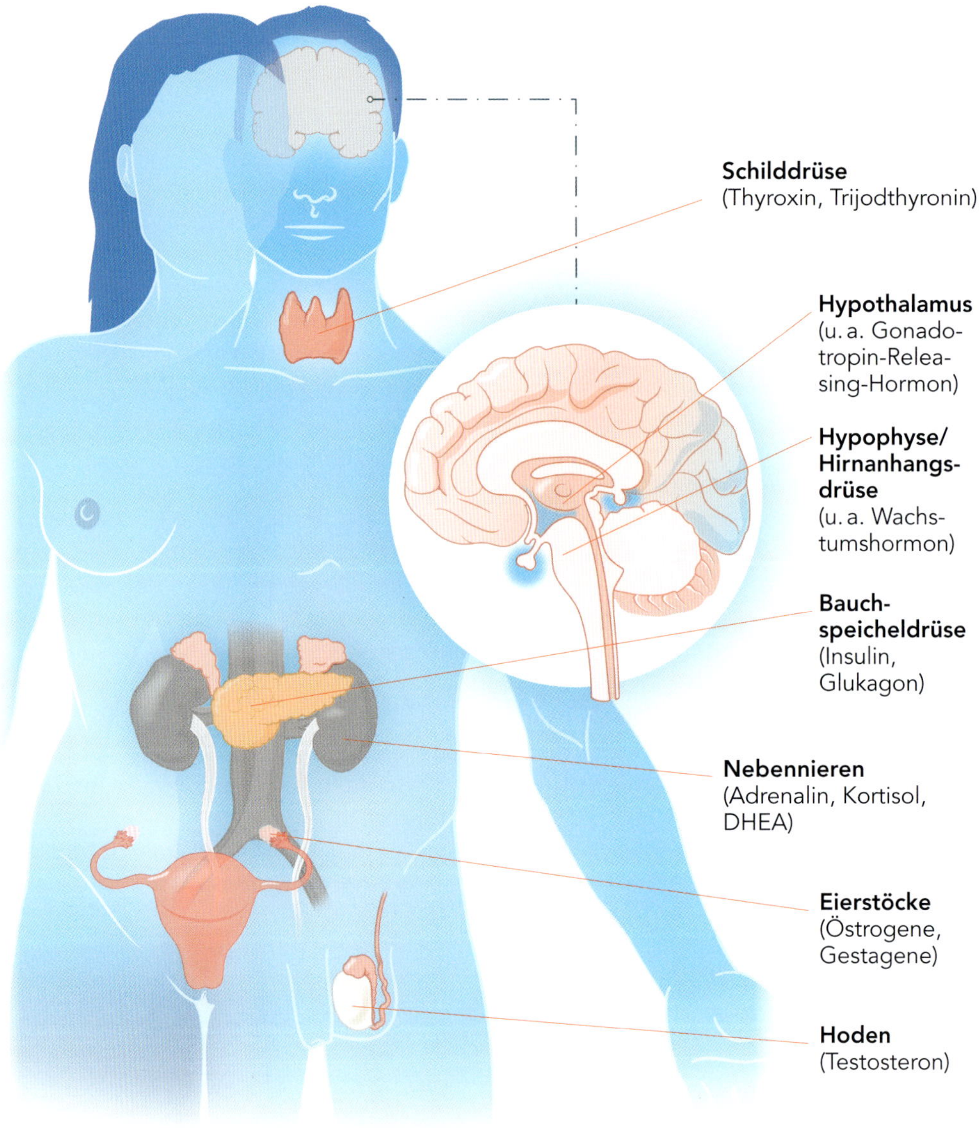

SELBSTTEST FÜR MÄNNER: SO STEHT ES UM DEN TESTOSTERONSPIEGEL

Die Kraft schwindet, der Bartwuchs lässt nach und die Libido ist im Keller? Gut möglich, dass Testosteron fehlt. Der wissenschaftlich fundierte AMS-Fragebogen erlaubt eine gute Einschätzung, wie es um das männliche Brunfthormon steht.

Dieser Test nutzt einen standardisierten Fragebogen, der auch von Ärzten verwendet wird, wenn sie Symptome im Zusammenhang mit altersbedingtem Testosteronmangel erfassen und bewerten wollen.

AMS-SCORE

Der sogenannte Aging Males' Symptoms Score, kurz AMS-Score, wurde Ende der 1990er-Jahre von dem deutschen Arzt Lothar A. J. Heinemann eingeführt. Er hat sich weltweit als nützliches Werkzeug in der klinischen Praxis bewährt. Für eine definitive Diagnose sind jedoch weitere Untersuchungen beim Arzt wie etwa ein Bluttest nötig.

SO GEHT'S

Der AMS-Selbsttest (Quelle siehe Seite 237) umfasst 17 Fragen (siehe Seite 182), die unterschiedliche Symptome abdecken, die mit einem niedrigen Testosteronspiegel verbunden sind. Jede Antwort wird auf einer Skala von 1 (»keine Beschwerden«) bis 5 (»sehr starke Beschwerden«) bewertet. Die Bewertungen der einzelnen Fragen werden addiert und bilden eine Gesamtsumme.

AUSWERTUNG

Je höher die Gesamtpunktzahl ist, desto ausgeprägter sind die Symptome. Bei einem Ergebnis von mehr als 37 Punkten ist ein Testosteron-Check beim Arzt angeraten. Gesamtpunktzahl und Stärke der Beschwerden:

- 17 bis 26 Punkte – keine Beschwerden
- 27 bis 36 Punkte – wenig Beschwerden
- 37 bis 49 Punkte – mittel starke Beschwerden
- 50 – starke Beschwerden

TESTOSTERON-FRAGEBOGEN

Dieser Selbsttest verrät, wie es um den eigenen Testosteronspiegel steht. Er hat sich weltweit in der klinischen Praxis bewährt.

Beschwerden	keine	leichte	mittlere	starke	sehr starke	
	1	2	3	4	5	Punkte
Körperliches Wohlbefinden						
1. Verschlechterung des allgemeinen Wohlbefindens (Gesundheitszustand, subjektives Gesundheitsempfinden)	○	○	○	○	○	○
2. Gelenk- und Muskelbeschwerden (Kreuz-, Gelenk-, Glieder- und/oder Rückenschmerzen)	○	○	○	○	○	○
3. Starkes Schwitzen (plötzliche Schweißausbrüche, Hitzewallungen unabhängig von Belastungen)	○	○	○	○	○	○
4. Schlafstörungen (Einschlaf- oder Durchschlafstörungen, zu frühes und müdes Aufwachen, schlecht schlafen, Schlaflosigkeit)	○	○	○	○	○	○
5. Erhöhtes Schlafbedürfnis, häufig müde	○	○	○	○	○	○
6. Körperliche Erschöpfung, Nachlassen der Tatkraft (allgemeine Leistungsminderung, fehlende Unternehmungslust, Abnahme der Aktivität, Gefühl, weniger zu schaffen und zu erreichen)	○	○	○	○	○	○
7. Abnahme der Muskelkraft, Schwächegefühl	○	○	○	○	○	○
Ich kenne mindestens eine Methode für Tiefenentspannung (Meditation, PMR, Atemübungen).	○	○	○	○	○	○
Ergebnis						

Beschwerden	keine	leichte	mittlere	starke	sehr starke	
	1	2	3	4	5	Punkte
Psychisches Wohlbefinden						
8. Reizbarkeit (Aggressivität, durch Kleinigkeiten schnell aufgebracht, missgestimmt)	◯	◯	◯	◯	◯	◯
9. Nervosität (Innere Anspannung, innere Unruhe, nicht still sitzen können)	◯	◯	◯	◯	◯	◯
10. Ängstlichkeit, Panikgefühle	◯	◯	◯	◯	◯	◯
11. Depressive Verstimmung (Mutlosigkeit, Traurigkeit, Weinerlichkeit, Antriebslosigkeit, Stimmungsschwankungen, Gefühl der Sinnlosigkeit)	◯	◯	◯	◯	◯	◯
12. Entmutigt fühlen, Totpunkt erreicht	◯	◯	◯	◯	◯	◯
Ergebnis						
Sexuelles Wohlbefinden						
13. Gefühl, Höhepunkt des Lebens ist überschritten	◯	◯	◯	◯	◯	◯
14. Verminderter Bartwuchs	◯	◯	◯	◯	◯	◯
15. Nachlassen der Potenz	◯	◯	◯	◯	◯	◯
16. Abnahme der Anzahl morgendlicher Erektionen	◯	◯	◯	◯	◯	◯
17. Abnahme der Libido (weniger Spaß am Sex, kaum Lust auf Sexualverkehr)	◯	◯	◯	◯	◯	◯
Gesamtergebnis						

MENO-CHECK FÜR FRAUEN: WIE HEFTIG SIND MEINE WECHSELJAHRE?

Hitzewallungen im Büro, durchgeschwitzte Laken, Stimmungsschwankungen, trockene Schleimhäute und keine Regelblutung mehr? Meist sind dies eindeutige Zeichen für einen neuen Lebensabschnitt …

Wenn eine Frau um die 50 Jahre typische Beschwerden der Menopause an sich beobachtet und die letzte Menstruation ein Jahr her ist, braucht es keinen ausgeklügelten Selbsttest mehr. Die Wechseljahre sind da. In bestimmten Fällen ist es aber sinnvoll, die Stärke der Beschwerden zu dokumentieren – etwa um zusammen mit dem Arzt die nötige Behandlung zu besprechen oder den Erfolg der Therapie zu dokumentieren.

SELBSTTEST PER FRAGEBOGEN

Das geeignete Werkzeug liefert die Menopause-Rating-Scale II (MRS II), ein Diagnosetool, das auch von Frauenärzten verwendet wird (Quelle siehe Seite 237). Die Selbstbeurteilungsskala fragt elf unterschiedliche Beschwerden ab, die häufig in den Wechseljahren auftreten, und bewertet die Symptome nach der erlebten Intensität: von »keine Beschwerden« (0 Punkte) bis hin zu »sehr starke Beschwerden« (4 Punkte).

GESAMTPUNKTZAHL UND STÄRKE DER BESCHWERDEN

Je höher der Gesamtwert, desto stärker ist die Lebensqualität eingeschränkt. Die MRS wird auch in wissenschaftlichen Studien herangezogen, etwa um die Wirksamkeit von pflanzlichen Arzneimitteln gegen Wechseljahresbeschwerden zu testen.

Beschwerden	**keine**	**leichte**	**mittlere**	**starke**	**sehr starke**	
	1	**2**	**3**	**4**	**5**	**Punkte**
Wallungen, Schwitzen (Aufsteigende Hitze, Schweißausbrüche)	○	○	○	○	○	○
Herzbeschwerden (Herzklopfen, Herzrasen, Herzstolpern, Herzbeklemmungen)	○	○	○	○	○	○

Beschwerden	keine	leichte	mittlere	starke	sehr starke	
	1	2	3	4	5	Punkte
Schlafstörungen (Einschlafstörungen, Durchschlafstörungen, zu frühes Aufwachen)	○	○	○	○	○	○
Depressive Verstimmung (Mutlosigkeit, Traurigkeit, Weinerlichkeit, Antriebslosigkeit, Stimmungsschwankungen)	○	○	○	○	○	○
Reizbarkeit. (Nervosität, innere Anspannung, Aggressivität) Ängstlichkeit. (innere Unruhe, Panik)	○	○	○	○	○	○
Körperliche und geistige Erschöpfung (allgemeine Leistungsminderung, Gedächtnisminderung, Konzentrationsschwäche, Vergesslichkeit)	○	○	○	○	○	○
Sexualprobleme (Veränderung des sexuellen Verlangens, der sexuellen Betätigung und Befriedigung)	○	○	○	○	○	○
Harnwegsbeschwerden (Beschwerden beim Wasserlassen, häufiger Harndrang, unwillkürlicher Harnabgang)	○	○	○	○	○	○
Trockenheit der Scheide (Trockenheitsgefühl oder Brennen der Scheide, Beschwerden beim Geschlechtsverkehr)	○	○	○	○	○	○
Gelenk- und Muskelbeschwerden (Schmerzen im Bereich der Gelenke, rheuma-ähnliche Beschwerden	○	○	○	○	○	○
Ergebnis						

TESTOSTERON-CHECK BEIM ARZT

Für eine sichere Testosteronmangel-Diagnose müssen zwei Voraussetzungen erfüllt sein: anhaltende Symptome plus entsprechende Blutwerte.

WIE HOCH IST MEIN TESTOSTERONWERT?

Um die Blutwerte zu ermitteln, nimmt der Hausarzt oder Urologe bei zwei Terminen, jeweils vormittags zwischen 7 und 11 Uhr, Blut ab. Morgens ist das Testosteronlevel am höchsten.

GESAMTTESTOSTERON ...

Liegt das Gesamttestosteron zweimal unter 8 Nanomol pro Liter (nmol/l), gilt die Diagnose Hypogonadismus (Testosteronmangel) als belegt. Der Gesamttestosteronwert verrät, wie viele Testosteronmoleküle im Blut kreisen.

... UND FREIES TESTOSTERON

Entscheidend für Antrieb oder Libido ist allerdings eine andere Frage: Wie viele dieser Moleküle docken tatsächlich an die passenden Rezeptoren an, die sich etwa in Penis, Muskulatur oder Gehirn befinden?
Die Antwort gibt das sogenannte freie Testosteron. Es wird vom Arzt bestimmt, wenn der Gesamttestosteronwert im Graubereich zwischen 8 und 12 nmol/l liegt. Seine Analyse hilft zusätzlich bei der Einordnung von Hormonstörungen. Der ungebundene Testosteronanteil macht lediglich etwa 1 bis 3 Prozent des Gesamttestosterons aus. Das restliche Testosteron im Blut ist an Bindeproteine gebunden, vor allem an Sexualhormon-gebundenes Globulin (SHBG) und Albumin.

EINHEITEN

Manche Labore messen das Testosteron nicht in Nanomol pro Liter (nmol/l), sondern in der Einheit Nanogramm pro Milliliter (ng/ml). Die Grenzwerte liegen dann bei 2,3 ng/ml für das Gesamttestosteron und bei 2,3 bis 3,5 ng/ml für den Graubereich.

WELCHE SYMPTOME HABE ICH?

Neben der Messung der Blutwerte fragt der Arzt folgende Symptome ab:

- Rückgang an Muskelkraft
- Geringere körperliche Leistungsfähigkeit
- Gewichtszunahme, Fettanlagerung im Bauchbereich
- Rückgang der Körperbehaarung
- Reduzierung des Hodenvolumens
- Schlafstörungen
- Konzentrations- und Gedächtnisstörungen
- Müdigkeit, Abgeschlagenheit, Antriebsverlust

HORMONSYSTEM: ZURÜCK ZUM JÜNGEREN ICH

Vom müden Kuschelbär zum wilden Partylöwen? Ganz so groß sind die Erfolge einer Testosteronkur leider nicht. Doch die Vitalität nimmt spürbar zu, sobald ein gestörter Hormonhaushalt wieder in Balance kommt.

Die steigende Lebenserwartung bringt es mit sich, dass der Zeitraum, in dem Männer und Frauen auf üppige Spiegel an Sexualhormonen verzichten müssen, zunehmend länger wird. Hoden und Eierstöcke schütten ihre vitalisierenden Substanzen ja nicht deshalb länger aus, weil wir ein höheres Alter erreichen. Viele Menschen kommen mit diesem Umstand gut zurecht, andere quälen sich oft Jahrzehnte damit. Männer und Frauen, bei denen das altersbedingte Versiegen der Powerhormone zu Gesundheitsstörungen führt, brauchen diese Beschwerden aber nicht erdulden.

HORMONERSATZTHERAPIEN

Sowohl Testosteron als auch Östrogen und Gestagen lassen sich sehr gut ersetzen. Wer für so eine Ersatztherapie infrage kommt, profitiert von unterschiedlichen, positiven Folgeerscheinungen (siehe Seite 178). Oft hat die Substitution einen merklichen Verjüngungseffekt auf die Organe. Doch nicht immer sind solche Extragaben nötig. In vielen Fällen bessern sich die Beschwerden bereits, wenn Betroffene die richtigen Schräubchen an ihrem Lebensstil drehen. Anders als Frauen können Männer den Rückgang ihres Sexualhormons sogar aktiv verzögern.

1. TESTOSTERONTHERAPIE FÜR MÄNNER

Die Testosteronersatztherapie (TRT) behandelt die Symptome eines niedrigen Hormonspiegels (Hypogonadismus, siehe Seite 186), indem sie den Rückgang des Botenstoffs mit einem Testosteron-Medikament ausgleicht. Die Resultate stellen sich in der Regel nach wenigen Wochen ein. Die Lust auf Sex kehrt zurück. Je nach Ursache der Erektionsstörungen fällt es leichter, eine Erektion zu halten. Viele Patienten profitieren von mehr Muskelkraft bei niedrigerem Body Mass Index, einer erhöhten Knochendichte und einem günstigeren Lipidprofil, das heißt günstigeren Bluttfettwerten. Bei manchen Männern mit leichten bis mittelschwere Depressionen hellt eine TRT auch die Stimmung auf. Kognitive Fähigkeiten können sich ebenfalls bessern.
Es gibt jedoch auch das Risiko, dass sich unerwünschte Effekte einstellen. Zu den möglichen nicht willkommenen Nebenwirkungen zählen unter anderem:

- eine Verdickung des Blutes mit erhöhtem Thromboserisiko
- erhöhte Blutfette
- Bluthochdruck
- Prostatabeschwerden

Bei starken Nebenwirkungen wird die Dosierung reduziert. Die Annahme, dass eine TRT das Risiko für ein Prostatakarzinom erhöht, ist durch Studien widerlegt.

SO LÄUFT DIE BEHANDLUNG AB

Vor der Behandlung wird der Arzt andere Ursachen für Hypogonadismus ausschließen und Kontraindikationen prüfen (zum Beispiel Prostatakrebs, Schlafapnoe). Ist die Therapie möglich, kann das Hodenhormon in verschiedenen Formen verabreicht werden Am besten bewährt haben sich Gele und lang wirksame Injektionen.

- Die 3-Monats-Spritze verabreicht der Arzt seinen Patienten im Abstand von 10 bis 14 Wochen in den Gesäßmuskel.
- Das testosteronhaltige Gel trägt man selbst auf, beispielsweise auf Bauch oder Oberschenkel. Über die Haut gelangt das Hormon dann in den Blutkreislauf.

In der Regel nach drei, sechs und zwölf Monaten wird der Behandler erneut den Testosteronwert messen und bestimmte Blutwerte prüfen. Außerdem kontrolliert er den Wert für das prostataspezifische Antigen (PSA). Ab dem zweiten Therapiejahr werden einmal jährlich Kontrollen empfohlen. Viele Krankenkassen übernehmen die Behandlung, wenn diese medizinisch nötig ist. Wie lange die Therapie dauert, ist individuell verschieden.

ENERGIESCHUB FÜR EINEN NEUEN LIFESTYLE

Nicht wenige Betroffene, bei denen Übergewicht und Trägheit hinter dem Hypogonadismus stecken, werden durch den externen Hormonschub in die Lage versetzt, ihren Lifestyle zu ändern. Springt die körpereigene Testosteronfabrik dank Sport, Diäthalten und Stressabbau wieder an, kann das Medikament abgesetzt werden.

2. DIE DO-IT-YOURSELF-THERAPIE FÜR MÄNNER

Während Frauen praktisch keine Chance haben, ihrer Menopause zu entrinnen, können Männer dem Absinken des Testosteronspiegels entgegensteuern.

Theoretisch ist es mit dem richtigen Lifestyle sogar möglich, die alten Testosteronwerte zu erreichen. Setzen Sie auf diese Hacks:

ABNEHMEN

Bauchfett ist der größte Testosteronkiller. Das Fettgewebe rund um den Nabel wandelt das Hodenhormon in Östradiol um, das wichtigste weibliche Sexualhormon. Zugleich führt das Hormon Leptin aus dem Fettgewebe dazu, dass der Körper weniger neues Testosteron bildet. Bis zu 40 Prozent der Männer mit Wampe, gestörtem Stoffwechsel oder einem Diabetes mellitus Typ 2 fehlt es an Testosteron. Unsicher, ob Ihr Bauchumfang noch im gesunden Bereich ist? Dann rasch das Maßband rausgeholt. 94 Zentimeter dürfen es sein – mehr nicht!

SPORT TREIBEN

Nichts bringt Testosteron so sehr in Wallung wie ein herausforderndes Workout. Perfekt sind Ausdauersportarten wie Joggen, Biken oder Schwimmen, wenn sie um die 45 Minuten lang ausgeführt werden. Auch Krafttraining an Gewichten oder ein 20-minütiges Lauf-Intervalltraining sorgt für einen Hormonboost. In Studien stieg der Testosteronspiegel nach solchen Einheiten vorübergehend um bis zu 40 Prozent an.

Wer allzu intensiv trainiert, wie etwa Marathonläufer, riskiert allerdings, dass der Spiegel des Powerhormons sinkt.

WENIGER ALKOHOL TRINKEN

Chronischer Alkoholkonsum wirkt toxisch auf die Leydig-Zellen in den Hoden, die Testosteron produzieren. Auch die Spermienqualität nimmt ab. Außerdem fördert der regelmäßige Griff zur Flasche die Umwandlung von Testosteron in Östrogen. Ein gelegentliches Glas Bier oder Wein sollte keinen Schaden anrichten. Schon beinahe unnötig zu sagen: Nüchternperioden sind obendrein ein Booster für das Wachstumshormon HGH.

STRESS ABBAUEN

Das Alarmhormon Cortisol, das bei ständiger Anspannung ausgeschüttet wird, ist der natürliche Gegenspieler von Testosteron. Wer Stress abbaut, kann den Spiegel des Geschlechtshormons meist innerhalb kurzer Zeit erhöhen. Hilfreich sind:

- guter Schlaf
- Entspannungsverfahren wie autogenes Training, Yoga

CARBS KÜRZEN

Kalorienknausern kann den Testosteronspiegel auf natürliche Weise erhöhen. Hilfreich ist beispielsweise, nach 18 Uhr auf Kohlenhydrate mit hohem glykämischen Index zu verzichten – also vor allem auf Lebensmittel mit Zucker und Weißmehl. Das führt dazu, dass der Testosteronwert in den Morgenstunden nach oben klettert.

HAFERFLOCKEN ESSEN

Laut dem Urologen Frank Sommer vom Universitätsklinikum Hamburg-Eppendorf sind Haferflocken eine Geheimwaffe, um den Spiegel des Königshormons zu steigern. Das liegt an einer speziellen Verbindung im Hafer, den sogenannten Avenacosiden. Diese sekundären Pflanzenstoffe boostern das biologisch aktive Testosteron. Sommer, Professor für Männergesundheit, empfiehlt täglich eine kleine Schüssel mit den Getreideflocken.

EINE MACHO-POSE WÄHLEN

Der Testosteronspiegel reagiert auf die Körperhaltung. Wer chefmäßig die Füße auf den Schreibtisch legt, mit verschränkten Armen hinter dem Kopf, verdoppelt den Testosteronwert binnen dreier Minuten. Das fanden Forscher des Universitätsklinikum Hamburg-Eppendorf in einer Studie mit 31 Männern heraus. Kauerten die Probanden hingegen zusammengesunken vorm Schreibtisch, ging das Testosteron zurück.

HORMONTHERAPIE FÜR FRAUEN: DAS ALTERN ENTSCHLEUNIGEN

Eine Hormonersatztherapie (HRT) gleicht die sinkenden Progesteron- und Östrogenwerte in den Wechseljahren mithilfe von Medikamenten dadurch aus, dass die fehlenden Hormone von außen zugeführt werden.

Prinzipiell ist eine HRT nichts anders als die Therapie bei einer Schilddrüsenunterfunktion, wo ja auch zu niedrige Hormonspiegel durch externe Hormongabe wieder angehoben werden. Die ersten Erfolge stellen sich schon nach einigen Tagen ein; binnen weniger Wochen machen die meisten Frauen die Erfahrung, dass sich ihre klimakterischen Beschwerden bessern.

- Hitzewallungen lassen nach
- der Schlaf wird erholsamer
- depressive Verstimmungen bessern sich
- die Feuchtigkeit der Scheidenhaut nimmt wieder zu

LÄNGER JUNG UND GESUND

Auf längere Sicht entschleunigt eine HRT die Alterung. Frauen, die ihre Hormontanks in den Wechseljahren nachfüllen, erkranken seltener an Herzinfarkt, Typ-2-Diabetes, Osteoporose oder Dickdarmkrebs. Diese präventiven Wirkungen gelten nach der derzeitigen Studienlage vor allem dann, wenn mit der HRT früh begonnen wird. Später kann sich der Effekt umkehren. Idealerweise startet die Ersatzbehandlung deshalb mit dem Eintritt in das Klimakterium.

INDIKATIONEN

Solche Erkrankungen zu verhindern, ist allerdings keine schulmedizinische Indikation für eine HRT. Die aktuelle Leitlinie zur Behandlung von Wechseljahresbeschwerden sieht vielmehr vor, dass vor allem Frauen mit starken Hitzewallungen und Schweißausbrüchen eine Hormontherapie angeboten bekommen. Als weitere Indikation gilt die Ausdünnung der genitalen Schleimhäute, die oft zu Scheidentrockenheit oder wiederkehrenden Blasenentzündungen führt. Zur Prävention einer Osteoporose sind die Eva-Hormone (siehe Seite 173) nur bei Frauen mit hohem Risiko für Knochenbrüche vorgesehen, die keine anderen Präparate vertragen oder nehmen dürfen.

NUTZEN UND RISIKEN

Dem unbestrittenen Nutzen der HRT stehen Risiken gegenüber. Wie jede Therapie, so ist auch die HRT mit gewissen Gefahren verbunden. Diese unerwünschten Wirkungen sorgten Anfang der 2000er-Jahre für Schlagzeilen, als die Women's Health Initiative eine Studie veröffentlichte, die die Gefahr für Brustkrebs, Infarkte oder Schlaganfälle durch Östrogene stark erhöht sah. Der ver-

meintliche Jungbrunnen hatte das Altern beschleunigt. Schuld war zum einen der Umstand, dass Ärzte die Hormone großzügig nach dem Gießkannen-Prinzip verteilten – auch an Raucherinnen, stark Übergewichtige, Herzpatientinnen und Frauen, die die Menopause zehn Jahre und länger hinter sich gelassen hatten. Bei solchen Risikopatientinnen kehren sich die segensreichen Effekte der HRT ins Gegenteil.
Zum anderen wurden in der Studie ausschließlich Präparate verwendet, die nicht den körpereigenen Hormonen entsprachen. Mittlerweile haben die Behandler gelernt, wie sie mögliche Gesundheitsgefahren durch eine kluge Therapie auf ein Minimum beschränken. Bedenkenswert sind vor allem diese zwei Risiken:

ÜBERGEWICHT UND THROMBOSENEIGUNG

Bei Frauen mit Übergewicht oder Neigung zu Thrombosen steigt die Wahrscheinlichkeit für Blutgerinnsel, Herzinfarkte oder Schlaganfälle. Dieses Phänomen wurde jedoch nur bei einer Tablettentherapie beobachtet. Eine Östrogensubstitution über die Haut, etwa per Gel, mit einer Dosis von weniger als 50 Mikrogramm kann das Risiko verringern.

KOMBI ÖSTROGEN UND GESTAGEN

Eine kombinierte Langzeittherapie von Östrogenen und einem Gestagen bringt eine leicht erhöhte Gefahr für Brustkrebs mit sich. Ohne Hormonkur entwickeln 63 von 1000 Frauen im Zeitraum zwischen 50 und 69 Jahren ein Mammakarzinom. Bei einer fünfjährigen Therapie mit Östrogen und täglicher Gestagen-Gabe entsteht ein zusätzlicher Brustkrebsfall pro fünfzig Behandelten. Das Risiko ist vor allem durch das Gestagen bedingt, das bei Frauen mit Gebärmutter nötig ist, um eine Überstimulation der Schleimhaut zu vermeiden.

FÜR WEN DIE HRT NICHT GEEIGNET IST

Es gibt also durchaus Frauen, die zurückhaltend mit Hormonen sein sollten: nämlich Patientinnen, die schon einmal eine Thrombose oder einen Schlaganfall hatten, unter stark erhöhtem Blutdruck oder Störungen der Blutgerinnung oder des Fettstoffwechsels leiden. Bei Frauen über 60 Jahren, deren Risiko für Herz-Kreislauf-Erkrankungen steigt, gilt es deshalb, Nutzen und Risiken besonders genau abzuwägen. Für Frauen, bei denen ein Brustkrebs oder Gebärmutterkörperkrebs festgestellt wurde, kommt die HRT nicht infrage: Schließlich lässt sich nicht ausschließen, dass noch Tumorzellen mit Östrogenrezeptoren existieren, die durch die Sexualbotenstoffe stimuliert werden. Wer aber keine solchen Risikofaktoren mitbringt, kann eine Hormontherapie, die gleich zu Beginn der Wechseljahre startet, gelassen angehen.

SO LÄUFT DIE THERAPIE AB

Sanfter, kürzer, sicherer – das ist das Motto der modernen HRT. Gegenüber der Behandlungsweise, die noch vor drei Jahrzehnten üblich war, haben sich folgende Dinge geändert:

DIE DOSIS

Die verschriebene Menge an Östrogen und Progesteron richtet sich nach der geringsten Dosis, mit der sich die klimakterischen Beschwerden erfolgreich behandeln lassen.

DIE HORMONE

Statt künstlicher, also chemisch veränderter Östrogenpräparate, kommen in der Regel bioidentische Estrogene wie Estradiol zum Einsatz. Diese fügen sich nahtlos in den Hormonkreislauf ein. Das gleiche gilt für das Gelbkörperhormon. Auch hier sollte in erster Linie das bioidentische Progesteron verwendet werden. Die synthetischen Gestagene gilt es eher zu meiden.

DIE VERABREICHUNG

Statt das Östrogen als Tablette zu schlucken, kann es als Spray oder Gel auf die Haut aufgetragen werden. So umgeht das Hormon die Leberpassage, die Gerinnungsfaktoren aktiviert. Treten die Beschwerden nur lokal auf, etwa als Scheidentrockenheit oder Harnwegsinfekte, genügen meist schon östrogenhaltige Cremes, Zäpfchen oder Vaginaltabletten.
Gleich geblieben ist das Prinzip, dass die HRT in der Regel Östrogen und Progesteron kombiniert. Das Gelbkörperhormon gehört dazu, um die Schleimhaut der Gebärmutter zu schützen, die durch das Östrogen angeregt wird, unkontrolliert zu wachsen. Die Ausnahme bilden Frauen, bei denen dieses Organ entfernt wurde. Sie können prinzipiell auf das Progesteron verzichten. Allerdings hat das Gelbkörperhormon auch eigenständige Effekte. So macht es zum Beispiel ein wenig müde. Bei den in den Wechseljahren verbreiteten Schlafstörungen ist das kein unerwünschter Effekt. Heißt aber auch: das Progesteron sollte abends genommen werden.

ALLES BIO ODER WAS?

Wer sich mit Hormonersatztherapie beschäftigt, stößt schnell auf den Begriff »bioidentische Hormone«. Als vermeintlich sanfte Alternative zur klassischen HRT verschreiben manche Ärzte Präparate, die weniger Risiken und Nebenwirkungen mit sich bringen sollen. Die Cremes mit den bioidentischen Hormonen sind nicht als Arzneimittel zugelassen, sondern werden in Apotheken für die jeweilige Patientin hergestellt. Sie enthalten natürliches Progesteron, zum Beispiel aus Diosgenin, einem Wirkstoff der Yamswurzel, natürliche Östrogene wie 17-Estradiol oder das schwächere Estriol, das aus Sojabohnen gewonnen werden kann. Viele Experten sehen die individuell zubereiteten Hormonmischungen kritisch: Die Dosis der enthaltenen Botenstoffe kann schwanken; außerdem ist unklar, wie gut die Wirkstoffe über die Haut aufgenommen werden. Während Hormonpräparate der Pharmaunternehmen auf Wirksamkeit und Nebenwirkungen geprüft sind, gilt das für die individuellen Hormonmischungen nur eingeschränkt. Und selbst das Argument der »Bioidentität« lassen Kritiker nicht gelten. Denn auch bei konventioneller Hormontherapie kommen schon seit Jahren Hormone zum Einsatz, deren Struktur exakt den Botenstoffen entspricht, die der weibliche Körper selbst bildet.

IN HARMONIE MIT DEN HORMONEN – SO ZÖGERN SIE IHRE WECHSELJAHRE HINAUS

Je länger Frauen unter dem Schutzschirm ihrer Hormone leben, desto besser für die Gesundheit. Es lohnt sich also, den Eintritt in die Menopause etwas zu vertagen. Dabei helfen Sex und Sardinen – kein Witz!

An den Wechseljahren selbst kommt kein weibliches Wesen vorbei. Wann die letzte Monatsblutung auftritt, haben Frauen jedoch durchaus in der Hand.
Mit dem richtigen Lebensstil lässt sich das Klimakterium um etliche Monate nach hinten schieben oder ein vorzeitiger Eintritt in die Wechseljahre verhindern. Das lohnt sich: Denn je länger Frauen unter dem Schutzschirm ihrer Geschlechtshormone leben, desto gesünder bleiben sie – und desto länger ist ihre Lebenserwartung. Kommen Frauen mit 50 Jahren oder später in die Menopause, liegt ihre Chance, 90 Jahre alt zu werden, um immerhin 20 Prozent höher, verglichen mit Geschlechtsgenossinnen, bei denen die letzte Regelblutung vor diesem Zeitpunkt liegt. Das zeigt eine Analyse der San Diego School of Medicine der US-Universität Kalifornien, für die die Forscher die Daten von mehr als 16 000 Frauen analysiert haben.

STRATEGIEN FÜR EINEN HORMONSPIEGEL IN TOPFORM

NICHT RAUCHEN

Die Giftstoffe im Tabakrauch erreichen die Eierstöcke und stören dort die Entwicklung der Eizellen und die Reifung der Follikel. Das stört die Hormonproduktion nachhaltig. Frauen, die 25 Zigaretten am Tag rauchen und vor dem 15. Lebensjahr damit angefangen haben, kommen fast 22 Monate früher in den Wechsel.

VITALSTOFFREICH ERNÄHREN

Der Tellerinhalt bestimmt mit über die letzte Monatsblutung. Frauen, die mit Vitamin B_6, Vitamin D oder Zink gut versorgt sind, kommen laut einer Veröffentlichung im »Journal of Epidemiology and Community Health« einige Monate später in den Wechsel. Günstig erwies sich eine Kost mit viel Fettfisch und Hülsenfrüchten. Eine Ernährung mit hohem glykämischen Index (GI) hingegen leitete die Menopause durchschnittlich 1,5 Jahre früher ein. Einen hohen GI weisen Lebensmittel mit viel Weißmehl und einfachen Kohlenhydraten auf: etwa helle Brötchen, weißer Reis, Kuchen oder Cornflakes.

STILLEN

Mütter, die stillen, senken das Risiko für frühe Wechseljahre um bis zu ein Drittel. Je mehr Kinder, je länger die Stillzeit, desto länger arbeitet die Hormonfabrik in den Eierstöcken. Der Grund liegt auf der Hand: Schwangerschaft und Stillzeit unterdrücken den Eisprung – das begrenzte Depot an Eizellen bleibt länger erhalten.

SEX HABEN

Flaute im Bett, Ebbe in den Eierstöcken. Wer sexuell aktiv bleibt und mindestens einmal die Woche Verkehr hat, schützt sich davor, früh ins Klimakterium zu kommen. Verglichen mit Frauen, die weniger als einmal im Monat intim werden, senken Frauen, die es mindestens einmal pro Woche machen, ihr Risiko für ein vorzeitiges Versiegen der Geschlechtshormone um 28 Prozent. Vermutlich stellt der Körper in der Lebensmitte die energieraubende Ovulation ein, wenn die Chancen auf Schwangerschaft durch den fehlenden Sex sinken.

MIT HORMONCREMES FÜR SCHÖNERE HAUT

Eine Hormonersatztherapie, die gegen Wechseljahresbeschwerden durchgeführt wird, wirkt sich auch günstig auf das Erscheinungsbild aus – Hautfeuchtigkeit und Hautdichte profitieren von den Östrogenen. Gleiches gilt für Hormonkosmetika, die von außen auf die Haut aufgetragen werden. Anti-Aging-Cremes, die meist das leichte Östrogen Östriol enthalten, kurbeln die Produktion von Kollagen an und verbessern die Organisation der elastischen Fasern:

- Die Elastizität der Haut nimmt zu.
- Die Faltentiefe wird geringer.
- Die Feuchtigkeit der Hornschicht nimmt zu.

Die besten Effekte erzielt die äußerliche Hormontherapie, wenn sie mit Beginn der Wechseljahre startet. Die Kosmetikaprodukte gibt es auf Verschreibung vom Frauenarzt oder Endokrinologen in der Apotheke.

HORMONFREI GEGEN HITZEWALLUNGEN

Seit 2024 gibt es mit dem Präparat Veoza erstmals ein Medikament, das Hitzewallungen hormonfrei eindämmt. Es setzt an der Stelle an, wo die heißen Wellen entstehen: am Temperaturzentrum des Gehirns. Dort bindet sich das Mittel an bestimmte Rezeptoren, die auf thermoregulatorische Zentren im Hypothalamus wirken, dem Steuerungszentrum des vegetativen Nervensystems und der Hormone. Auf diese Weise werden die vasomotorischen Symptome gar nicht erst angestoßen. In der Zulassungsstudie hatten Frauen, die Veoza-Tabletten nahmen, pro Tag zwei bis drei Hitzeschübe weniger als Probandinnen, die ein Placebo schluckten. Veoza ist somit eine gute Alternative für Frauen, die keine Hormone nehmen dürfen oder wollen. Es wirkt aber tatsächlich nur gegen Hitzewallungen. Eine Schutzwirkung im Organbereich oder gar eine Anti-Aging Wirkung hat es nicht.

HEILPFLANZEN STATT HORMONE

Manche Frauen machen die Erfahrung, dass ihnen bei Beschwerden in den Wechseljahren Heilpflanzen helfen, die Phytoöstrogene oder andere Substanzen mit östrogen-ähnlichen Wirkungen enthalten. Diese sekundären Pflanzenstoffe wirken ähnlich wie die weiblichen Sexualhormone Östrogene und Progesteron, nur in abgeschwächter Form. Ihr Vorteil: Die pflanzlichen Östrogene aus Soja, Rotklee oder Leinsamen haben keinen Einfluss auf das Risiko für Brustkrebs, Schlaganfall und Thrombose.

Grundsätzlich ist ihr Einsatz Erfolg versprechend bei leichten oder mittleren Wechseljahresbeschwerden. Ausgeprägtere Hitzewallungen, Stimmungsschwankungen oder Schlafstörungen (unter denen aber nur rund ein Drittel der Frauen leiden) lassen sich nach wie vor mit einer klassischen Hormonersatztherapie effektiv behandeln.

Wichtig: Über einen längeren Zeitraum sollten auch pflanzliche Mittel nicht ohne Rücksprache mit einem Arzt genommen werden, zumal einige von ihnen recht hoch dosiert sind. Jeder der pflanzlichen Stoffe hat seine eigenen Therapie-Stärken:

CIMICIFUGA

Die größte Bedeutung in der Behandlung von Hitzewallungen und Schlafstörungen haben Extrakte aus der Wurzel der Traubensilberkerze (Cimicifuga racemosa). In den Leitlinien der gynäkologischen Fachgesellschaft erhalten Cimicifuga-Präparate eine sogenannte offene Empfehlung bei vasomotorischen Beschwerden. Bis sich die Hitzewallungen bessern, dauert es in der Regel vier bis sechs Wochen.

PHYTOÖSTROGENE

Phytoöstrogene sind sekundäre Pflanzenstoffe, zu denen unter anderem Isoflavone zählen. Im Körper binden sie sich an die Östrogenrezeptoren wie normales Östrogen, allerdings weniger fest. Das hilft, einen Östrogenmangel etwas auszugleichen. Drogerien und Apotheken verkaufen unterschiedliche Nahrungsergänzungsmittel mit isolierten Isoflavonen aus Soja, Rotklee oder Kudzu-Wurzel (eine aus Asien stammende Schlingpflanze). Ob die Präparate tatsächlich gegen Wechseljahresbeschwerden helfen, ist nicht ganz klar. Die Europäische Behörde für Lebensmittelsicherheit empfiehlt eine maximale Tagesdosis für isolierte Isoflavone. Präparate auf Sojabasis sollten maximal 100 Milligramm Isoflavone pro Tagesdosis enthalten und maximal zehn Monate eingenommen werden. Für Produkte auf Rotkleebasis gilt eine Höchstgrenze von 43,5 Milligramm Isoflavonen pro Tagesdosis für höchstens drei Monate. Frauen, die an Brustkrebs leiden, sollten sicherheitshalber auf Phytoöstrogene verzichten, weil noch offen ist, ob sich die pflanzlichen Östrogene auf hormonabhängige Tumoren auswirken.

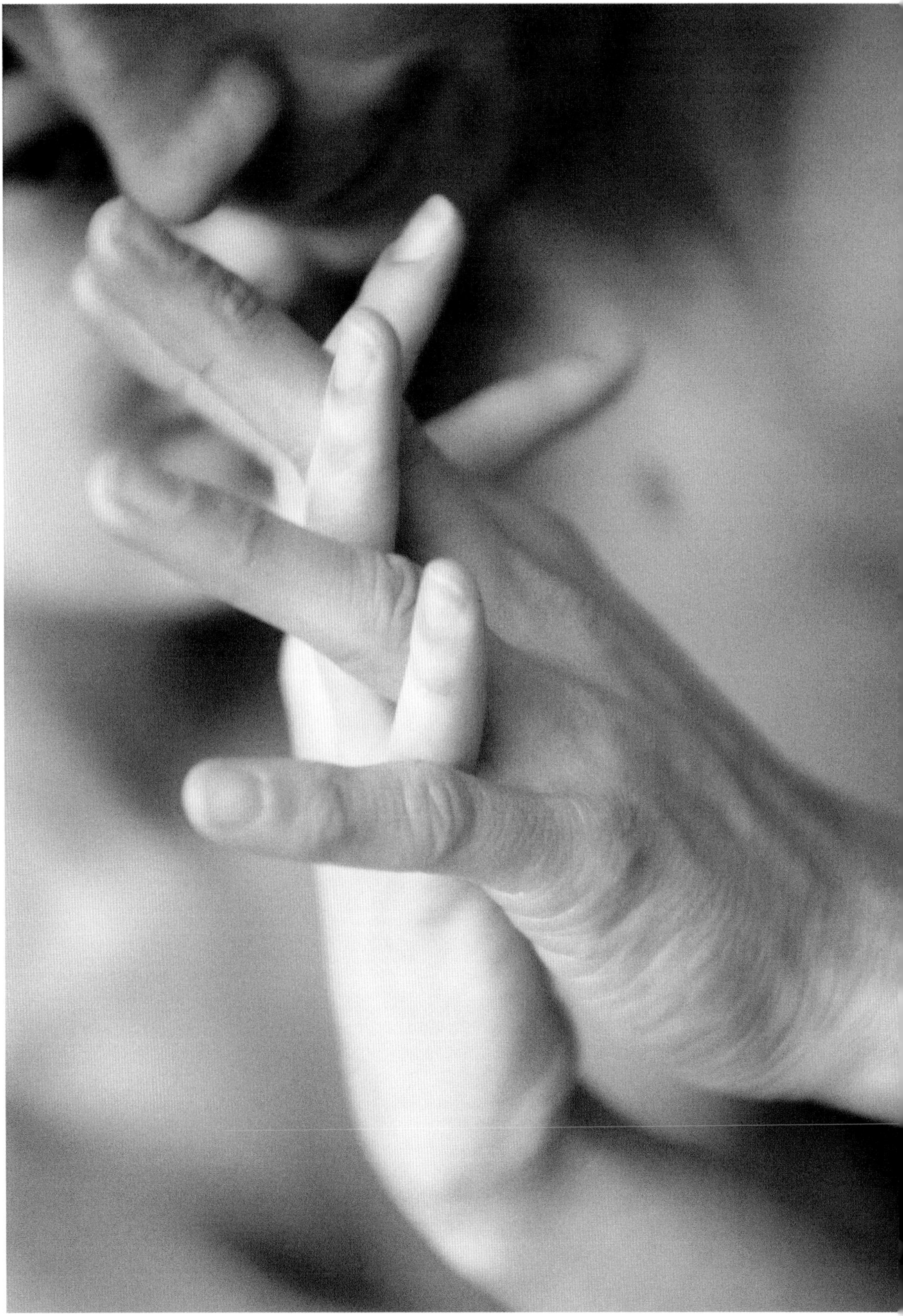

Das Urogenital-system

Der Harn-Genital-Apparat spielt eine zentrale Rolle für Gesundheit und Wohlbefinden. Nicht zuletzt beinhaltet er die wesentlichen Werkzeuge für Fortpflanzung – und Spaß im Bett …

MULTITALENT UNTER DER GÜRTELLINIE

Wäre das Urogenitalsystem ein Unternehmen, würde auf dem Firmenschild Folgendes stehen: »Abwasser, Entgiftung & Reproduktion – Wir kümmern uns um alle Angelegenheiten im Beckenraum.«

Wie eine Holdinggesellschaft versammelt der Harn-Genital-Apparat Geschäftszweige mit unterschiedlichen Funktionsbereichen. Das Genitalsystem dient dazu, Kinder zu zeugen und zu bekommen. Der Harntrakt mit Nieren und Harnblase kümmert sich darum, das Blut zu filtrieren und schädliche Abbauprodukte des Körpers mit dem Urin auszuschneiden. Zu den weiteren Dienstleistungen gehört die Regulation von Säure-Basen-Haushalt, Wasserhaushalt und des Elektrolythaushalts. Über die Produktion des Hormons Renin steuern die Nieren zudem den Blutdruck.

DIREKTE NACHBARSCHAFT …

Warum die Medizin die beiden Organsysteme zusammenfasst, zeigt sich bei näherem Hinsehen: Harntrakt und Genitalapparat entfalten sich beim Embryo in engem Zusammenhang. Mit der Entwicklung verknüpft ist die räumliche Nachbarschaft der beteiligten Organe im Beckenbereich. Und es gibt funktionelle Überschneidungen.
Als Teil des Penis transportiert die männliche Harnröhre nicht nur Urin, sie leitet auch Ejakulat weiter. Das schlauchförmige Organ wird deshalb auch als Harn-Samen-Röhre bezeichnet.
Bei der Frau mündet die äußere Öffnung der Harnröhre (Urethra) in den Bereich der kleinen Schamlippen.

… BIRGT GEFAHREN

Doch ähnlich wie bei einer Großfamilie, die unter einem Dach lebt, gilt auch in der Anatomie: Nähe birgt Risiken. So breiten sich Infektionen leicht von einem System auf das andere aus. Eine Entzündung, die in der Harnröhre beginnt, kann die Blase und schließlich die Nieren erreichen, wenn sie nicht rechtzeitig gestoppt wird. Weil sich beim Mann Harn- und Samenwege in der

HOHE KREBSANFÄLLIGKEIT

Die meisten Neuerkrankungen an Prostatakrebs – das ist die häufigste Krebserkrankung von Männern in Deutschland – treten ab etwa 70 Jahren auf. Beim wegen seiner Aggressivität gefürchteten Eierstockkrebs liegt das mittlere Erkrankungsalter bei 68 Jahren. Die Hälfte aller Sterbefälle wegen Krebserkrankungen der weiblichen Genitalien entfallen auf das Ovarialkarzinom.

ZUNEHMEND EIN SCHWERGEWICHT

Eine gesunde Prostata wiegt etwa 25 Gramm. Mit 60 Jahren hat die gutartige Vergrößerung durch Zellvermehrung dazu geführt, dass das durchschnittliche Volumen bei etwa 30 Gramm liegt. Über-75-Jährigen kommen im Schnitt auf fast 40 Gramm. In manchen Fällen bringt eine Prostata auch 100 Gramm oder mehr auf die Waage.

Prostata kreuzen, kann eine vergrößerte Vorsteherdrüse sowohl Urintransport als auch Ejakulation beeinträchtigen.

TABUISIERTE REGION

Eine weitere Gemeinsamkeit betrifft die Alterserscheinungen von Harnapparat und Geschlechtsgebilden. Bei beiden Organsystemen fallen Funktionseinbußen zu einem großen Teil in die Kategorie: als Gesprächsthema beim Sonntagsbraten ungeeignet. Die Alterszipperlein des Urogenitalapparats heißen Erektionsprobleme, Prostatabeschwerden, Scheidentrockenheit, Inkontinenz und Blasenentzündungen. In höherem Alter steigt überdies das Risiko für bösartigen Zellveränderungen in Harntrakt und Geschlechtsorganen.

PROSTATAPROBLEME – UNUMKEHRBARE ZEICHEN DER ZEIT

Anders als die Funktionseinbußen von Herz oder Gehirn, die mit einem gesunden Lebensstil wirksam verringert und hinausgezögert werden können, sind die Veränderungen unter der Gürtellinie zum Teil unausweichlich. Das betrifft beim Mann vor allem das Wachstum der Vorsteherdrüse. Ob deren Expansion Beschwerden macht, hängt nicht zuletzt davon ab, in welche Richtung sich die Drüse ausbreitet. Wächst ihre innere Zone, engt das Organ die Harnröhre ein und behindert die Entleerung der Blase. Typische Probleme sind dann Startschwierigkeiten beim Urinieren, ein dünner Harnstrahl, häufiges Wasserlassen, Nachtröpfeln sowie häufiger nächtlicher Harndrang. Etwa ein Viertel der Männer über 50 Jahren kämpft mit dem benignem Prostatasyndrom, kurz BPS. Im Extremfall ist das Wasserlassen gar nicht mehr möglich; der Urologe spricht dann vom Harnverhalt.

ERECTIONSSCHWIERIGKEITEN

Mit steigendem Alter nimmt überdies das Risiko für erektile Dysfunktion zu. Bereits ab 40 Jahren spüren viele Männer, dass ihr Penis länger braucht, um steif zu werden. Außerdem hält die Erektion nicht mehr so lange. Verbreitete Ursachen für den Durchhänger sind die abnehmende Kraft der Beckenbodenmuskulatur, eine sinkende Durchblutung des Geschlechtsorgans und die nachlassende Sauerstoffzufuhr der Penisgefäße. Die Schwellkörper verlieren an Spannung und können das Blut nicht mehr so gut halten.

KEIN EINZELFALL

Zwischen 50 und 59 Jahren leidet jeder zweite Mann an leichten bis mäßigen Potenzstörungen. Ab 70 bleibt einem Großteil der Männer eine Erektion ohne pharmazeutische Nachhilfe durch Viagra und Co. versagt.

Die Erfahrung, dass die Standfestigkeit mit den Jahren nachlässt, gehört weitgehend zum normalen Alterungsprozess. Zugleich ist sie aber auch von äußeren Faktoren abhängig, die auf die Blutgefäße einwirken. Bei sexueller Erregung erweitern sich die kleinen rankenförmigen Arterien in den Schwellkörpern des Penis. Dadurch strömt anfänglich 40- bis 100-mal mehr Blut in den Phallus ein als normal. Das Geschlechtsteil dehnt sich prachtvoll aus. Gleichzeitig sorgt der Druck in den Gefäßgeflechten dafür, dass kein Blut durch die Venen abfließt und die Erektion bestehen bleibt.
Bei Arteriosklerose verhindern jedoch die Verkalkungen in den Gefäßwänden, dass ausreichend Blut durch die versorgenden Arterien strömt – die Versteifung wird physikalisch behindert. Wegen des geringen Durchmessers der Penisarterien machen sich beginnende Gefäßprobleme unter der Gürtellinie früher bemerkbar als an anderen Stellen des Körpers.

VERÄNDERUNGEN DER SCHEIDE

Bei Frauen zeigt sich das urogenitale Altern vor allem als sogenannte vulvovaginale Atrophie (VVA). Der weibliche Urogenitaltrakt reagiert besonders empfindlich auf den Abfall der Sexualhormone, der mit den Wechseljahren einsetzt. Vulva, Vagina und Blase weisen eine hohe Dichte an Östrogenrezeptoren auf. Kommt es im Klimakterium zu einem Mangel an diesen Botenstoffen, so verdünnt sich die Scheidenwand, die Fettdepots der großen Schamlippen werden abgebaut und der Bindegewebsanteil des äußeren Genitals nimmt ab. Das Problem: Je dünner die Schleimhäute, desto weniger Feuchtigkeit können sie absondern. Entsprechend kann eine VVA zu einer Reihe von Problemen führen, die unterschiedlich stark und belastend erlebt werden. Dazu zählen Scheidentrockenheit, vaginaler Juckreiz, Schmerzen beim Sex oder verminderte sexuelle Erregung.

ERHÖHTES INFEKTIONSRISIKO

Hinzu kommt noch ein weiterer Effekt. Die hormonellen Veränderungen beeinflussen auch das vaginale Mikrobiom. Während und nach den Wechseljahren nimmt die Zahl der Milchsäurebakterien in der Scheide ab, die für ein natürlich saures Milieu mit einem pH-Wert von etwa 3,5 bis 4,5 sorgen. Verändert sich die Vaginalflora, steigt das Risiko für Scheideninfektionen.

BLASENSCHWÄCHE UND INKONTINENZ

Ein weiteres Problem, das eng mit dem biologischen Altern der Vagina zusammen-

DREI VON VIER FRAUEN SIND BETROFFEN

Anders als Hitzewallungen oder Schlafstörungen, die ihren Höhepunkt direkt nach der Menopause haben und später nachlassen, nimmt die vaginale Trockenzeit mit dem zunehmenden Östrogenmangel sogar weiter zu. In den ersten Jahren nach Ausbleiben der Monatsregel sind die Veränderungen an der Vaginalhaut in der Regel noch gering. Doch bereits zehn Jahre nach der Menopause weist fast die Hälfte aller Frauen eine atrophische Vagina auf.
Später sind es bis zu 75 Prozent der Frauen, erklärten Wissenschaftler 2018 im Fachjournal »International Journal of Women's Health«.

hängt, sind postmenopausale Blasenbeschwerden. Denn auch die ableitenden Harnwege weisen bei Frauen eine hohe Dichte an Östrogenrezeptoren auf, bedingt durch den gemeinsamen embryologischen Ursprung von Genitaltrakt und Harnapparat. Mit dem Wegfall der Sexualhormone nach den Wechseljahren wird der weibliche Körper entsprechend anfälliger für Inkontinenz. Manchmal führt schon ein Niesen oder Lachen dazu, ungewollt Urin zu verlieren. Experten fassen die Probleme im Bereich von Blase und Scheide, die durch den Wegfall der Sexualhormone ausgelöst werden, als urogenitales Menopausensyndrom (GSM) zusammen.
Die gute Nachricht – für Frauen und Männer gleichermaßen – lautet: In den allermeisten Fällen lassen sich die Beschwerden südlich des Bauchnabels sehr gut behandeln. (Mehr dazu ab Seite 213).

GIFTSTOFFE MEIDEN

In den Fällen, in denen die altersbedingten Einbußen oder Erkrankungen des Urogenitaltrakts in Zusammenhang mit der allgemeinen Gesundheit stehen, gibt es konkrete Möglichkeiten, dieses Organsystem jung und gesund zu halten. Wichtig ist dabei unter anderem, den Kontakt mit Giftstoffen zu vermeiden.

RISIKOFAKTOR RAUCHEN

Wegen der Ausscheidungsfunktion der Harnblase kommt die Blasenschleimhaut in direkten Kontakt mit zahlreichen Toxinen, die teilweise nach vielen Jahren Krebs auslösen können. Hauptrisikofaktor für Harnblasenkarzinome ist das Rauchen: Bei Männern geht jede zweite bösartige Neubildung der Blase auf Tabakkonsum zurück, bei Frauen jede dritte. Als wichtigster Urheber gelten die im Zigarettenrauch nachweisbaren aromatischen Amine, eine Chemikalienart, die auch in der Herstellung von Farben und Pigmenten sowie in der Gummiindustrie vorkommt. Bis zur Einführung von strengen Arbeitsschutzgesetzen trugen Maler, Lackierer und Chemiearbeiter ein stark erhöhtes Risiko für Urothelkarzinome.

ARZNEIMITTEL REDUZIEREN

Als wichtiges Ausscheidungsorgan ist auch die Niere anfällig für unerwünschte Arzneimittelwirkungen. Praktisch jedes Medikament kann diesen Hochleistungsfilter schädigen. In der Praxis treten Beeinträchtigungen der Nierenfunktion vor allem bei vorerkrankten Patienten auf oder bei sehr hohen Arzneidosen. Das frei verkäufliche Paracetamol beispielsweise kann die Nieren bei regelmäßig hochdosierter Einnahme über einen langen Zeitraum in Mitleidenschaft ziehen.

BLUTHOCHDRUCK UND DIABETES

Die häufigsten Ursachen für den fortschreitenden Rückgang der Entgiftungsrate der Nieren sind Bluthochdruck und Diabetes mellitus. Die beiden Erkrankungen, die oft gemeinsam auftreten, stecken hinter 70 Prozent aller Fälle von chronischer Nierenschwäche. Dabei bedingen sich Bluthochdruck und gestörte Nierenfunktion gegenseitig. Einerseits schädigt zu viel Druck auf den Adern die Glomeruli, die eigentlichen Filtereinheiten der Niere, sodass diese zunehmend ausfallen. Andererseits sind erkrankte Nieren weniger gut in der Lage, zur Regulierung des Blutdrucks beizutragen. Lässt ihre Leistung nach, kommt es zur verstärkten Bildung von blutdrucksteigernden Hormonen. Zudem bleibt zu viel Salz und Wasser im Körper, was den Druck auf die Gefäße erhöht.

DAS GENITALSYSTEM VON MANN UND FRAU

Um die Zusammenhänge im Beckenraum besser zu verstehen, lohnt es sich, einen Blick auf die beiden Geschlechter zu werfen.

ER

Das männliche Genitalsystem besteht aus den Hoden, den Nebenhoden, den Samenleitern, den Samenbläschen, der Prostata und dem Penis.

HODEN

Die beiden pflaumengroßen Hoden (Testis) liegen im Hodensack: links und rechts je ein Exemplar mit dazugehörigen Nebenhoden. Die Testikel sind die männlichen Keimdrüsen. Ab der Geschlechtsreife werden in ihren Samenkanälchen täglich 200 Millionen Spermien gebildet; jedes benötigt zehn Wochen zur Reifung (Spermatogenese). Die einsatzfähigen Samenzellen werden im Nebenhoden gespeichert. Außerdem bilden die Hoden Testosteron, das männliche Brunfthormon.

SAMENLEITER, HARNRÖHRE & PROSTATA

Vom Hoden gelangen die Spermien über die Samenleiter in die Harnröhre. Die Samenleiter kreuzen dabei hinter der Harnblase die Harnleiter und führen durch die Prostata (Vorsteherdrüse). Bei der Ejakulation wird den Spermien durch die Prostata und die Samenbläschen Samenflüssigkeit beigefügt: Die männliche Lust wird flüssig.
Die Prostata liegt unmittelbar unter der Harnblase am Blasenauslass und umschließt den Anfangsteil der Harnröhre. Sie hat normalerweise die Größe einer Kastanie.

PENIS

Die Harnröhre durchzieht den gesamten Penis und endet an dessen Spitze (Eichel), die von der Vorhaut umschlossen wird. Im Penis liegen drei Schwellkörper, die von einer Schützhülle umgeben sind und Hohlräume enthalten. Im erschlafften Zustand ist die Blutzufuhr zu den Schwellkörpern auf ein Minimum reduziert. Während der sexuellen Erregung werden jedoch die Blutkavernen der Schwellkörper sehr schnell mit Blut gefüllt, der Penis richtet sich auf und wird steif.

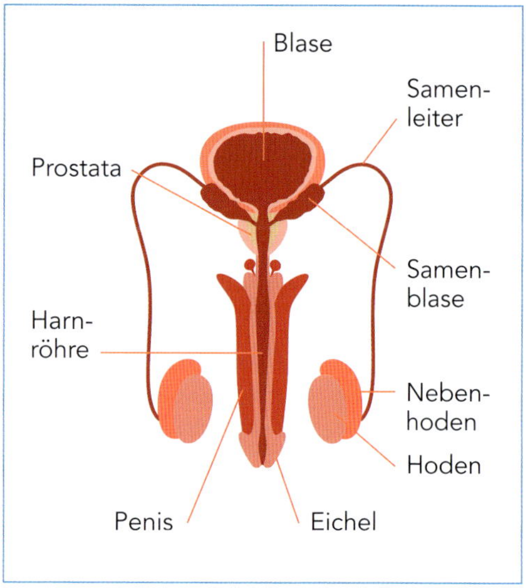

SIE

Das weibliche Genitalsystem ermöglicht Geschlechtsverkehr, Schwangerschaft und Geburt eines Kindes. Außerdem übernimmt es eine wichtige Aufgabe in der Regulation des Hormonhaushalts. Der äußere sichtbare Bereich der Geschlechtsorgane, die Vulva, umfasst Venushügel, äußere und innere Schamlippen, Klitoris (teilweise) sowie Scheideneingang. Zu den inneren Genitalien zählen Scheide (Vagina), Gebärmutter (Uterus), Eileiter (Tuba uterina) und Eierstöcke (Ovarien).

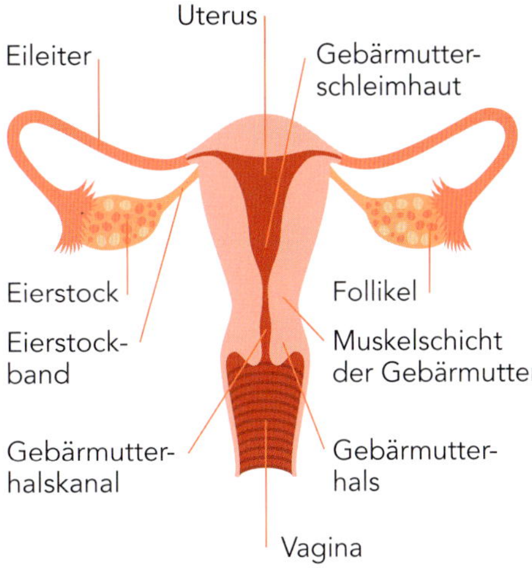

EIERSTÖCKE & GEBÄRMUTTER

Die Eierstöcke sind paarig angelegt, links und rechts von der Gebärmutter. Von Geburt an lagern hier rund eine Million unreifer Eizellen. Mit Beginn der Pubertät reifen in den walnussgroßen Drüsen jeden Monat eine oder mehrere Eizellen heran. Zudem produzieren die Ovarien weibliche Geschlechtshormone, vornehmlich Östrogene und Gelbkörperhormon.

Bei einem Eisprung wandert eine reife Eizelle den Eileiter hinunter bis in die birnenförmige Gebärmutter, um sich dort in der Schleimhaut einzunisten. Der Uterus (das einzige weibliche Organ, zu dem Männer kein anatomisches Gegenstück besitzen) verschlankt sich nach unten zum Gebärmutterhals. Er endet mit dem Muttermund, der in die Scheide hineinragt.

VAGINA

Die Vagina verbindet die äußeren Geschlechtsorgane mit der Gebärmutter. Sie ist ein etwa zehn bis zwölf Zentimeter langer Muskelschlauch, dessen Wände durch die benachbarten Organe zu einem Spalt zusammengedrängt werden. Links und rechts der Scheidenöffnung sitzen die kaum sichtbaren, erbsengroßen Bartholin-Drüsen. Sie sondern bei Erregung ein Sekret ab, das den Vaginaleingang befeuchtet und als Gleitmittel dient.

Die Muskelschicht der Vagina sowie die umgebende elastische Bindegewebsschicht sorgen dafür, dass sich die Scheide bei der Geburt eines Kindes vorübergehend stark erweitern kann.

EILEITER

Damit es zu einer Niederkunft kommt, muss zuvor allerdings eine Eizelle von einem Spermium befruchtet werden. Das geschieht im Eileiter. Aus der befruchteten Eizelle entwickelt sich dann in der Gebärmutter ein Embryo. Bleibt die Befruchtung aus, wird die Eizelle am Ende des Zyklus zusammen mit der obersten Schicht der Gebärmutterschleimhaut abgestoßen: Es kommt zur Regelblutung.

DER HARNTRAKT – DIE WASSER-SCHLEUSEN DES KÖRPERS

Komplettiert wird die urogenitale Organ-WG vom Harntrakt. Dieses Organsystem produziert den Harn und leitet ihn aus dem Körper.

Mit vier Zentimetern Länge ist die weibliche Harnröhre fünfmal kürzer als das männliche Gegenstück. Das erleichtert Bakterien den Weg zur Blase und macht Frauen anfällig für Infektionen. Davon abgesehen besitzen beide Geschlechter einen ähnlich aufgebauten Harntrakt.

NIEREN

Das wichtigste Organ im Harntrakt sind die bohnenförmigen Nieren (Renes). Etwa 12 Zentimeter lang, liegen sie links und rechts der Wirbelsäule im Bauchraum, in Höhe der unteren Rippen. Auf beiden Organen sitzt häubchenartig eine halbmondförmige Nebenniere. Wie das Zwerchfell bewegen sich die Nieren bei der Einatmung ein Stück nach unten, und sie wandern beim Ausatmen wieder zurück. Ihre Hauptaufgabe besteht darin, Abfallstoffe aus dem Blut zu entfernen und den Wasser- und Elektrolythaushalt zu steuern. Außerdem produziert das Doppelorgan das Hormon Renin, einen Hauptakteur der Blutdrucksteuerung, sowie Erythropoetin, das die Produktion der Erythrozyten, der roten Blutkörperchen, anregt.

NIERENKÖRPERCHEN UND HARNKANÄLCHEN

Eine gesunde Niere reinigt pro Minute etwa 95 Milliliter Blut. Zu diesem Zweck verfügt sie über mikroskopisch kleine Filter, sogenannte Nephrone. Jede Niere enthält etwa eine Million dieser Funktionseinheiten aus Nierenkörperchen und Harnkanälchen. Nephrone bilden täglich etwa 170 Liter Primärharn, indem sie Flüssigkeit und Stoffe aus dem Blut filtrieren. Die Bestandteile, die der Körper noch für weitere Zwecke benötigt wie etwa Zuckermoleküle oder Elektrolytsalze, erhält er wieder retour. Ebenso wie ein Großteil des Wassers gelangen die für das Recycling vorgesehenen Stoffe auf der Passage durch das System der Nierenkanäle zurück in den Blutkreislauf.

HARNLEITER UND BLASE

Der Rest wird zum Endharn konzentriert, durch die Harnleiter in die Harnblase transportiert und dort gespeichert. Ihr Fassungsvermögen beträgt etwa einen halben bis dreiviertel Liter. Mit wachsender Füllung steigt der Innendruck der Blase und ihre glatte Muskelschicht dehnt sich aus. Dieser Reiz wird von Nervenenden in der Blasenwand an das Gehirn weitergeleitet. Bei ausreichender Füllmenge der Blase signalisiert das Nervensystem, dass es Zeit ist, zur Toilette zu gehen. Bei manchen Menschen passiert das bereits bei 150 Milliliter Inhalt, bei anderen erst ab einem halben Liter.

DER HARNAPPARAT

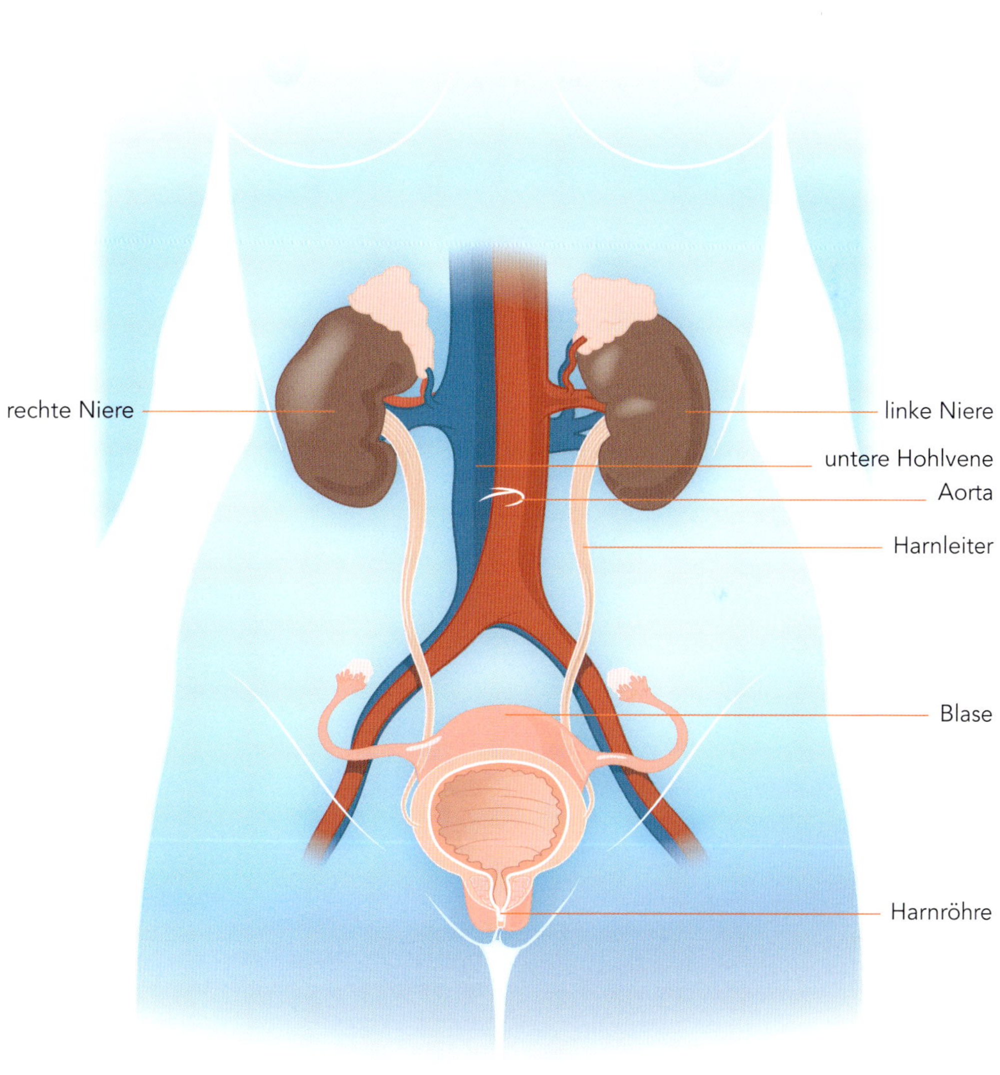

DAS FILTERORGAN IM CHECK

Nieren leiden still. Deshalb bleibt eine beginnende Nierenschwäche oft unbemerkt. Ein simpler, aber effektiver Selbsttest aus den USA verrät rechtzeitig, wie es um die Gesundheit dieses Organs bestellt ist.

Die Vitalität der Nieren misst sich daran, wie gut sie das Blut filtern. Etwa ab dem 40. Lebensjahr sinkt diese Rate jedoch um rund ein Prozent jährlich. Bei dem einen Menschen etwas mehr, beim anderen etwas weniger. Damit nimmt die Fähigkeit der winzigen Nephrone ab, Stoffwechselprodukte auszuscheiden sowie den Urin zu verdünnen oder zu konzentrieren. Für das Tagesgeschäft der Nieren spielt das kaum eine Rolle. Gesunde Nieren besitzen eine große Reservekapazität. Allerdings sinkt damit auch der verfügbare Puffer des Filterorgans. Erleidet es zusätzlich Schäden, besteht die Gefahr, dass sein Leistungsvermögen nicht mehr ausreicht, um die Bedürfnisse des Körpers zu erfüllen.

DIE TREIBER DER NIERENALTERUNG

Vor allem Bluthochdruck, Übergewicht und Diabetes wirken wie ein Turbo für die Nierenalterung. Denn all diese Erkrankungen schädigen die Gefäße – und die Nierenkörperchen bestehen praktisch aus einem Blutgefäßknäuel.

Tückisch ist, dass eine chronische Nierenschwäche lange unbemerkt bleibt. Bis typische Symptome wie zum Beispiel sichtbare Veränderungen im Urin auftreten, vergehen oft Jahre. Die meisten Menschen trifft die Diagnose »Nierenerkrankung« deshalb weitgehend unvorbereitet.

Aus diesem Grund ist es sinnvoll, eine chronische Nierenschwäche frühzeitig zu erkennen. Das bietet die Chance, das Fortschreiten der Erkrankung mithilfe einer gesünderen Lebensweise und Medikamenten zu verhindern.

SO GUT ARBEITEN DIE REINIGUNGSFABRIKEN

Als erstes Anschauungsobjekt kann der eigene Urin Hinweise geben, ob die Gesundheit der Nieren bedroht ist. Von Bedeutung sind vor allem Veränderungen in der Häufigkeit des Wasserlassens oder der ausgeschiedenen Harnmenge, eine ungewöhnliche Verfärbung des Urins oder ein seltsamer Geruch. Menschen mit chronischer Nierenschwäche bilden oft einen hellen, wenig konzentrierten Urin. Wegen der abnehmenden Harnausscheidung lagert sich Wasser in Beinen, um die Augen oder am ganzen Körper ein. Die eingeschränkte Nierenfunktion kann dazu führen, dass zu viele Eiweiße in den Urin gelangen, weswegen es in der Toilettenschüssel schäumt. Mit dem Selbsttest auf den folgenden Seiten kommen Sie einer möglichen Nierenschwäche auf die Spur.

SELBSTTEST: WIE GESUND SIND MEINE NIEREN?

Experten schätzen, dass jeder zehnte Bundesbürger an einer chronischen Nierenerkrankung leidet – zumeist ohne es zu wissen. Dieser Test verrät Ihnen, wie hoch Ihr Risiko ist, dass Sie zu dieser Gruppe gehören.

WIE GESUND SIND MEINE NIEREN?

Um eine mögliche Niereninsuffizienz früh festzustellen, haben Biostatistiker des Weill Medical College der Cornell University in New York City zusammen mit Kollegen anderer US-Universitäten bereits 2009 einen simplen Selbsttest entwickelt (Quelle siehe Seite 237). Wer die Prüfung mit dem Namen SCORED (»Screening for Occult Renal Disease«, zu Deutsch: Test auf versteckte Nierenerkrankungen) macht, erfährt anhand von neun Kriterien, wie hoch das eigene Risiko für eine Nierenschwäche ist. Im günstigsten Fall liegt es bei weniger als zwei Prozent – im ungünstigsten bei mehr als 60 Prozent!

ERHÖHTES RISIKO FÜR NIERENPROBLEME

Die Fragen beziehen sich vor allem auf häufige Risikofaktoren für den Niedergang der Nierenfunktion. Menschen, die beispielsweise mit Bluthochdruck, Diabetes oder Arteriosklerose zu tun haben, müssen damit rechnen, dass auf Dauer die feinen Gefäße der Nieren Schaden nehmen: Die Durchblutung des Organs leidet, das Nierengewebe geht zugrunde. Bis zu 40 Prozent aller Patienten mit Zuckerkrankheit leiden an der sogenannten diabetischen Nephropathie. In Verbindung mit einem erhöhten Blutdruck steigt das Risiko für eine Nierenschwäche noch weiter an.

CHRONISCHE NIERENSCHWÄCHE

Nimmt die Entgiftungsfunktion der Nieren über Monate und Jahre auf weniger als 50 bis 60 Prozent des Normalwerts ab, spricht man von chronischer Nierenschwäche. Diese Erkrankung wirkt sich negativ auf den gesamten Organismus aus, etwa auf Blutdruck, Blutbildung, Knochenfestigkeit und Gefäßgesundheit.

TEST-KRITERIEN

- ◯ Ich bin zwischen 50 und 59 Jahre alt.
  Ja: 2 Punkte

- ◯ Ich bin zwischen 60 und 69 Jahre alt.
  Ja: 3 Punkte

- ◯ Ich bin 70 Jahre oder älter.
  Ja: 4 Punkte

- ◯ Ich bin eine Frau.
  Ja: 1 Punkt

- ◯ Ich hatte oder habe Anämie.
  1 Punkt

- ◯ Ich habe Bluthochdruck.
  Ja: 1 Punkt

- ◯ Ich bin Diabetiker/in.
  Ja: 1 Punkt

- ◯ Ich habe schon mal einen Herzinfarkt oder Schlaganfall erlitten.
  Ja: 1 Punkt

- ◯ Ich leide an Herzschwäche.
  Ja: 1 Punkt

- ◯ Ich habe Durchblutungsstörungen in den Beinen (pAVK).
  Ja: 1 Punkt

- ◯ In meinem Urin ist zu viel Eiweiß nachgewiesen worden (Proteinurie).
  Ja: 1 Punkt

AUSWERTUNG:

Sie haben 0 bis 3 Punkte:
Sie haben wahrscheinlich keine Nierenerkrankung.

Sie haben 4 oder mehr Punkte:
Ihr Risiko für Nierenschwäche ist erhöht. Wie sehr Sie gefährdet sind, können Sie der Tabelle unten entnehmen. Bitten Sie den Hausarzt bei nächster Gelegenheit darum, die Nierenwerte zu überprüfen.

Gesamtpunktzahl	Wahrscheinlichkeit einer Nierenerkrankung	
	Bei Personen mit guter Gesundheit	Bei Herz-Kreislauf-Patienten
≤1	< 2 %	< 6 %
2	2 %	ca. 10 %
3	2 - 3 %	10 - 15 %
4	5 - 6 %	10 - 15 %
5	10 - 15 %	20 - 25 %
6	15 - 25 %	ca. 30 %
7	25 - 35 %	40 - 45 %
8	35 - 45 %	45 - 65 %
≥ 9	>40 %	>60 %

TESTS IN DER ARZTPRAXIS

Analysen von Blut und Urin verraten, wie es um die Filterfunktion der Nieren steht. Eine besondere Rolle spielt dabei das Stoffwechselprodukt Kreatinin.

Es gibt eine Reihe von Untersuchungen, mit denen der Arzt erkennt, wie es um die Vitalität der Filterorgane steht. Nierenprobleme wirklich frühzeitig zu erkennen, ist allerdings noch immer eine Herausforderung für die Medizin.

LABORTESTS

Wichtige Hinweise liefert ein Labortest auf Kreatinin. Sinkt die Leistung der Nieren, reichern sich im Blut Harnstoff und Kreatinin an. Letzteres ist ein Abfallprodukt aus dem Muskelstoffwechsel. Je höher die Werte, desto schlechter arbeiten die Nieren. Das Serumkreatinin beträgt 0,5 bis 1,1 Milligramm pro Deziliter (Männer) beziehungsweise 0,5 bis 0,9 Milligramm pro Deziliter (Frauen). Allerdings steigt der Wert erst an, wenn die Nierenfunktion schon um die Hälfte gesunken ist.

Bei einer leichten bis mäßigen Nierenfunktionsstörung bringt die Kreatinin-Clearance mehr Klarheit. Bei diesem Verfahren wird der Harn über 24 Stunden gesammelt, um zu sehen, wie schnell die Nieren das Kreatinin aus dem Blut heraussieben. Anhand der Clearance lässt sich der wichtigste Parameter der Nierenfunktion beurteilen: die Filtrationsrate der Nierenkörperchen, auch glomeruläre Filtrationsrate (GFR) genannt. Die GFR gibt die Blutmenge an, die pro Minute gefiltert wird. Ein Wert zwischen 90 und 120 Milliliter pro Minute spricht für fitte Nieren. Ab 60 Milliliter pro Minute spricht man von einer chronischen Nierenschwäche. Unterhalb von etwa 10 bis 15 Milliliter pro Minute wird meist eine Dialyse oder ein Spenderorgan nötig. Um sich das aufwendige 24-Stunden-Urinsammeln zu ersparen, schätzen Ärzte die GFR oft anhand der Kreatininwerte im Blut.

Auf einen Blick

Die glomeruläre Filtrationsrate GFR verrät, wie gut die Nieren ihre Filteraufgabe erledigen. Die Tabelle zeigt, was die Werte, die der Arzt ermittelt hat, bedeuten.

Filtrationsrate GFR (ml/min)	bedeutet ...
≥ 90	Nierenfunktion normal oder hoch
60 - 89	Nierenfunktion leicht verringert
45 -59	Nierenfunktion leicht bis moderat verringert
30 - 44	Nierenfunktion moderat bis stark verringert
15 - 29	Nierenfunktion stark verringert
< 15	Nierenversagen

DIE VAGINA IM CHECK

Ob eine Scheide als trocken gilt, hängt nicht von Grenzwerten ab, sondern vom individuellen Empfinden der Frau. Ein Selbsttest wie in den anderen Kapiteln dieses Buchs macht deshalb hier keinen Sinn.

Wer unter trockener Scheide leidet, spürt das mehr als deutlich. Die altersbedingte Verdünnung des Genitalgewebes wird am eigenen Leib erfahren. Die Vagina fühlt sich trocken und wund an, brennt oder juckt und schmerzt beim Sex. Scheidentrockenheit ist das Hauptsymptom für die vulvovaginale Atrophie, also den Gewebeschwund im Genitalbereich.

GEWEBEABBAU NACH DEN WECHSELJAHREN

Bei manchen Frauen bildet sich nach den Wechseljahren nicht nur die Scheidenwand zurück, sondern auch das Gewebe von Harnblase und Harnleiter. Eine überaktive Blase und wiederkehrende Harnwegsinfekte sorgen dafür, dass auch dieses Phänomen leider kaum zu ignorieren ist.

Der Arzt stellt die Diagnose vulvovaginale Atrophie bei einer gynäkologischen Untersuchung. Er wird sich zunächst eingehend nach den typischen Symptomen erkundigen. Spezielle Fragebögen (zum Beispiel Vaginal Health Index, Vaginal Aging Questionnaire) können den Behandler dabei unterstützen, das Ausmaß der Beschwerden zu objektivieren.

Dabei prüft er auch, ob möglicherweise Krankheitserreger hinter den Beschwerden stecken. Entscheidend ist jedoch die gynäkologische Untersuchung: Zeigt sich die Scheidenhaut dünn, trocken und verletzlich, spricht das für eine vaginale Atrophie. Ein erhöhter pH-Wert deutet ebenfalls darauf hin, dass der Niedergang der weiblichen Sexualhormone hinter der Veränderung steckt. Durch den Mangel an Laktobazillen steigt der pH-Wert auf über 4,5 an. Eine Gewebeprobe oder ein vaginaler Ultraschall können die Diagnose erhärten.

DIE PROSTATA IM CHECK

Probleme mit der Prostata sind ab einem gewissen Alter nicht ungewöhnlich. Ob die Symptome Krankheitswert haben, verrät dieser Selbsttest, den die amerikanische Urologengesellschaft entwickelt hat.

Mit dem Alter wächst die Prostata, das ist normal (siehe Seite 199). Bei jedem zweiten Mann ab 50 Jahren vergrößert sich die Drüse allerdings über das übliche Maß hinaus. Die Folgen: starker Harndrang, schwacher Harnstrahl. Ob diese Beschwerden noch im Rahmen des Üblichen liegen, ist mitunter schwer zu sagen. Aus diesem Grund hat die American Urological Association (AUA) einen standardisierten Selbsttest entwickelt, der Betroffenen hilft, ihr Problem besser einzuschätzen.

SELBSTSTEST MISST STÄRKE DER BESCHWERDEN

Der »International Prostate Symptom Score«, kurz IPSS (siehe Seite 212, Quelle siehe Seite 237), besteht aus sieben Fragen zu körperlichen Aspekten, die im Zusammenhang mit benigner Prostatahyperplasie (BPH) stehen. Alle Angaben beziehen sich auf die vergangenen vier Wochen. Je nach Ausprägung der Symptome sind 0 bis 5 Punkte zu vergeben. Insgesamt ist eine maximale Punktzahl von 35 möglich. Die Auswertung verrät, wie ernst Patienten die Beschwerden nehmen sollten und ob eine Vorsorgeuntersuchung nötig ist. Der IPSS ermöglicht für sich genommen keine Diagnose, sondern misst nur die Stärke der Beschwerden, die beim Wasserlassen auftreten.

Der Fragebogen kommt auch Männern zugute, die bereits wegen BPH in Therapie sind. Wenn Patienten den Selbsttest zu Beginn der Behandlung absolvieren und dann nach einigen Monaten erneut, können sie anhand der veränderten Punktzahlen ablesen, ob ihre Therapie von Erfolg gekrönt ist.

DIE AUSWERTUNG

0 bis 7 Punkte: Sie haben allenfalls leichte Beschwerden.

8 bis 19 Punkte: Ihre Symptome sind moderat. Der Grund könnte eine Erkrankung der Prostata sein – am besten von einem Arzt abklären lassen!

20 bis 35 Punkte: Ihre Beschwerden sind schwer. Falls noch nicht geschehen: Lassen Sie von einem Urologen überprüfen, ob Sie an der Prostata erkrankt sind.

SELBSTTEST ZUR PROSTATAGESUNDHEIT

Sind meine Probleme mit der Prostata noch im Rahmen? Sieben simple Fragen verraten, ob die Vorsteherdrüse bereits zur Problemzone geworden ist.

	Niemals	**Seltener als in einem von fünf Fällen**	**Seltener als in der Hälfte der Fälle**	**Ungefähr in der Hälfte der Fälle**	**In mehr als der Hälfte der Fälle**	**Fast immer**
Wie oft hatten Sie das Gefühl, dass Ihre Blase nach dem Wasserlassen nicht ganz entleert war?	0	1	2	3	4	5
Wie oft mussten Sie innerhalb von 2 Stunden ein zweites Mal Wasser lassen?	0	1	2	3	4	5
Wie oft mussten Sie beim Wasser lassen mehrmals aufhören und wieder neu beginnen (Harnstottern)?	0	1	2	3	4	5
Wie oft haben Sie Schwierigkeiten, das Wasserlassen hinauszuzögern?	0	1	2	3	4	5
Wie oft hatten Sie einen schwachen Strahl beim Wasserlassen?	0	1	2	3	4	5
Wie oft mussten Sie pressen oder sich anstrengen, um mit dem Wasserlassen zu beginnen?	0	1	2	3	4	5
Wie oft sind Sie im Durchschnitt nachts aufgestanden, um Wasser zu lassen?	Niemals 0	Einmal 1	Zweimal 2	Dreimal 3	Viermal 4	Fünfmal oder öfter 5

REGENERATION FÜR DEN WEIBLICHEN INTIMBEREICH

Scheidentrockenheit nach den Wechseljahren gehört zu den Problemen, die sich nicht von allein lösen. Eine lokale Form der Hormontherapie verwandelt die Trockenzonen wieder zurück in Feuchtgebiete.

Es gibt unterschiedliche Behandlungen, die Frauen nach der Menopause gegen Symptome wie Juckreiz oder Brennen in der Scheide helfen. Weil die Beschwerden durch das Absinken des Östrogenspiegels ausgelöst werden, gilt eine lokale Hormontherapie als Patentlösung. Im Vaginalbereich fördern Östrogene Durchblutung, Zellerneuerung und Feuchtigkeitssekretion. Doch es gibt auch hormonfreie Alternativen.

GENIAL FÜRS GENITAL

Eine Behandlung mit östrogenhaltigen Cremes, Zäpfchen und Vaginalring führt der Vaginalhaut gezielt die fehlenden Hormone zu. Die Therapie wirkt praktisch ausschließlich vor Ort: das heißt an Scheide, Schamlippen und Harnröhre beziehungsweise Blase. Weil die rezeptpflichtigen Präparate entsprechend niedrig dosiert sind, bleiben nennenswerte Effekte auf den Organismus aus. Daher eignet sich die lokale Östrogentherapie auch für Frauen, die keine systemischen Hormone nehmen dürfen oder wollen. Frauen, die hingegen eine systemische Hormontherapie gegen Wechseljahresbeschwerden erhalten, haben meist weniger oder keine Probleme im Bereich von Scheide und Vulva. Aber auch bei ihnen ist gelegentlich eine zusätzliche lokale Therapie notwendig.

CREMES UND ZÄPFCHEN MIT ESTRIOL

Vaginalcremes und – zäpfchen enthalten als Wirkstoff meist Estriol, ein schwaches Östrogen. Diese regelmäßige Hormondosis hilft den Schleimhautzellen, sich zu regenerieren und wieder mehr Feuchtigkeit zu speichern. Es macht die Schleimhaut robust, wird aber kaum ins Blut aufgenommen. Die etablierte Tagesdosis liegt bei 0,5 Milligramm. Die maximale Wirkung wird nach einer Behandlung von 14 bis 21 Tagen erreicht.
Häufig reicht es, die Creme oder das Vaginalzäpfchen nur alle 2–3 Tage zu verwenden. Allerdings sollte die Behandlung dauerhaft durchgeführt werden. Es ist ein wenig wie mit der Topfpflanze auf der Fensterbank. Auch die muss regelmäßig gegossen werden, um zu gedeihen.

VAGINALRING

Der Ring wird in die Scheide eingesetzt und enthält ein Estradiol-Depot, das 90 Tage lang täglich etwa 7,5 Mikrogramm des Hormons freisetzt – eine sehr geringe Menge. Nach dieser Zeit wird der flexible Silikonring von der Anwenderin gewechselt. Vaginalringe stören nicht beim Sex und wirken genauso gut wie die östrogenhaltigen Cremes oder Zäpfchen.

HORMONFREIE BEFEUCHTUNGSMITTEL

Wer ganz auf Östrogene verzichten möchte, etwa nach einer Brustkrebserkrankung, kann auch zu hormonfreien Feuchtigkeitsmitteln greifen. Die rezeptfreien Cremes und Gele enthalten zumeist Hyaluronsäure oder Glycerin, die Wassermoleküle binden. Sie hydratisieren die Scheidenhaut, beheben allerdings nicht den Östrogenmangel, der die Vaginalatrophie verursacht. Die Anwendung erfolgt je nach Ausmaß der Beschwerden täglich oder auch zwei- bis dreimal pro Woche. Manche Produkte enthalten zugesetzte Milchsäure, die das Scheidenmilieu stabilisieren und Infektionen vorbeugen soll. Der Östrogen-Mangel verändert nämlich auch den pH-Wert der Scheide, sie wird basischer. Das macht die Vagina anfälliger für Trockenheit und Infektionen. Speziell für die Scheidenflora entwickelte Probiotika als Pulver oder Tabletten sind zudem in der Apotheke erhältlich. Eine weitere Alternative bieten Gleitgele, die vor dem Sex aufgetragen werden. Sie sind in der Regel entweder wasserbasiert, silikonhaltig oder fettbasiert.

VAGINALER LASER

Als vergleichsweise neue Behandlungsmöglichkeit kann eine Lasertherapie Linderung bei vaginaler Atrophie verschaffen. Die konzentrierten Lichtimpulse stimulieren die Kollagenproduktion und kurbeln die Durchblutung des Vaginalgewebes an. Das verbessert Feuchtigkeit und Elastizität der Scheidenwände. Für die etwa 15-minütige, schmerzarme Behandlung wird die Sonde nach einer lokalen Betäubung mithilfe einer Creme in die Scheide eingeführt, ähnlich wie beim vaginalen Ultraschall, und die Vaginalwand wird per fraktioniertem Laserlicht stimuliert. Der Nachteil: Es sind mehrere Sitzungen nötig und die gesetzlichen Kassen übernehmen die Kosten für eine Laserbehandlung gegen Scheidentrockenheit (ca. 350 Euro) nicht. Außerdem fehlen Langzeitstudien, die zeigen, dass die positiven Effekte auf das Vaginalgewebe anhalten.

REGELMÄSSIGER SEX

Abschließend noch ein rezeptfreies und kostenloses Mittel für mehr urogenitale Gesundheit: Sex. Regelmäßiger Geschlechtsverkehr – gerade zu Beginn der Wechseljahre – verbessert die Durchblutung der Vagina. Das kommt wiederum der natürlichen Lubrikation zugute, der Befeuchtung der Vagina sowie der äußeren Geschlechtsorgane. Hilfreich ist es dabei, sich beim Vorspiel Zeit zu lassen. So kann sich die Feuchtigkeit, die durch die Erregung entsteht, prima in der Vagina verteilen.

DIE PROSTATA STÄRKEN

Es gibt eine Reihe von Methoden, um eine vergrößerte Vorsteherdrüse zu verkleinern. In leichten Fällen besteht die beste Therapie manchmal darin, nichts zu tun.

Das Erfreuliche an der gutartigen Vergrößerung der Prostata ist nicht nur, dass es sich um keine bösartige Erkrankung wie Prostatakrebs handelt. Positiv ist auch, dass sich das Problem meist über Jahre entwickelt. Falls die Beschwerden beim Wasserlassen derart störend werden, dass sie eine Behandlung nötig machen, bleibt also genügend Zeit, um die Vor- und Nachteile der einzelnen Behandlungsmöglichkeiten abzuwägen. Zu den Behandlungsmöglichkeiten beim benignen Prostatasyndrom (BPS) (siehe Seite 199) zählen:

AKTIVES ABWARTEN

Bei milden Symptomen reicht oft eine Strategie des beobachtenden Abwartens. Dabei kontrolliert der Urologe etwa einmal im Jahr, ob sich die Erkrankung verschlechtert. Zu dem Check-up gehören üblicherweise das Erheben der Beschwerden, eine körperliche Untersuchung sowie ein Urin- und Bluttest. Für dieses kontrollierte Zuwarten spricht, dass sich laut der »Leitlinie Benignes Prostatasyndrom« bei 20 bis 30 Prozent der Patienten das Prostatasyndrom im Lauf der Zeit ganz von selber bessert. Eine Reihe von Verhaltensmaßnahmen unterstützt das aktive Nichtstun zusätzlich:

- Beschränken Sie die Flüssigkeitszufuhr auf etwa 1,5 Liter am Tag, gleichmäßig über den Tag verteilt trinken.
- Mit Kaffee, Alkohol und scharfen Gewürzen lieber geizen – diese Genussmittel wirken harntreibend beziehungsweise harnreizend.
- Nehmen Sie keine diuretisch wirksamen, also wassertreibenden Medikamente am Abend ein.
- Streichen Sie die Harnröhre nach dem Pinkeln aus, um zu verhindern, dass Urin nachtröpfelt.
- Geben Sie bei leichtem bis mäßigem Harndrang dem Bedürfnis, auf die Toilette zu rennen, nicht gleich nach. Das trainiert die Blase, etwas größere Mengen Urin zu speichern.

PFLANZLICHE MITTEL

Wer nur leichte Probleme mit seinem Abwasserkanalsystem hat, kann es mit rezeptfreien Präparaten aus der Apotheke probieren. Die meisten Mittel enthalten Phytosterole, also Verwandte der männlichen Geschlechtshormone. Ein im Laborversuch nachgewiesener Effekt dieser Inhaltsstoffe besteht darin, dass sie ein Enzym namens 5-Alpha-Reduktase hemmen, das Testosteron in die aktive Form Dihydrotestosteron umwandelt. Auf diese Weise wird die Produktion von Testosteron gebremst und schließlich das hormonabhängige Wachstum der Prostata. Zudem sollen Phytosterole die Vorsteherdrüse etwas abschwellen lassen und den nächtlichen Harndrang vermindern. Zu den Präparaten, die nach diesem Prinzip arbeiten, zählen Extrakte aus den Früchten der Sägepalme (Serenoa repens), Extrakte aus Kürbissamen (Cucurbita pepo) und Zubereitungen aus Brennnesselwurzeln (Urtica dioica). Diese drei Produkte sind bei leichten Symptomen am beliebtesten. Manche der Arzneien kombinieren Extrakte aus unterschiedlichen Pflanzen. Alle frei verkäuflichen Prostatamittel eint, dass sie gut verträglich sind, das Wachstum der Prostata leider nicht stoppen können und insgesamt eher schwach wirken. Das Therapieprinzip lautet mitunter: »Versuch macht kluch«. Ungeeignet sind die Phytos bei obstruktiven Beschwerden, da sie das Prostatavolumen sowie die Blockierung am Blasenauslass nicht beeinflussen.

MEDIKAMENTE

Wer nachts mehrfach auf die Toilette muss und auch tagsüber ständig mit Harndrang zu tun hat, weil die Blase sich nicht mehr richtig leert, dem kann eine Reihe von rezeptpflichtigen Medikamenten wirksam helfen:

- **Alpha-Blocker:** Das am häufigsten bei BPS verschriebene Mittel nennt sich Tamsulosin. Das Molekül entspannt die Muskulatur von Prostata und Blasenhals, so kann der Urin besser abfließen. Tamsulosin gehört zur Arzneimittelklasse der sogenannten Alpha-1-Rezeptor-Blocker (wie auch Alfuzosin, Doxazosin, Silodosin, Terazosin). Alphablocker werden seit mehr als 30 Jahren eingesetzt und sind oft die erste Wahl, um das Wasserlassen zu erleichtern. Die Wirkung tritt innerhalb weniger Tagen ein und scheint etliche Jahre lang anzuhalten. Die Medikamente verkleinern die Prostata allerdings nicht und sie stoppen auch nicht ihr Wachstum.
- **5-Alpha-Reduktase-Hemmer:** Diese Mittel bremsen nicht nur das Wachstum der Prostata, sie können ein vergrößertes Organ sogar um 18 bis 28 Prozent schrumpfen lassen. Das gelingt ihnen, indem sie das Enzym hemmen, das mithilft, Testosteron in seine aktive Form Dihydrotestosteron (DHT) umzuwandeln. DHT gilt als Hauptverursacher der Prostatavergrößerung. Die 5-Alpha-Reduktase-Hemmer helfen prima, es kann allerdings drei bis sechs Monate dauern, bis eine spürbare Wirkung einsetzt. In Deutschland werden zwei Wirkstoffe aus der Klasse der 5-Alpha-Reduktase-Hemmer eingesetzt. Diese heißen Finasterid und Dutasterid (Letzteres als Kombipräparat mit dem Alphablocker Tamsulosin).
- **weitere Medikamente:** Liegt das Problem speziell in der überaktiven Blase, kann der Urologe Muskarin-Rezeptor-Antagonisten (MRAs) verschreiben. Diese Arzneien setzen nicht an der Prostata selbst an, sondern an der Harnblase, deren Muskulatur sie entspannen. Für Patienten, denen MRAs keine Besserung bringen oder bei denen diese Arzneien störende Nebenwirkung hervorrufen – am häufigsten tritt Mundtrockenheit auf –, hilft womöglich ein Wirkstoff namens Mirabegron. Männern, die sowohl mit gutartiger Prostatavergrößerung als auch mit Erektionsstörungen kämpfen, wird der Arzt womöglich das Potenzmittel Tadalafil verschreiben. Als einziges Präparat aus seiner Wirkstoffklasse besitzt es eine Zulassung bei Prostataproblemen.

OPERATION

Wenn Tabletten bei BPS nicht mehr helfen, ist eine urologische OP die beste Wahl. Der Eingriff wird auch nötig, wenn die vergrößerte Prostata immer wieder zu Harnwegsinfekten, Blasensteinen oder anderen Folgeerkrankungen führt. Bei der OP wird das Organ so verkleinert, dass es nicht mehr auf Blase und Harnröhre drückt und der Urin wieder normal abfließt. Es gibt eine Reihe von unterschiedlichen Verfahren:

DIE STANDARDVERFAHREN

Goldstandard der Prostatachirurgie ist eine Methode, bei der Chirurgen das überschüssige Gewebe per elektrischer Drahtschlinge abtragen, die durch ein dünnes Röhrchen in die Harnröhre (Urethra) eingeführt wird. Entsprechend heißt das Verfahren transurethrale Resektion der Prostata, kurz TURP. Die OP dauert etwa 90 Minuten, anschließend liegt man zumeist für zwei bis sieben Tage im Krankenhaus und trägt einige Tage lang einen Katheter. Bis die Prostata vollständig verheilt ist, kann es einige Monate dauern. 75 von 100 Männern hilft die TURP so gut, dass sie nach der OP nachts nur noch einmal oder gar nicht mehr zur Toilette müssen. Häufigste Nebenwirkung mit 60 bis 90 Prozent ist ein trockener Samenerguss, bei dem die Ejakulation in die Harnblase erfolgt. Das Phänomen mindert die Fruchtbarkeit, ist ansonsten aber harmlos. In den letzten Jahren haben sich verschiedene Weiterentwicklungen der TURP etabliert, mit etwas anderen Instrumenten und Methoden, aber vergleichbar guten Resultaten.

Ein anderes bewährtes Verfahren mit ähnlich klingendem Namen ist die transurethrale Inzision der Prostata, kurz TUIP. Dabei schneidet der Arzt das Prostatagewebe am Übergang zum Blasenhals ein, um der bedrängten Harnröhre mehr Luft zu verschaffen. Die TUIP ist sinnvoll, wenn die Vorsteherdrüse noch nicht zu groß ist.

DIE NEUEREN VERFAHREN

Neben den Standardmethoden wie TURP und TUIP existieren noch eine ganze Reihe von weiteren Operationsverfahren, um die Prostata zu verkleinern. Die meisten dieser Techniken arbeiten mit dem Laser (zum Beispiel Holmium-Laserenukleation der Prostata, HoLEP). Das Instrument wird ähnlich wie die Elektroschlinge beim TURP durch die Harnröhre zur Prostata vorgeschoben. Der Vorteil des blutungsarmen Laserns ist, dass die Behandlung den Krankenhausaufenthalt und die Katheterbehandlung nach der OP etwas verkürzt. Welches Operationsverfahren am besten geeignet ist, hängt von verschiedenen Faktoren ab wie der Größe des Organs, dem Alter, Körpergewicht oder Gesundheitszustand. Meist spezialisieren sich Kliniken auf bestimmte Verfahren und bieten nicht das ganze OP-Spektrum an.

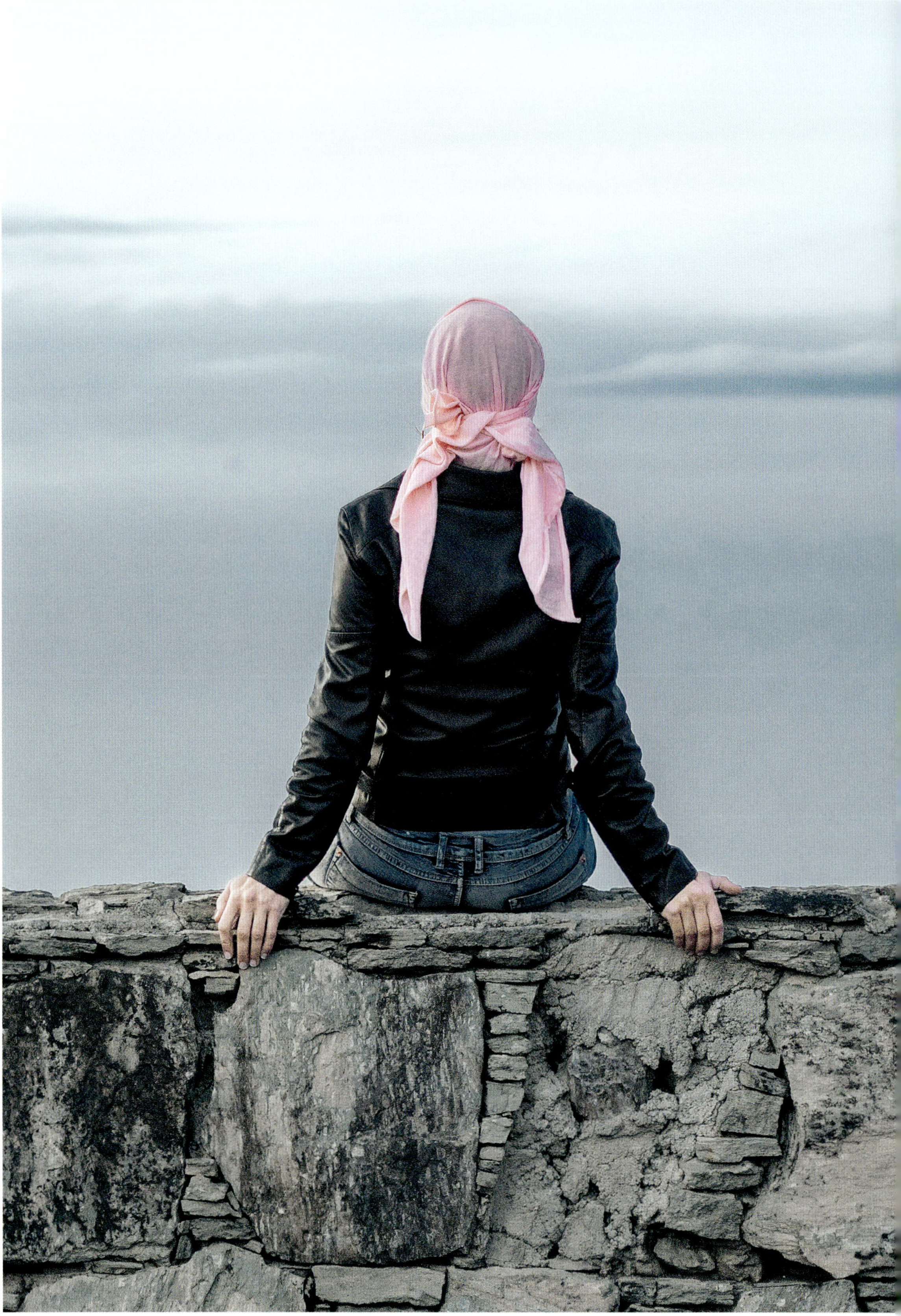

Krebs

Wer über das Altern schreibt, muss auch über Krebs reden. Denn mit den Jahren wächst das Risiko, dass Körperzellen außer Kontrolle geraten. Umso wichtiger ist es, Vorbeugung und Früherkennung zu nutzen.

DER FEIND IN UNSEREM KÖRPER

Krebs ist eine der größten Herausforderungen für unsere Gesundheit. Die gute Nachricht: Im Kampf gegen die Erkrankung verschieben sich die Kräfteverhältnisse zugunsten des Lebens.

In den vergangenen Kapiteln dieses Buchs ging es darum, wie wir Vitalität und Jugendlichkeit unserer Organe möglichst lange Zeit erhalten. Dabei gibt es Zellen im Körper, die sozusagen von Natur aus über diese Eigenschaften verfügen. Sie altern nicht, sie sterben nicht – ihnen ist schlichtweg kein Verfallstermin eingeprägt. Klingt gut? Leider, nein! Denn dummerweise handelt sich um Tumorzellen.

GRENZENLOSES WACHSTUM

Während die meisten gesunden Körperzellen ein eingebautes Ablaufdatum besitzen, setzen sich ihre bösartigen Geschwister über diese natürliche Grenze hinweg. Sie wachsen schrankenlos, zerstören Gewebe und verteilen ihre Saat im Körper. Diese Metastasen sind der wahre Schrecken bei Krebserkrankungen. Sie sind aggressiver als der eigentliche Tumor und schwieriger zu bekämpfen. Neun von zehn Krebstodesfällen gehen auf das Konto der Absiedelungen. Jede Minute bekommt ein Mensch in Deutschland eine Krebsdiagnose. Knapp eine halbe Million Männer und Frauen pro Jahr. Jeder zweite Mann und jede zweite Frau muss damit rechnen, im Lauf des Lebens an Krebs zu erkranken. Zu den häufigsten Geschwulsten zählen: Brustkrebs, Prostatakrebs, Darmkrebs, Lungenkrebs, Hautkrebs und Gebärmutterhalskrebs.

DEFEKTE AN DER DNA

Schuld an Tumoren sind Schäden am Erbgut der Zellen. Die Gene erteilen jeder einzelnen Körperzelle Anweisungen, wie sie zu funktionieren hat. Sie schreiben ihr vor, welche Substanzen sie bilden soll, und kontrollieren ihr Wachstum. Ein klitzekleiner Fehler in diesem System kann die Grundlage für ein späteres Karzinom legen. Solche Defekte treten zumeist spontan auf, etwa durch zufällige Kopierfehler bei der Verdopplung der DNA-Stränge vor jeder Zellteilung.

Dabei löst nicht jede Mutation, die in einer unserer hundert Billionen Körperzellen passiert, sofort Krebs aus. Das vereiteln ausgeklügelte Reparatursysteme. Verändern sich jedoch Erbfaktoren, die das gesunde Zellwachstum regulieren, steigt das Risiko. Beispielsweise wird aus einer harmlosen Zelle des Dickdarms erst dann eine Krebszelle, wenn Mutationen in sieben verschiedenen Genen auftreten.

Besonders schädlich sind Defekte an sogenannten Tumorsuppressor-Genen. Diese Erbfaktoren unterdrücken die Fähigkeit der

Körperzellen, sich unkontrolliert zu vermehren. Eine Mutation in diesem Gen lässt die Zelle vergessen, dass sie in einem sozialen Verbund lebt – sie beginnt, sich hemmungslos zu teilen.

Mit zunehmender Lebenszeit häufen sich solche Abschreibefehler beim Kopieren der Erbinformation. Gleichzeitig sinkt die Fähigkeit unserer Reparaturmechanismen und Abwehrsysteme, diese DNA-Schäden auszubessern. Aus diesem Grund treten fast alle Krebserkrankungen bei älteren Menschen häufiger auf als bei jüngeren. Etwas mehr als die Hälfte aller Betroffenen zählen zwischen 60 und 79 Jahre. Ein Fünftel ist zwischen 40 und 59 Jahre alt.

MIT DEM ALTERN AUFHÖREN?

Einfach aufhören zu altern, wäre eine tolle Lösung, ist aber leider keine realistische Option. Was hingegen geht: das biologische Alter behandeln. Die dazu nötigen Werkzeuge haben Sie in diesem Buch bereits ausgiebig kennengelernt. Die beiden wichtigsten Tools sind Sport und eine pflanzenbetonte Ernährung. Was Menschen vor Herzinfarkt, Diabetes, Alzheimerdemenz oder Arthrose schützt, senkt zugleich das Risiko, dass sich harmlose Körperzellen in kriminelle Elemente verwandeln, die uns nach dem Leben trachten.

Wir fassen also noch einmal zusammen:

- Wer mindestens zwei- bis dreimal pro Woche in die Turnschuhe schlüpft, insgesamt wenigstens zweieinhalb Stunden lang, senkt das Risiko für sieben Krebsarten um 20 bis 30 Prozent: Das betrifft Brustkrebs, Dickdarmkrebs, Nierenkrebs, Blasenkrebs, Magenkrebs sowie Speiseröhrenkrebs und Gebärmutterschleimhautkrebs. Ein Grund ist, dass Sport die natürlichen Killerzellen des Immunsystems aktiviert. Diese Abwehrspezialisten kümmern sich darum, Tumorzellen zu entdecken und unschädlich zu machen.
- Eine pflanzenbetonte und ballaststoffreiche Ernährung mit reichlich Gemüse, Obst, Salaten, Getreideprodukten, Hülsenfrüchten und Kräutern senkt das Krebsrisiko laut WHO um 11 Prozent. Der Zusammenhang besteht unter anderem darin, dass diese Diät krebsförderliches Übergewicht verhindert. Außerdem enthält Grünzeug sekundäre Pflanzenstoffe, die eine direkt krebspräventive Wirkung haben. Welche Lebensmittel vor Tumoren schützen können, lesen Sie auf Seite 28.

EINE FRAGE DES ALTERS

Wer mehr als 15 Zigaretten täglich raucht, erhöht sein Risiko, an Lungenkrebs zu erkranken, gegenüber einem Nichtraucher um das 40-Fache. Wer 81 Jahre alt ist, hat im Vergleich zu einem 18 Jahre alten Menschen ein um den Faktor 2000 erhöhtes Risiko. Bei einem 81-Jährigen mit ausgeprägtem Übergewicht klettert die Krebsgefahr sogar um den Faktor 4000. Tumorzellen lieben die speziellen Hormone, die das Fettgewebe von übergewichtigen Menschen aussendet.

ANTI-AGING UND KREBSVORSORGE GEHEN HAND IN HAND

Wer Krebs vorbeugt, betreibt zugleich wirkungsvolles Anti-Aging – und umgekehrt. Beide Gesundheitsstrategien ergänzen sich perfekt.

Man könnte es die Nimm-2-Formel nennen. Wer vermeiden will, an einem Tumor zu erkranken, muss weitgehend zu denselben Maßnahmen greifen wie jemand, der lediglich das Altern hinausschieben will. In beiden Fällen geht es darum, die Gesundheit auf zellulärer Ebene zu fördern und krankhafte Zellveränderungen zu vermeiden.

FREIE RADIKALE

Eine zentrale Rolle für beide Strategien spielt die Bekämpfung von oxidativem Stress, der durch freie Radikale entsteht. Diese chemisch instabilen Moleküle werden als Nebenprodukte des Stoffwechsels vom Körper selbst gebildet, aber auch durch eine Reihe von äußeren Faktoren hervorgerufen wie etwa Zigarettenrauch, Umweltgifte oder intensive Sonnenbestrahlung. In geringer Dosis sind die reaktiven Sauerstoffspezies durchaus nützlich. So machen sich die Granulozyten der Immunzellen die Wirkung der freien Radikale zunutze, um Bakterien abzuwehren.

Eine Überfrachtung des Körpers mit den angriffslustigen Sauerstoffteilchen wird allerdings zum Problem. Als biologische Extremisten schädigen die freien Radikale Zellstrukturen, Zellmembranen und ganze Gewebe. Diese Defekte häufen sich mit der Zeit. Kommt es zur Beschädigung von DNA und zu Genmutationen, können Zellen entarten. Zu den Erkrankungen, die direkt oder indirekt mit den hoch reaktiven Molekülen in Verbindung gebracht werden, zählen beispielsweise Demenz, Arteriosklerose, Diabetes mellitus – und eben auch Tumoren.

CHRONISCHE ENTZÜNDUNGEN

In engem Zusammenhang mit den freien Radikalen – und damit mit Krebs und Alterung – stehen chronische Entzündungen. Auslöser für die stillen Inflammationen sind beispielsweise Virusinfektionen, Umweltgifte und eine fett- und zuckerreiche Ernährung. Auch Stress und Übergewicht fördern Entzündungen – lauter alte Bekannte also, denen Sie in diesem Buch wiederholt begegnet sind. Diese Faktoren lösen eine ständige Aktivierung des Immunsystems aus. Das führt zu permanentem oxidativem Stress und der Freisetzung von freien Radikalen, die letztlich zu noch mehr Entzündungen führen: ein echter Teufelskreis.

KARZINOGENE VERMEIDEN

Ein Lebensstil, der oxidativen Stress reduziert, macht sich also doppelt bezahlt. Er hält die Organe jung und schützt die Körperzellen davor, zu entarten und sich unkontrolliert zu vermehren. Konkret heißt das: Es gilt, die Faktoren zu vermeiden, die krankhafte Veränderungen in den Zellen ankurbeln. Zu diesen sogenannten Karzinogenen zählen die bekannten Auslöser wie Zigarettenrauchen und starke UV-Strahlung, aber auch Fettleibigkeit, zu viel Alkohol oder Ansteckung mit Hepatitis-B-Viren, humanen Papillomviren oder anderen Erregern. Dabei tragen diese Faktoren auf unterschiedliche Art zur Krebsentstehung bei. Einige Karzinogene stimulieren wie beschrieben oxidative Stressprozesse in Zellen, was zu einem Anstieg freier Radikale führt. Andere wirken auch direkt auf die DNA, indem sie chemisch mit dem Gen-Faden interagieren.

ERBLICHE VORBELASTUNG

Wer die potenziellen Krebsauslöser meidet, senkt das Risiko, an einem Tumor zu erkranken. Wahr ist aber leider auch: Einen garantierten Schutz gibt es nicht. Selbst vegan lebende Triathleten können Krebs kriegen. Das liegt zum einen daran, dass manche Menschen von Geburt an ein erhöhtes Tumorrisiko aufweisen. Sie tragen im Erbmaterial ihrer Zellen Veränderungen, die die Erkrankung fördern. Etwa fünf Prozent aller Krebserkrankungen sind erblich bedingt. Dazu zählen Brust- und Eierstockkrebs, Prostatakrebs und Dickdarmkrebs und Schwarzer Hautkrebs. Typisch für ein erblich bedingtes Tumorsyndrom ist, dass mehrere Generationen einer Familie hintereinander an Krebs erkranken. Oft bricht die Erkrankung schon vor dem 50. Geburtstag aus. Gewissheit verschafft ein Gentest.

DAS VERMEIDBARE DRITTEL

Zusammengerechnet gehen 37 Prozent aller jährlichen Krebsfälle in Deutschland auf das Konto vermeidbarer Risikofaktoren, hat man am Deutschen Krebsforschungszentrum (DFKZ) in Heidelberg ausgerechnet. Oder andersherum formuliert: Ein gesunder Lebensstil senkt das Risiko für die bösartigen Wucherungen um mehr als ein Drittel.

KÖNIG ZUFALL

Und dann gibt es noch den Krebsauslöser Nummer eins: hundsgemeines, ordinäres Pech. Zwei Drittel aller Mutationen, die dazu führen, dass Körperzellen auf die schiefe Bahn geraten, entstehen durch einen zufälligen Kopierfehler bei der Zellteilung. Das entdeckten Forscher der Johns Hopkins University School of Medicine in Baltimore (US-Bundesstaat Maryland), nachdem sie die Tumorhäufigkeit in bestimmten Organen und die Vermehrungsraten der Stammzellen in diesen Geweben untersuchten.

Diese zufälligen Mutationen finden, wie zu Beginn dieses Kapitels beschrieben, bei jeder Zellteilung statt. Die meisten Veränderungen bleiben zum Glück ohne Folgen: etwa weil nur unwichtige Genabschnitte verändert sind, weil die Zelle sofort abstirbt oder weil die Immunabwehr die entarteten Zellen gleich beseitigt. Funktioniert die Abwehrkette allerdings nicht, wird es heikel. Die Zelle entartet. Sie beginnt, sich unkontrolliert zu teilen – ein Tumor wächst. Zunächst besteht er aus wenigen bösartigen Zellen, doch diese verdrängen nach und nach gesundes Gewebe. Besonders hoch ist der Anteil der Zufallsmutationen bei Geschwulsten der Prostata und im Gehirn. Hier gehen laut der US-Studie 95 Prozent aller Mutationen auf Abschreibefehler zurück –

also fast alle. Bei Lungenkrebs hingegen liegt der Pech-Quotient bei lediglich 35 Prozent. Hier ist Rauchen Ursache Nummer eins. Bei Bauchspeicheldrüsenkrebs entstehen 77 Prozent der kritischen Mutationen durch Zufall, 18 Prozent durch Alkohol, Übergewicht sowie Rauchen und fünf Prozent durch Vererbung.

KREBS UND ALTER

Je älter man wird, desto größer das Risiko, an Krebs zu erkranken. So die Faustregel. Manche Tumoren treffen aber auch Jüngere. Bei Kindern ist Leukämie die häufigste Krebsart. Wenn Männer im jungen und mittleren Alter an Krebs erkranken, ist das meistens Hodenkrebs. Die Grundlage für diese gut behandelbaren Tumoren wird vermutlich bereits im Mutterleib gelegt, wenn Keimzellen eine falsche Programmierung erhalten. Ab dem mittleren Alter steigt das Risiko für Prostatakrebs. Bei Frauen zwischen 20 und 29 Jahren lautet die häufigste Diagnose Hautkrebs. Sie erkranken öfter an einem Malignen Melanom als gleichaltrige Männer. Experten machen insbesondere Solariumsbesuche für diesen Trend verantwortlich. Ab 30 Jahren überwiegt Brustkrebs. Im mittleren Alter, zwischen 45 und 64 Jahren, nimmt die Zahl der Fälle von Gebärmutterhalskrebs zu. Dieser Tumor entwickelt sich aus einer chronischen Infektion mit humanen Papillomaviren (HPV). Sowohl bei älteren Frauen als auch bei älteren Männern liegen Darmkrebs und Lungenkrebs mit an der Spitze.

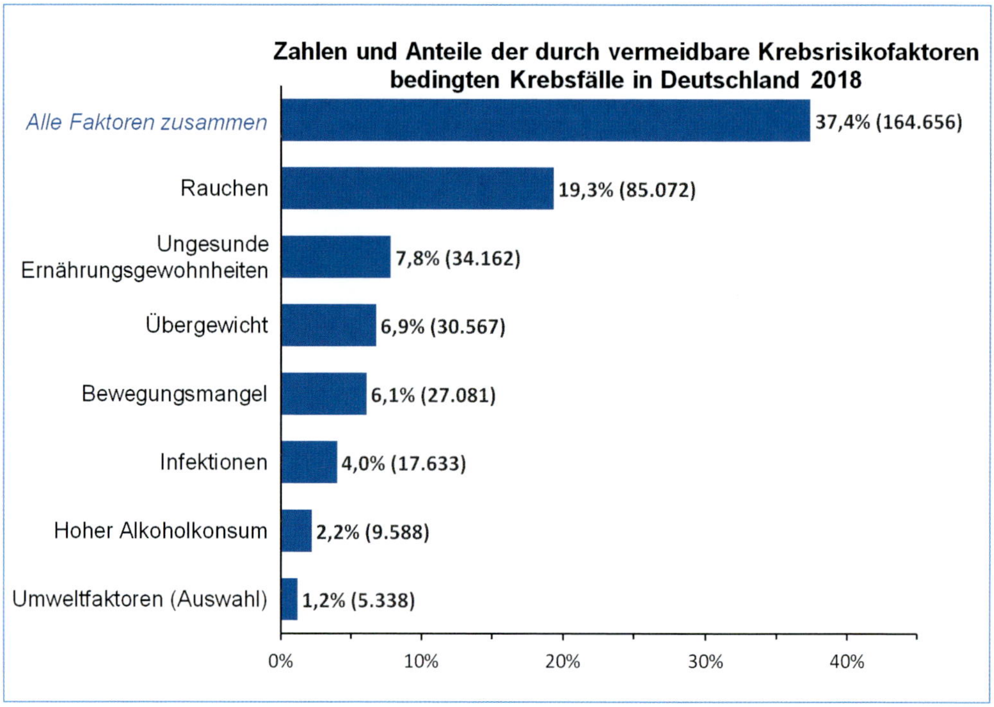

FRÜHERKENNUNG RETTET LEBEN

Je eher die ersten Anzeichen von Krebs erkannt werden, desto besser sind die Heilungschancen.

Karzinomen, die vor allem mit einer ungesunden Lebensweise zusammenhängen, lässt sich wirksam vorbeugen. Bei Tumoren der Blöder-Zufall-Kategorie klappt das nur bedingt. Hier greift ein anderes Vorgehen besser: die Früherkennung. Diese Strategie beruht auf der Beobachtung, dass die Heilungsraten bei Krebs steigen, wenn Diagnose und Therapie möglichst früh stattfinden. Denn Krebs ist in gewisser Weise wie Karies. Je eher das Problem erkannt wird, desto besser. Bei manchen Krebsarten können neun von zehn Erkrankten geheilt werden, sofern ihr Tumor im Frühstadium entdeckt wird. Hat ein Tumor hingegen bereits Metastasen gebildet, fällt es Ärzten deutlich schwerer, die Erkrankung zu beherrschen.

VORSORGEPROGRAMME NUTZEN

Für einige Krebsarten existiert ein gesetzliches Früherkennungsprogramm, bei dem die Krankenkassen die Kosten der Untersuchung übernehmen (siehe Seite 227). Studien zeigen, dass die Teilnahme an dem Krebs-TÜV Leben rettet.
Neben den Tests des gesetzlichen Früherkennungsprogramms gibt es überdies Selbstzahler-Untersuchungen, bei denen Karzinome früh entdeckt werden können. Am verbreitetsten sind die vorsorgliche Bestimmung des PSA-Werts (prostataspezifisches Antigen) bei Männern und bei Frauen der vaginale Ultraschall auf Eierstock- und Gebärmutterkrebs. Für Furore in der Onkologie sorgt das neue Liquid-Biopsy-Verfahren. Die Flüssigbiopsie erkennt Tumorzellen oder Tumor-DNA im Blut, ist aber noch nicht als Routineuntersuchung etabliert. Welche Tests im Einzelfall sinnvoll sind, besprechen Sie am besten mit Ihrem Arzt.

EIN SCHWIERIGER GEGNER

Krebs ist bekannt dafür, dass seine Behandlung knifflig ist. Bereits im Jahr 2625 vor Christus schrieb der ägyptische Universalgelehrte Imhotep fatalistisch: »Es gibt keine Heilung«. Diese Aussage trifft zum Glück

LANGSAMES WACHSTUM ALS VORTEIL

Früherkennung nutzt den Umstand, dass die meisten Karzinome langsam wachsen. Darmkrebs etwa entwickelt sich über Monate bis Jahre aus Vorstufen heraus. Auch die meisten Tumoren der Prostata sind Schleicher. Bei Mammakarzinomen gibt es Geschwulste, die langsam wachsen, aber auch solche, die schnell und aggressiv fortschreiten.

PSA-TEST

PSA ist ein Eiweiß, das nur von der Prostata gebildet wird. Karzinomzellen produzieren bis zu 10-mal mehr PSA als gesunde Prostatazellen. Deshalb eignet sich das PSA prima als Tumormarker, zumal sich seine Konzentration im Blut messen lässt (bei Werten von mehr als 10 Nanogramm pro Milliliter liegt in 50 bis 80 Prozent der Fälle Krebs vor). Allerdings: Ein niedriger Serumspiegel schließt ein Prostatakarzinom nicht aus.

nicht mehr zu, doch Tumoren bleiben ein hartnäckiger Gegner für die Medizin. Das liegt unter anderem daran, dass es sich bei Krebs um eine Vielzahl verwandter Krankheitsbilder handelt, die von unterschiedlichen Zellarten ausgehen.
Bisher sind über 250 verschiedene Krebsarten und -subtypen bekannt, die sich bezüglich Überlebenschance, Behandlungsmöglichkeiten und der Neigung zur Bildung von Metastasen unterscheiden. Hinzu kommt, dass sich Karzinome erfinderisch zeigen: Anfänglich spricht der Tumor oft auf eine Behandlung an und es gelingt, die Krebszellen in Schach zu halten. Häufig ist das Ansprechen des Tumors auf die Therapie jedoch zeitlich begrenzt und die Krebszellen werden resistent gegenüber der zuerst eingesetzten Arznei. Dann müssen andere Medikamente eingesetzt werden.

MODERNE BEHANDLUNGS-METHODEN

Neue, individuelle Therapien haben den Werkzeugkasten der Onkologen in den vergangenen Jahren und Jahrzehnten vergrößert. Das bedeutet: Zu den Klassikern Operation, Bestrahlung und Chemotherapie sind die zielgerichteten Therapien und Immuntherapien hinzugekommen. Bei den zielgerichteten Therapien passen Ärzte die medikamentöse Behandlung maßgeschneidert an die molekularen Eigenheiten des jeweiligen Tumors an. Die Immuntherapie wiederum hebelt die Strategien aus, mit denen sich Krebszellen vor der Körperabwehr verstecken.
Gerade für Patienten mit schwer behandelbaren Krebsarten wie dem metastasierten Melanom oder dem nichtkleinzelligen Lungenkarzinom bringen diese innovativen Therapien einen Lichtblick. Und selbst wo Heilung nicht möglich ist, besteht die Hoffnung auf viele beschwerdefreie Jahre: Der Krebs wird zunehmend besser gezähmt.

VAGINALER ULTRASCHALL

Im Frühstadium sind Eierstockkrebs und Gebärmutterhöhlenkrebs nicht tastbar. Die Untersuchung mit vaginalem Ultraschall ist die einzige Methode zur Früherkennung von Eierstockkrebs. Dazu wird eine stabförmige Sonde in die Scheide eingeführt, um die Geschlechtsorgane sichtbar zu machen. Die gesetzlichen Kassen übernehmen die Kosten nur, wenn ein Verdachtsfall vorliegt.

UNTERSUCHUNGEN ZUR KREBSVORSORGE

Eine Krebserkrankung verläuft oft jahrelang im Stillen. Löst sie Symptome aus, hat sich der Tumor oft schon in benachbartes Gewebe ausgebreitet. Check-ups zur Früherkennung helfen Ärzten, bösartige Geschwulste schon in der Kinderstube zu erkennen. Abhängig von Alter und Geschlecht empfehlen Experten unterschiedliche Vorsorgeprogramme. Die Krankenkassen bieten derzeit ein Früherkennungsprogramm für fünf Krebsarten an: Brustkrebs, Gebärmutterhalskrebs, Prostatakrebs, Darmkrebs und Hautkrebs. Die Untersuchungen sind kostenfrei. Bei erblicher Vorbelastung sollten die Vorsorgeuntersuchungen teilweise früher stattfinden. Zukünftig wird es für starke Raucher auch eine Lungenkrebs-Früherkennung per Niedrigdosis-Computertomographie geben. Folgende Untersuchungen zur Krebsfrüherkennung werden aktuell von den gesetzlichen Krankenkassen übernommen:

<table>
<tr><th>Organ</th><th>Frau</th><th>Mann</th><th>Häufigkeit</th></tr>
<tr><td rowspan="2">Gebärmutterhalskrebs</td><td>Von 20-34 Jahren PAP-Test</td><td>-</td><td>jährlich</td></tr>
<tr><td>Ab 35 Jahren Co-Test aus PAP- und HPV-Test</td><td>-</td><td>alle drei Jahre</td></tr>
<tr><td rowspan="2">Brust</td><td>Ab 30 Jahren Tastuntersuchung</td><td>-</td><td>jährlich</td></tr>
<tr><td>Von 50-75 Jahren Mammografie</td><td>-</td><td>alle zwei Jahre</td></tr>
<tr><td>Haut</td><td colspan="2">Ab 35 Jahren Screening bei zertifizierten Ärzten</td><td>alle zwei Jahre</td></tr>
<tr><td rowspan="3">Darm</td><td colspan="2">Von 50–54 Jahren immunologischer Test auf verborgenes Blut im Stuhl.</td><td>jährlich</td></tr>
<tr><td colspan="2">Ab 55 Jahren immunologischer Test auf verborgenes Blut im Stuhl, solange keine Darmspiegelung erfolgt ist</td><td>alle zwei Jahre</td></tr>
<tr><td>Ab 55 Jahren insgesamt zwei Darmspiegelungen im Abstand von zehn Jahren. Erfolgt die erste Darmspiegelung mit 65 Jahren oder älter, Anspruch auf eine Untersuchung.</td><td>Ab 50 Jahren insgesamt zwei Darmspiegelungen im Abstand von zehn Jahren. Erfolgt die erste Darmspiegelung mit 65 Jahren oder älter, Anspruch auf eine Untersuchung.</td><td></td></tr>
<tr><td>Prostata</td><td>-</td><td>Ab 45 Jahren Tastuntersuchung</td><td>jährlich</td></tr>
</table>

MIT TOMATEN GEGEN TUMOREN

Die richtige Kost auf dem Teller kann das Krebsrisiko senken. Entscheidend sind weniger Vitamine & Co. als vielmehr die Energiedichte eines Lebensmittels.

Die Frage, wie Ernährung und Krebs zusammenhängen, beschäftigt die Forschung wie kaum eine andere. Wer bei der medizinischen Studiendatenbank Pubmed nach den Begriffen »Krebs« und »Ernährung« sucht, erhält mehr als 90 000 Treffer: So viele wissenschaftliche Untersuchungen haben sich in den vergangenen Jahrzehnten damit beschäftigt, welche Nährstoffe Karzinome fördern oder verhindern. Was sind die wichtigsten Ergebnisse? Hier einige zentrale Studien aus jüngerer Zeit:

Flavonoide: Täglich 500 Milligramm Pflanzenstoffe aus der Gruppe der Flavonoide senken die Krebssterberate messbar. Das zeigte eine Auswertung der dänischen Bevölkerungsstudie »Diet, Cancer and Health« mit 56 000 Teilnehmern. 500 Milligramm Flavonoide erhält man mit fünf Portionen Obst und Gemüse – etwa Äpfeln, Orangen oder Blaubeeren.

Fisch: Wer dreimal wöchentlich Fisch isst, verringert sein Risiko für Darmtumoren um zwölf Prozent. Das teilten Forscher der englischen Universität Oxford gemeinsam mit der Internationalen Agentur für Krebsforschung (IARC) im Juli 2019 mit.

Tomaten: Männer, die viel Tomaten oder Tomatensoße verzehren, erkranken bis zu 20 Prozent seltener an Prostatakrebs als Tomatenverweigerer. Das legt eine Metaanalyse von US-Forschern nahe. Als Schutzsubstanz gilt der rote Farbstoff Lycopin aus der Familie der Karotinoide.

ANTI-KREBS-MOLEKÜLE

Diese Studien sind nur ein winziger Ausschnitt, viele andere Untersuchungen weisen in dieselbe Richtung: Wer sich den Teller mit Gemüse, Beeren, Salaten und anderem Grünzeug füllt, erkrankt seltener an einer bösartigen Geschwulst. Das liegt zum einen daran, dass pflanzliche Lebensmittel potente Anti-Krebs-Moleküle enthalten, die das Wachstum von Tumorzellen hemmen können. Zu den bestuntersuchten Substanzen zählen neben dem Lycopin der Tomaten beispielsweise Glucosinolate aus dem Brokkoli oder Kurkumin aus der Kurkuma.

ÜBERGEWICHT UND BAUCHFETT

Noch wichtiger in Sachen Krebsprävention scheint allerdings der Schlank-Effekt von Gemüse und Salaten. Experten kennen mindestens 13 Tumorarten, die durch zu viel Körperfülle zusätzlich befeuert werden. Darunter sind so häufige Erkrankungen wie Darmkrebs, Brustkrebs, Prostatakrebs und

Bauchspeicheldrüsenkrebs. Tückisch sind weniger die Fettpölsterchen an Po und Beinen als vielmehr das viszerale Bauchfett, das die inneren Organe umhüllt. Es produziert eine Reihe von Botenstoffe, die die bereits erwähnten chronischen Entzündungen fördern. Übergewichtige Menschen stellen zudem mehr Insulin her als Normalgewichtige. Das Hormon dient vielen Krebszellen als Wachstumsfaktor.

FETTZELLEN PRODUZIEREN ÖSTROGEN

Ein weiteres Problem sind die von Fettzellen produzierten weiblichen Sexualhormone. Die Östrogene können in Brust und Gebärmutter das Wachstum hormonabhängiger Tumoren stimulieren. Das wird mitunter älteren Frauen zum Verhängnis, die deutlich zu viele Pfunde mit sich herumschleppen. Sammeln sich nach den Wechseljahren kritisch hohe Mengen von Östrogenen in ihrem Körper an, also zu einem Zeitpunkt, wo diese Botenstoffe normalerweise kaum mehr vorkommen, wächst ihr Risiko, an Krebs zu erkranken.

GUTE AUSSICHTEN

Auch dank der hier vorgestellten Anti-Krebs-Strategien sinkt die altersstandardisierte Tumorsterblichkeit seit Jahren. Im Zeitraum 2019 bis 2021 hat das Risiko, an Krebs umzukommen, verglichen mit 20 Jahren vorher bei Männern um 27 Prozent abgenommen, bei Frauen um 17 Prozent. Besonders groß ist der Rückgang bei Magenkrebs, Darmkrebs, Eierstockkrebs sowie Lungenkrebs – bei Letzterem leider nur bei Männern. Angestiegen ist die Sterberate hingegen bei Bauchspeicheldrüsenkrebs sowie für Frauen bei Lungenkrebs. Diese Zahlen spiegeln auch Fortschritte in der Behandlung wider. Mehr als die Hälfte aller Betroffenen kann heute mit dauerhafter Heilung rechnen.

DER BLICK IN DIE ZUKUNFT

Werden wir bald auf eine Lebenserwartung von 150 Jahren blicken können? Und das mit den Nieren oder dem Herzmuskel eines 30-Jährigen? Und wollen wir das überhaupt? Ein vielversprechendes Etappenziel wäre die Verjüngung einzelner schwächelnder Organe.

Axolotl müsste man sein. Der mexikanische Lurch verfügt bekanntermaßen über die Fähigkeit, Augen, Herz oder Teile des Gehirns bei Bedarf nachwachsen zu lassen. Von dieser Art der radikalen Organerneuerung sind wir Menschen noch ein Stück weit entfernt. Unsere Stammzellen verlieren mit dem Erwachsenwerden die Gabe, Gewebe von Grund auf neu aufzubauen. Auch im Tierreich ist diese Fähigkeit zum Neubeginn eine Ausnahme. Doch die Forever-young-Zukunft ist näher als gedacht.

AUS ALT MACH NEU

Den Grundstein hat der 1962 geborene Stammzellforscher Shinya Yamanaka von der Universität Kyoto gelegt. Yamanaka entdeckte, dass sich ausgereifte Körperzellen radikal verjüngen lassen, wenn man sie im Labor durch Zugabe eines Cocktails aus vier Genen in künstliche Stammzellen verwandelt. Ihre biologische Uhr wird quasi bis ins embryonale Stadium zurückgedreht – wodurch die Zellen das Potenzial bekommen, sich zu jeder beliebigen Zelle des Körpers zu entwickeln. »Induzierte pluripotente Stammzellen« (IPS) werden die radikal verjüngten Körperzellen genannt. Für diese Entdeckung erhielt Shinya Yamanaka im Jahr 2012 den Medizin-Nobelpreis. Forscher machen sich die IPS-Technik seitdem zunutze, um Zellen oder Organe gezielt zu reprogrammieren.

MAL WIEDER 17 SEIN …?

Unterzieht man die Hautzellen einer 53 Jahre alten Frau einem Anti-Aging-Bad in der Petrischale, erhält man Zellen, die die Eigenschaften einer Zwanzigjährigen aufweisen. Diese Entdeckung gelang 2022 dem Epigenetikspezialisten Wolf Reik am renommierten Babraham Institute im englischen Cambridge. Der Trick des gebürtigen Deutschen: Er führte die biochemische Verjüngungsprozedur mit der Molekülmischung à la Yamanaka nicht die üblichen 50 Tage lang durch, sondern stoppte den Prozess nach zwei Wochen. So wurden die Hautzellen nicht auf null zurückgestellt, sondern blieben im Twen-Alter hängen. Zum ersten Mal hat die Forschung gezeigt, dass eine schlichte menschliche Hautzelle in der Lage ist, wie eine um Jahrzehnte verjüngte Zelle zu ticken.

VIELVERSPRECHENDE TIERVERSUCHE

Was in der Petrischale möglich ist, klappt auch bereits in Säugetieren. Mit dem Gen-Cocktail von Yamanaka lassen sich Zellen in den Organen von alten Mäusen auf jung programmieren. Eine glatte Haut, gute Augen, nimmermüde Nieren – für betagte Menschen noch eine Zukunftsvision, für alte Nager bereits Wirklichkeit, jedenfalls, sofern sie in der biomedizinischen Forschung eingesetzt werden.

NOCH IST GEDULD GEFRAGT

Forscher weisen jedoch auf Einschränkungen hin. Konkrete Anwendungen für das Jungbrunnen-Experiment sind noch einige Jahre entfernt und genetische Veränderungen bergen ein Risiko für Krebs. Doch Optimisten wie der Harvard-Genetiker David Sinclair, der Papst der Longevity-Forschung, sehen den Zeitpunkt nicht mehr fern, an dem sich der Organismus erneuern lässt.

JUGEND AUF KNOPFDRUCK

Seine Vision sieht vor, dass Menschen im Alter von etwa 30 Jahren eine Kombination von Yamanaka-Genen gespritzt bekommen. Als Träger für die Moleküle dient ein harmloses Virus, das vom Immunsystem rasch abgebaut wird. Das Virus schleust auch eine Art chemischen Schalter in den Körper, der die schlummernden Verjüngungsfaktoren zu einem späteren Zeitpunkt im Leben aktivieren soll. Dafür eignet sich nach Sinclairs Ansicht ein gut verträgliches Antibiotikum wie Doxycyclin. Werden die ersten Anzeichen des Alters spürbar, mit Mitte 40 vielleicht, muss man lediglich für einige Tage Doxycyclin einnehmen, um die Umprogrammierung der Gene einzuschalten.
Im Lauf der folgenden vier Wochen startet der Körper sein Verjüngungsprogramm. Der Yamanaka-Protein-Cocktail, der sich in den Geweben verteilt hat, stellt die Altersuhr in Haut, Muskeln, Leber, Gehirn oder Herz um einige Jahre zurück. Wie bei F. Scott Fitzgeralds literarischer Figur Benjamin Button bringt der morgendliche Blick in den Spiegel ein verjüngtes Ich zum Vorschein. Wissen, Erfahrungen und Erinnerungen bleiben selbstverständlich erhalten.

GEZIELTE VERJÜNGUNG EINZELNER ORGANE

Der Altersforscher David Sinclair, der dieses Szenario entwirft, glaubt, dass die menschliche Lebenserwartung schon in wenigen Jahrzehnten auf 150 bis 200 Jahren steigen wird. Allerdings: Der Australier gilt in der Szene bei all seinem wissenschaftlichen Renommee als Optimist. Sein Enthusiasmus wird nicht von allen Kollegen geteilt. Doch es wäre schon viel gewonnen, wenn sich einzelne Organe gezielt per Spritze verjüngen ließen. Das würde vielen Menschen mit chronischer Niereninsuffizienz eine Dialyse ersparen und Patienten mit Alzheimerdemenz die lange Reise ins Vergessen. Wer an Herzschwäche leidet, dessen Pumpe gewönne neue Kraft. Menschen mit spröde und dünn gewordenem Gelenkknorpel hätten wieder Freude an der Bewegung. Es sieht so aus, als ob diese Zeiten nicht fern sind. Neben einer präventiven Medizin, welche die Alterungsprozesse verlangsamt, zeichnet sich am Horizont eine neue, regenerative Medizin ab, welche die biologische Uhr tatsächlich zurückdreht. Und bis dahin gilt: Nutzen wir doch einfach die wirksamen Do-it-yourself-Möglichkeiten zur Organverjüngung, die wir Ihnen in diesem Ratgeber präsentiert haben.

BÜCHER, DIE WEITERHELFEN

Adler, Yael; Spitzer, Katja
Haut nah: Alles über unser größtes Organ
Droemer Verlag

Brochmann, Nina; Støkken Dahl, Ellen; Sigbjørnsen, Hanne
Viva la Vagina! Alles über das weibliche Geschlecht
S. Fischer Verlag

Dettmer, Philipp; Vogel, Sebastian; Flückinger, Anne
Immun: Alles über das faszinierende System, das uns am Leben hält
Ullstein Paperback

Ehlers, Martin
Neustart für die Lunge. Wie Sie das lebenswichtige Organ reinigen, stärken und verjüngen
Riva Verlag

Froböse, Ingo
Muskeln – die Gesundmacher. So bleiben wir fit, schlank und mental in Balance
Ullstein Paperback

Jäger, Tobias
Männergesundheit. Was Männer wissen sollten, um gesund zu bleiben
Springer Verlag

Mann, Johannes
Nierenerkrankungen: Was Ihre Nieren schützt und stärkt
Trias Verlag

Mayer, Emeran
Gesundheit beginnt im Darm. Wie unsere Ernährung unser Immunsystem beeinflusst
Riva Verlag

Nieuwdorp, Max; Busse, Gerd
Achtung, Hormone. Alles über die Botenstoffe, die unser Leben lenken
Hoffmann und Campe Verlag

Parker, Steve; Blass, Simone; Schöttle, Rainer
Kompaktatlas menschlicher Körper. Mit mehr als 300 3D-Abbildungen
Dorling Kindersley Verlag

Seiwerth, Isabell
Meine Blase gesund und stark. Blasenentzündungen, Reizblase und Inkontinenz wirksam lindern
Trias Verlag

Sinclair, David; Matthew D. LaPlante; Vogel, Sebastian
Das Ende des Alterns. Die revolutionäre Medizin von morgen
DuMont Buchverlag

AUS DEM GRÄFE UND UNZER VERLAG

Despeghel, Michael; Krüger, Karsten
Jungbrunnen Muskulatur. Wie Sie Ihr Superorgan aktivieren und Alterungsprozesse stoppen

Hobelsberger, Bernhard; Vormann, Jürgen; König, Ira
Dr. Food für Seele, Gehirn und Nerven. Die besten Ernährungsstrategien für geistige Leistungsfähigkeit und innere Balance

Hobelsberger, Bernhard; Storr, Martin
Dr. Food für Magen, Darm und Verdauung. Die besten Ernährungsstrategien für ein gutes Bauchgefühl

Kleine-Gunk, Bernd
15 Jahre länger leben. Die 7-Säulen-Anti-Aging-Strategie nach dem Hormesis-Prinzip

Kleine-Gunk, Bernd
Jung bleiben ist Kopfsache. Erstaunliche Fakten aus der Altersforschung

Kleine-Gunk, Bernd; Hobelsberger Bernhard
Verjünge deine Gene. Wie wir die neuesten Erkenntnisse der Epigenetik für unsere Verjüngung nutzen können

Ruge, Nina; Duscher, Dominik
Altern wird heilbar. Jung bleiben mit der Kraft der drei Zellkompetenzen

Waller, Stefan
Der Dr. Heart Herzcoach. Herzinfarkt verhindern, besser und bewusster leben

ADRESSEN, DIE WEITERHELFEN

Deutsche Gesellschaft für Prävention und Anti-Aging-Medizin (GSAAM)
Medizinisch-wissenschaftliche Fachgesellschaft
www.gsaam.de

Focus Online
Umfangreiches Gesundheitsdossier zu Longevity-Themen
https://www.focus.de/gesundheit/longevity/

Max-Planck-Institut für Biologie des Alterns
Neuigkeiten aus der Anti-Aging-Forschung
https://www.age.mpg.de/newsroom

MSD Manual für Patienten
So funktioniert der Körper
https://www.msdmanuals.com/de/heim/grundlagen/

Netdoktor
Die Anatomie des Menschen und seine Körperkreisläufe im Detail erklärt
https://www.netdoktor.de/anatomie/

Praxis Prof. Dr. Kleine-Gunk
Metropol Medical Center, Nürnberg
www.kleine-gunk.de

Pubmed
Frei zugängliche Datenbank mit den neuen wissenschaftlichen Studien – nicht nur – zu Organgesundheit
https://pubmed.ncbi.nlm.nih.gov/

Stiftung Gesundheitswissen
Das große Lexikon zu Organen und ihren Erkrankungen
https://www.stiftung-gesundheitswissen.de/

Videosammlung des ZDF
Der menschliche Körper
https://www.zdf.de/wissen/zdf-goes-schule/themenpaket-menschlicher-koerper-100.html

REGISTER

H

I/J

K

L

M

N

O

P

R

S

T

U/V

W

Z

QUELLEN

SELBSTTESTS

S. 20/21
SCORE2-Tabelle
Europäische Kardiologengesellschaft; 2021
http://www.scores.bnk.de/score2--2021-.html
https://www.ldl-senken.de/fachkreise/kardiovaskulaeres-risikoprofil

S. 46
Mini-Gedächtnis-Test auf frühe Anzeichen von Gedächtnisstörungen
Prof. Dr. Dorothee Saur, Leiterin der Demenzsprechstunde am Universitätsklinikum Leipzig
https://www.uniklinikum-leipzig.de/einrichtungen/neurologie

S. 71–73
Test zur Hautalterung
Dr. Yael Adler, Dermatologin und Leiterin eines privatärztlichen Zentrums für Haut-, Venen- und Laser-medizin in Berlin
https://dradler-berlin.de/haut/de/startseite.php

S. 93
»Flaschen-Test«
Erfinder unbekannt
https://www.muenchen-klinik.de/lungenkrankheiten-atemwegserkrankungen/lungen-volumen-test/

S. 111/112
World Gastroenterology Organisation (WGO)
https://www.worldgastroenterology.org/forms/health-test.php

S.136/137
Immune Status Questionnaire (ISQ)
Prof. Dr. Joris Verster, Pharmakologe an der holländischen Universität Utrecht
https://www.uu.nl

S. 155/156
Push-up-Test
American College of Sports Medicine
https://www.acsm.org/

S. 156/157
Step-Test zur Bestimmung der aeroben Fitness
Harvard Medical School
https://www.health.harvard.edu/staying-healthy/aerobic-fitness-test-the-step-method

S. 181–183
Aging Males' Symptoms Score (AMS)
Dr. Lothar A. J. Heinemann (1941-2021), Berliner Kardiologe und Epidemiologe
https://flexikon.doccheck.com/de/The_Aging_Males'_Symptoms_Score

S. 184/185
Menopause Rating Scale II (MRS II))
Prof. Dr. Hermann Schneider, Gynäkologe und von 1975 bis 2000 Leiter der Universitäts-frauenklinik Münster
Die Menopause Rating Scale (MRS): Zuverlässigkeit von Scores für Wechseljahrbeschwerden. Climacteric 2000, 3: 59–64.

S. 207/208
SCORED-Test (Screening for Occult Renal Disease)
Prof. Dr. Heejung Bang, Epidemiologin am Weill Medical College der Cornell University (New York)
https://gradschool.weill.cornell.edu

S. 212
»International Prostata Symptom Score« (IPSS)
Amerikanische Urologische Gesellschaft (AUA)
https://www.urologyhealth.org/urology-a-z/b/benign-prostatic-hyperplasia-(bph)

WEITERE QUELLEN

S. 140
Impftabelle
Bundeszentrale für gesundheitliche Aufklärung (BzgA)

S. 160
Tabelle
B. Hobelsberger; W. Feil: Dr. Food Gelenke, GRÄFE UND UNZER VERLAG

S. 224 Grafik
Deutsches Krebsforschungszentrum
https://www.dkfz.de/de/presse/pressemitteilungen/2018/dkfz-pm-18-48-Vermeidbare-Risikofaktoren-verursachen-37-Prozent-aller-Krebsfaelle.php

ÜBER DIE AUTOREN

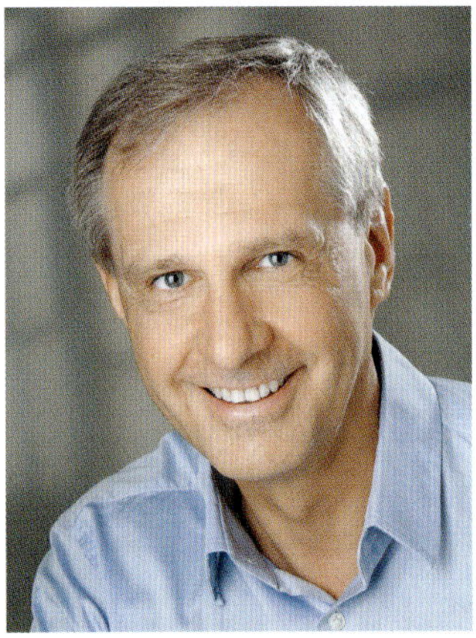

Prof. Dr. med. Bernd Kleine-Gunk ist Gynäkologe und Ernährungsmediziner. Er gilt als einer der führenden Longevity-Experten in Deutschland und ist seit vielen Jahren Präsident der Deutschen Gesellschaft für Präventions- und Anti-Aging-Medizin (GSAAM). Zum Thema Anti-Aging hat er zahlreiche Bücher geschrieben, darunter mehrere SPIEGEL-Bestseller. Als »Top 100 Speaker« ist er darüber hinaus ein gefragter Referent und berät zahlreiche nationale und internationale Firmen und Kliniken.
Im GRÄFE UND UNZER VERLAG sind unter anderem seine Bücher »Die Gönnungsdiät«, »Das neue Easy-Fasten«, »Scheinfasten – Das Rezeptbuch« und »Jung bleiben ist Kopfsache« erschienen.

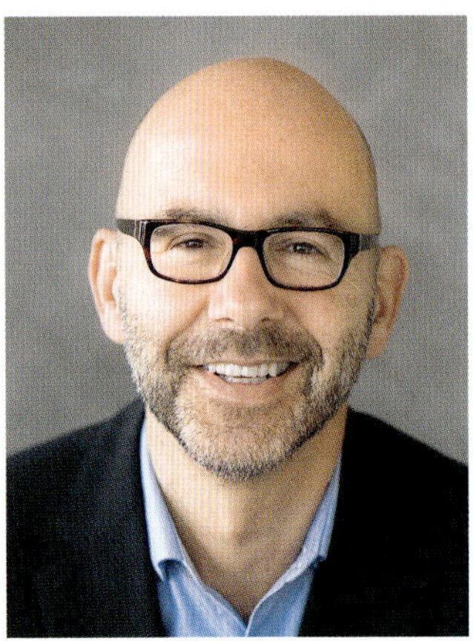

Bernhard Hobelsberger lebt und arbeitet in München. Er hat an der Burda-Journalistenschule volontiert und an der Fernuniversität in Hagen Soziologie studiert. Mehr als zwanzig Jahre lang war er als Autor und Redakteur für verschiedene Tageszeitungen und Publikumszeitschriften tätig (u.a. »Süddeutsche Zeitung«, »Bunte«, »Apotheken Umschau«). Heute schreibt er für das Magazin »Focus Gesundheit« über Themen aus den Bereichen Medizin und Ernährung. Für den GRÄFE UND UNZER VERLAG verfasste er als Co-Autor bereits mehrere erfolgreiche Ratgeber zum Thema Gesundheit, darunter auch einen SPIEGEL-Bestseller zum Thema Fasten.

LIEBE LESERINNEN UND LESER,

wir wollen Ihnen mit diesem Buch Informationen und Anregungen geben, um Ihnen das Leben zu erleichtern oder Sie zu inspirieren, Neues auszuprobieren. Wir achten bei der Erstellung unserer Bücher auf Aktualität und stellen höchste Ansprüche an Inhalt und Gestaltung. Alle Anleitungen und Rezepte werden von unseren Autoren, jeweils Experten auf ihren Gebieten, gewissenhaft erstellt und von unseren Redakteur*innen mit größter Sorgfalt ausgewählt und geprüft.

Haben wir Ihre Erwartungen erfüllt? Sind Sie mit diesem Buch und seinen Inhalten zufrieden? Wir freuen uns auf Ihre Rückmeldung. Und wir freuen uns, wenn Sie diesen Titel weiterempfehlen, in Ihrem Freundeskreis oder bei Ihrem Online-Kauf.

Sollten wir Ihre Erwartungen so gar nicht erfüllt haben, tauschen wir Ihnen Ihr Buch jederzeit gegen ein gleichwertiges zum gleichen oder ähnlichen Thema um.

KONTAKT ZUM LESERSERVICE

GRÄFE UND UNZER VERLAG
Grillparzerstraße 12
81675 München
www.gu.de

Ein Unternehmen der
GANSKE VERLAGSGRUPPE

IMPRESSUM

GU ist eine eingetragene Marke der GRÄFE UND UNZER VERLAG GmbH, www.gu.de

ISBN 978-3-8338-9559-3

1. Auflage 2024

Projektleitung:
Stella Schossow

Lektorat: Ulrike Geist

Bildredaktion: Fabian Riedel

Umschlaggestaltung:
GROOTHUIS. Gesellschaft der Ideen und Passionen mbH; groothuis.de

Layout: ki36 Editorial Design, München, Sabine Skrobek; Modifizierung des Layouts durch griesbeckdesign, Dorothee Griesbeck

Herstellung: Gloria Schlayer

Satz: griesbeckdesign, Dorothee Griesbeck

Reproduktion: Longo AG, Bozen

Druck und Bindung: Druckerei Dimograf, Polen

Umwelthinweis:
Nachhaltigkeit ist uns sehr wichtig. Der Rohstoff Papier ist in der Buchproduktion hierfür von entscheidender Bedeutung. Daher ist dieses Buch auf PEFC-zertifiziertem Papier gedruckt. PEFC garantiert, dass ökologische, soziale und ökonomische Aspekte in der Verarbeitungskette unabhängig überwacht werden und lückenlos nachvollziehbar sind.

Bildnachweis:

Illustrationen: GU/Alexandra Vent

Adobe Stock: S. 202, 203; European Society of Cardiology/ GU: 22; Getty Images: S. 4, 6, 10, 32, 58, 82, 100, 124, 146, 168, 196, 218; iStock: 64; privat: 238.1; Renate Forster: 238.2; U. Mons/Dt. Ärzteblatt: 224

Bildagentur Image Professionals GmbH, Tumblingerstr. 32, 80337 München www.image-professionals.com

Wichtiger Hinweis:
Die Gedanken, Methoden und Anregungen in diesem Buch stellen die Meinung bzw. Erfahrung der Verfasser dar. Sie wurden von den Autoren nach bestem Wissen erstellt und mit größtmöglicher Sorgfalt geprüft. Sie bieten jedoch keinen Ersatz für persönlichen kompetenten medizinischen Rat. Jede Leserin, jeder Leser ist für das eigene Tun und Lassen auch weiterhin selbst verantwortlich. Weder Autoren noch Verlag können für eventuelle Nachteile oder Schäden, die aus den im Buch gegebenen praktischen Hinweisen resultieren, eine Haftung übernehmen.